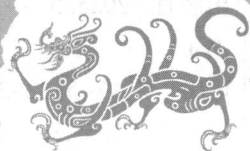

眩晕

中医优势病种古籍文献挖掘丛书

主编　宋咏梅　李运伦

全国百佳图书出版单位
中国中医药出版社
·北京·

图书在版编目（CIP）数据

眩晕 / 宋咏梅，李运伦主编 . -- 北京：中国中医药
出版社，2025.5. --（中医优势病种古籍文献挖掘丛
书）.
ISBN 978-7-5132-2370-6

Ⅰ . R255.3
中国国家版本馆 CIP 数据核字第 2025DZ1370 号

中国中医药出版社出版

北京经济技术开发区科创十三街 31 号院二区 8 号楼
邮政编码　100176
传真　010－64405721
河北新华第二印刷有限责任公司印刷
各地新华书店经销

开本 787×1092　1/16　印张 18.25　字数 427 千字
2025 年 5 月第 1 版　2025 年 5 月第 1 次印刷
书号　ISBN 978－7－5132－2370－6

定价　85.00 元
网址　www.cptcm.com

服 务 热 线　010-64405510
购 书 热 线　010-89535836
维 权 打 假　010-64405753

微信服务号　zgzyycbs
微商城网址　https://kdt.im/LIdUGr
官 方 微 博　http://e.weibo.com/cptcm
天猫旗舰店网址　https://zgzyycbs.tmall.com

如有印装质量问题请与本社出版部联系（010－64405510）
版权专有　侵权必究

《眩晕》编委会

主　编　宋咏梅　李运伦
副主编　相光鑫
编　委　孟　丹　高寰宇　林艳华　赵　秀
　　　　刘媛媛　贾媛棋　李洪美　王云澍
　　　　赵守杰　杨梦琪

前　言

中医药古籍承载着数千年来积累的理论知识和临床经验，赓续着中医药学的血脉，是中医药传承创新发展的源头活水。加强中医药古籍保护、研究与利用，对于传承学术精华、促进原始创新、弘扬中华优秀传统文化具有重要意义。

党和国家高度重视中医药事业发展，大力支持开展中医药古籍普查、整理和研究。习近平总书记强调，要加强古典医籍精华的梳理和挖掘。国家中医药管理局深入学习贯彻习近平总书记有关重要指示精神，将中医药古籍工作摆在中医药传承创新发展的重要位置，系统谋划和实施了一系列中医药古籍抢救保护、整理研究和出版利用重大项目。2010 年，启动"中医药古籍保护与利用能力建设项目"，历时八载，整理出版中医药古籍 417 种，编纂集成《中国古医籍整理丛书》。2018 年，会同文化和旅游部组织实施《中华医藏》编纂项目，保存、传承、整理和利用2289 种传世医籍，为中医药事业踵事增华。

开展面向中医药优势病种的中医药古籍文献专题挖掘、整理和出版，是中医药事业发展和中医临床诊疗水平提升的重大需求。2020 年，国家中医药管理局设立中医药古籍文献传承专项，以国家重大疾病防治需求为出发点，结合已开展的中医临床研究成果，选择 40 个中医优势病种作为研究对象，建立中医药古籍文献专家与重点病种临床专家双牵头的工作机制，进行系统的专题挖掘整理，结集为《中医优势病种古籍文献挖掘丛书》出版。

此次整理出版以疾病为中心，从中医药古籍入手，在全面搜集整理与归类总结的基础上，撷取精华，条分缕析，列为病名源流、病因病机、证治条辨、治则治法、方药纵横、外治集萃、预防调护、医案医话等篇章。通过全面系统的文献爬梳、归纳总结和学术研究，探究不同地域、不同时期疾病名称的演变过程及差异，审视古代医家对该病病因的认识及病机理论的发展，拓展某一疾病的中医证型辨证要点和治疗方法，探讨古代医家的治疗原则和具体治法的应用要点，梳理历代医家治疗该病的常用方剂和药物，总结归纳辨证与治疗的规律性认识，为深入理解疾病本质提供更多视角，为中医临床诊疗提供文献支持。另外，还收集了与此疾病相关的针灸、推拿、贴敷、膏摩等外治方法，以及预防措施和调养经验，丰富了疾病治疗手段，为治未病提供参考。

本丛书是对 40 个中医优势病种古籍文献的全面梳理和系统结集，也是中医药学术史和与疾病斗争史的一次系统回顾。通过对某一病种的中医药古籍文本从源到流进行系统梳理，不仅可以溯源疾病认知，明晰疾病的学术流变，也可以为中医临床提供优势病种全面、完整的古代文献资料，开拓临证治疗思路，提高临床疗效。同时，在全面总结历代医家理论和经验的基础上，深入探索证治规律、用药思辨，为创立新说提供有力支持与佐证，进而推动中医理论的进步与发展，促进中医药学术传承精华、守正创新。

中医药古籍文献传承工作项目管理办公室

二〇二四年七月

眩
晕

编写说明

　　眩晕，即头旋眼花，是目眩与头晕的总称。目眩指眼前发黑、视物昏花；头晕指感觉自身或外界景物旋转，站立不稳。清代李用粹《证治汇补》曰："盖眩者，言视物皆黑；晕者言视物旋转。二者兼有，方曰眩晕。"眩晕是古今临床常见病证，现代西医学的高血压、低血压、梅尼埃病、脑动脉硬化、椎基底动脉供血不足、神经衰弱等病，临床表现以眩晕为主要症状者，均可参照本病辨证论治。

　　历代古医籍中与眩晕相关的资料十分丰富，但由于中医学自身的发展状况及历史文化因素的影响，资料分布混杂零散，名词术语内涵复杂多歧，学术源流不清。因此，课题组按照编纂方案的要求，对中医优势病种眩晕的古籍资料进行从源到流的梳理，力图实现眩晕相关古籍资料的系统整理与深度挖掘，全面总结历代医家诊治眩晕的理论思想与临证经验，为现代中医药防治眩晕相关疾病提供具有中医原创思维的理论与方法，为眩晕的养生康复及新药研发提供指导与借鉴。为了保障资料的全面性、系统性、完整性，课题组经过反复讨论，制定了详细的整理编撰方法与原则，并在工作中进行了不断改进，主要工作过程如下：

1. 资料来源

　　目录范围：首先，利用中医古籍文献学的方法，筛选出一千余种与眩晕密切相关的古籍文献，形成引用古籍书目。引用书目涉及医经、伤寒、本草、方书、临证各科、综合医书等多个种类。其次，以《博览医书》《中华医典》等多个中医古籍数据库平台作为数据来源，制定检索策略对上述书目进行资料检索。

　　版本选择：利用线上与线下多种途径，对引用书目进行版本考察，选择内容完整、精刻精校的版本，作为初筛资料校对的工作底本。部分未经校注的版本，则参考《中医古籍整理规范》，对资料进行整理。

2. 检索策略

　　历代古医籍中与眩晕相关的病证术语较多，内涵同中有异。少数术语在不同语境中存在一词多义现象。课题组在病证名考辨的基础上，确立了眩、头旋、头运、脑转、晕、眴仆、目旋七个病症名词作为检索关键词，依托数据库平台，对引用书目进行资料检索。部分引用书目未被数据库收录，则通过查找纸质文献，完成资料搜集。

3. 文献筛选加工

　　（1）建立"眩晕资料池" 依据检索策略，对眩晕引用古籍进行资料检索，对初步搜集结果进行审读，完成资料的摘录、整理校勘。利用中医文献学方法，对资料进行源流梳理，去伪存真、删重去繁，利用数据表格建立"眩晕文献资料池"。资料池包括书名（包括卷次，篇名）、内容、成书时间、作者等条目。

（2）资料整理归类　由两至三名研究人员，分头对资料池中的所有文献进行分类，解析、抽取古籍文献内容，按照项目实施方案的要求，标注内容归属的不同类目，如病名源流、病因病机、证治条辨、治则治法、方剂、药物、外治、预防、医案等。实施过程中，课题组定期对疑难问题进行集体讨论，形成解决方案，同时结合问题给研究生进行专业知识讲授。整理归类完成后，研究人员交换互审，对标注的准确性进行核定。

（3）类目资料的解读与编排　由资深研究人员对分类资料进行审读，提取一级类目之下二级、三级等子目，再对子目进行调整合并。课题组讨论确定子目名称，构建类目框架。再按照方案要求，对具体内容进行编排。

（4）撰写述评　通读每一类目所收资料，撰写内容评述，简明扼要地介绍相应内容的源流及知识纲要。全书按一级类目，分别进行评述。

（5）规范格式　按照出版要求，进行格式的规范。

4. 编写体例

（1）类目调整　按照丛书的整体要求，应分为病名源流、病因病机、证治条辨、治则治法、方药纵横、外治集萃、预防调护、医案医话8个类目。在本书编撰过程中，编者发现医话的内容基本归属于前七项，故一级类目"医案医话"改为"医案荟萃"，将医话中的相关资料按内容分散辑录于其他类目中。

（2）资料编排　全书共分为八章。各章均按照内容进行细化分类，并确定二级、三级标题。如第三章证治条辨，分为四诊合参、辨证要点2个二级标题，四诊合参分为望诊、问诊、脉诊3个三级标题；辨证要点分为辨内外、辨脏腑、辨六经、辨阴阳、辨气血、辨虚实、辨痰饮、辨形体、辨发病时间、辨经络、辨病势、病证鉴别12个三级标题。部分内容丰富的子目，根据具体情况分化至四级标题。所有类目均依此办法处理。

本书的编撰为国家中医药管理局2020年中医药古籍文献和特色技术传承专项项目之一——"面向临床的眩晕古籍文献挖掘与出版"，由山东中医药大学与山东中医药大学附属医院共同承担。国家中医药管理局高峰学科中医心病学科带头人李运伦教授及团队参与课题工作，在此一并表示感谢。

中医古籍数量宏富，内容繁杂晦涩，资料收集及编排工作难度很大。由于编者水平有限，时间紧迫，参编人员较多等因素，本书疏漏之处在所难免，恳请广大中医同道与读者提出宝贵意见和建议，以便今后进一步修订完善。

《眩晕》编委会

2025年2月

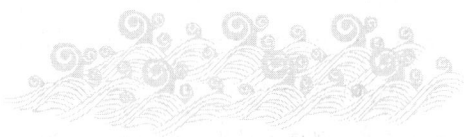

目录

眩
晕

眩

晕

眩
晕

第一章

病名源流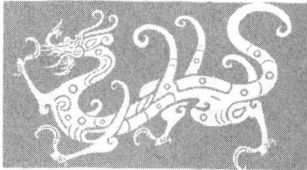

病名统称

历代古医籍中与眩晕相关的资料十分丰富，但相关病证术语繁多，存在同义异名、同名异义的现象，因此阅读古籍资料时应仔细辨别。

一、眩晕

眩晕是指头晕眼花，如坐舟车，旋转不定。但觉眼目昏花，称眩；头晕而感觉自身或周围景物旋转，站立不稳定，并伴恶心呕吐，称晕；但两者常常同时并见，所以统称眩晕。

《全生指迷方·卷三·眩晕》：头眩之状，谓目眩旋转，不能俯仰，头重不能举，目不能开，闭则不能视物（史氏《指南方》云：观物如反，或如浮水），或身如在舟车上，是谓徇蒙招尤，目瞑耳聋。

《三因极一病证方论·卷之七·眩晕证治》：方书所谓头面风者，即眩晕是也。

《伤寒直格·卷上·经络病证》：谵，音占，乱言也。妄，见虚妄而言也。眩，玄去声，眩晕昏乱也……忽忽，昏乱也。眩，头目眩晕也。

《严氏济生方·眩晕门·眩晕论治》：所谓眩晕者，眼花屋转，起则眩倒是也。

《卫生易简方·卷之二·眩晕》：治一时为寒所中，口不能言，眩晕欲倒。用干姜一两，附子（生，去皮脐，细切）一枚。每服三钱，水盏半，煎七分。食前温服。

《苍生司命·卷五（利集）·眩晕证（二十九）》：眩晕者，目花黑暗旋倒也。其状头眩目闭，身转耳聋，如立舟车之上。

《古今医鉴·卷七·眩晕》：夫眩者言其黑，晕者言其转。其状目闭眼暗，身转耳聋，如立舟车之上，起则欲倒，皆属于肝风邪上攻所致。然体虚之人，外感六淫，内伤七情，皆能眩晕，当以脉证别之。

《证治准绳·杂病·第五册·诸风门·眩晕》：眩晕……眩谓眼黑眩也；运如运转之运，世谓之头旋是也。《内经》论眩，皆属肝木，属上虚。丹溪论眩，主于补虚治痰降火。仲景治眩，亦以痰饮为先也。

《医碥·卷之三杂症·眩晕》：眩，惑乱也，从目从玄。玄，黑暗也，谓眼见黑暗也（虚人久蹲陡起，眼多黑暗是也）。晕与运同，旋转也。所见之物，皆旋转如飞，世谓之头旋是也。

《杂症会心录·上卷·眩晕》：眩晕一症，有虚晕、火晕、痰晕之不同，治失其要，鲜不误人。医家能审脉辨证，细心体会，斯病无遁情，而药投有验矣，曷言乎虚晕也？

《杏苑生春·卷六·眩晕》：眩晕，是卒然之间眼目昏花，如屋旋转，或眼黑耳聋，目闭身转，如立舟船之上，起则欲倒，不可一途而取执也。

《医学汇函·七卷·眩晕病证》：夫眩者言其黑，晕者言其转。其状目闭眼暗，身转耳聋，如立舟车之上，起则欲倒，皆属于肝风上攻所致。

《济阳纲目·卷七十一眩晕》：眩，音炫，目无常主也，惑也，乱视也。晕，音运，卷也，曰旁气也。

《医源经旨·卷之四·眩晕门二十七》：眩、晕、冒者有三，或云眩晕，或云眩冒。盖眩者言其黑，晕者言其转，冒者言其昏也，三者为中风之渐也。

《病机沙篆·卷下·眩晕》：眩在眼，黑而花；晕如转运之运。俗名头眩、头旋。

《证治汇补·卷之四·上窍门·眩晕章》：诸脉皆系于目，脏腑筋骨之精，与脉并为系，上属于脑，后出于项中，故邪气中于项，因逢其身之虚，其入深者，随眼系而入于脑，则脑转，脑转则引目系急而眩矣……其状目暗耳鸣，如立舟车之上，起则欲倒，不省人事。盖眩者，言视物皆黑；晕者，言视物皆转。二者兼有，方曰眩晕。若甚而良久方醒者，又名郁冒，谓如以物冒其首，不知人事也。

《张氏医通·卷六·诸风门·眩晕》：有眩晕之甚，抬头则屋转，眼常黑花，观见常如有物飞动，或见物为两，宜三五七散，或秘旨正元散加鹿茸，兼进养正丹。

《医阶辨证·眩晕、郁冒、昏冒三证辨》：眩晕，是目黑而头旋，犹知人，但不欲开目，视物皆黑者为眩，转者为晕。

二、眩运

眩运即眩晕。运为运转之义，谓头目若坐舟车而旋转也，甚有至于卒倒而不知者。

《伤寒明理论·卷一·头眩第十三》：伤寒头眩……有谓之眩运者，有谓之眩冒者，运为运转之运，世谓之头旋者是矣；冒为蒙冒之冒，世谓之昏迷者是矣。

《仁斋直指方论·卷之十一·眩运》：眩言其黑，运，言其转，冒，言其昏。眩。运之与冒眩其义一也。其状目闭眼暗，身转耳聋，如立舟船之上，起则欲倒。

《丹溪治法心要·卷三·眩晕第三十八》：眩运……痰在上，火在下，火炎上而动其痰也。有气虚夹痰者，四君、二陈、芪、芎、荆芥。

《本草纲目·主治第四卷·眩运》：眩是目黑，运是头旋，皆是气虚夹痰，夹火，夹风，或夹血虚，或兼外感四气。

《丹溪纂要·卷二·第三十四眩晕》：眩言其黑，运言其转。

《医林正印·卷三·眩运》：眩运之运，与头运、头重、头痛等不同。头运之病在头，眩运之病在目；头运之病在腠理，眩运之病在神思。腠理者，邪浅也；神思者，邪深也。邪深者，内伤也；邪浅者，外感也。迥乎其不相及也。经云：目者，五脏六腑之精也，营卫魂魄之所常营也，神气之所生也。神劳则魂魄散，志意乱，故邪中于项，因逢其身之虚，其入深，则随眼系以入于脑，入于脑则脑转，脑转则引目系急，目系急则目眩以转矣。目者，心使也。心者，神之舍也。故神精乱而不转，卒然见非常处，精神魂魄，散不相得，此正眩运之谓。总之皆由精神虚弱，七情受伤而然。治之者，求之神思精魄，吾不得而见之矣。何不求之痰火气血，而反以风寒暑湿为言，何啻驱介胄而琴瑟也。慎之哉！

《医学钩玄·卷之五·头眩运门》：眩运之证，言其眼目卒然昏花，如屋旋转，如立舟船之上，起则欲倒，其证不一。丹溪谓其痰在上，火在下，火炎上而动其痰也，然未详悉其致病之因耳。丹溪立头眩一条，又立眩运一条，未知何意，岂眩者未必运乎？尝考之眩者，言其黑，运者，言其转运，则重于眩耶。

《医钞类编·卷十三·眩运门》：眩运之极，抬头则屋转，眼常见黑花，如有物飞动，或见物为。

《医学正传·卷之四·眩运》：《内经》曰，诸风掉眩，皆属肝木。又曰，岁木太过，风气流行。脾土受邪，民病飧泄食减，甚则忽忽善怒，眩冒颠疾。虽为气化之所使然，未必不由气体之虚衰耳。其为气虚肥白之人，湿痰滞于上，阴火起于下，是以痰夹虚火，上冲头目，正气不能胜敌，故忽然眼黑生花，若坐舟车而旋运也，甚而至于卒倒无所知者有之。丹溪所谓无痰不能作眩者，正谓此也。

《金匮发微·卷之二·五脏风寒积聚病脉证并治第十一》：身运者，风动于外，头目眩转，坐立不定之象也。

三、真眩晕

真眩晕是指具有发病急，头沉，心烦，视物昏花，头旋不能站立，恶心呕吐等表现的病症。真眩晕的主要症状是外物或自身旋转感，与普通头晕所指的头昏、头重脚轻、视物昏花等不同。这一认识与现代医学所谓的真性眩晕（由眼、本体觉或前庭系统疾病引起的，有明显的外物或自身旋转感）十分相似。

《医林绳墨·卷三·眩晕》：其症发于仓卒之间，首如物蒙，心如物扰，招摇不定，眼目昏花，如立舟船之上，起则欲倒，恶心冲心，呃逆奔上，得吐少苏，此真眩晕也。

第二节
分类命名

古人依据眩晕的病证部位、病因病机、发病脏腑、发病特点及证候类型等，对其进行分类命名。但这些名称并非专有疾病名，有时亦指某种疾病的症状之一。

一、按病证部位命名

（一）头眩

《素问·卷第二十二·至真要大论篇第七十四》：厥阴之胜，耳鸣头眩，愦愦欲吐，胃膈如寒。

《伤寒论·卷第八·辨发汗后病脉证并治第十七》：太阳病发汗，汗出不解，其人仍发热，心下悸，头眩，身𥆧动，振振欲擗地者，真武汤主之。

《伤寒论·卷第十·辨发汗吐下后病脉证并治第二十二》：伤寒若吐、若下后，心下逆满，气上冲胸，起则头眩，脉沉紧，发汗则动经，身为振振摇者，茯苓桂枝白术甘草汤主之。

《名医别录·中品·卷第二·白芷》：无毒。主治风邪，久渴，吐呕，两胁满，风痛，头眩，目痒。

《伤寒六书·伤寒家秘的本卷之二·头眩》：头眩者，少阳半表里之间，表邪传里，表中阳虚，故头眩。又有汗下后而眩冒者，亦阳虚所致。少阴下利止，时头眩，时时自冒，此虚极而脱也。

《丹溪心法·卷四·头眩六十七》：痰，夹气虚并火，治痰为主，夹补气药及降火药。无痰则不作眩，痰因火动，又有湿痰者，有火痰者。湿痰者，多宜二陈汤。

《新刊伤寒撮要·卷之三·伤寒变病一百十名》：头眩者为眼黑运，冒形于近，运为转运之运，世为头旋是也，冒为蒙冒之冒，世为昏冒是也。大率因汗吐下虚之所致。经曰：上虚则眩，下虚则厥。汗极言乱目眩者死也。

《伤寒证治准绳·卷之三·少阳病》：凡伤寒头眩者，莫不因汗、吐、下虚其上焦元气之所致也。眩者，目无常主。头眩者，俗谓头旋眼花是也。眩冒者，昏冒是也。

《景岳全书·理集·十七卷·杂证谟·眩运》：头眩虽属上虚，然不能无涉于下。

《医学启蒙汇编·卷之二·头眩注释》：头眩者，头目眩晕，眼花黑暗，欲旋倒也。其状目闭，身转耳聋，如立舟车之上，起则欲倒是也。

《丹台玉案·卷之四·头眩门》：头痛之外，又有头眩，虽无痛苦，而精神眩耀，所见之物皆颠倒摇动，身如浮云、足如履空、饮食下咽即吐、胸中怏怏、眼花不定，乃其症也。此为风动肝木，根本皆摇，卷痰上升，迷乱清气故耳。

《目经大成·卷之一上·头风》：有目花黑暗，视定犹动，且身转耳聋，如立舟车之上，起则欲倒，甚而呕吐，饮食罕御。此肝木为风所撼，鼓动其气，痰火随气上逆。倘因吐衄、崩漏而致，此脾虚不能收摄血气，使诸血失道。或酒色过度，肾虚不能纳气，逆奔而上，或虚极乘寒得之，曰头眩。

《景岳全书发挥·卷二·眩运》：头眩有大小之异，但忽运而忽止者，人皆谓之头运眼花；卒倒而不醒者，人必谓之中风中痰。

《医钞类编·卷十三·眩运门》：头眩有大小之异。如人之气禀薄弱者，无论少壮，或于劳倦，或于酒色之后，每有耳鸣、头眩、眼黑倏顷而止者，乃人所常有之事。至于中年之外，多有眩扑、卒倒等证，但忽运而忽止者，人皆谓之头运眼花；卒倒而不醒者，人必谓之中风、中痰。

（二）头晕

《慎斋遗书·卷之九·头晕》：头晕，有肾虚而阳无所附者；有血虚火升者；有脾虚生痰者；有寒凉伤其中气，不能升发，故上焦元气虚而晕者；有肺虚肝木无制而晕者。

（三）头旋

头旋即头眩。

《类编朱氏集验医方·卷之一·诸风门（附：卒中脚气）·中风评》：有人病头旋，经云：眊为眼花，眩为眼黑。眩晕头旋，不省人事，皆是阳虚。又云：上虚则眩，下虚则厥。

《万病回春·卷之四·眩晕》：若泄泻多而眩晕，时时自冒者，难治也。头旋眼黑，如在风云中者，乃胃气虚停痰而致也。半夏白术天麻汤。

《证治准绳·杂病·第五册·诸风门·眩晕》：眩谓眼黑眩也，运如运转之运，世谓之头旋是也。

（四）头悬

《古今医诗·第八卷·少阴肾经见证诗》：头悬（悬空无着，眩运之意）身重（阴重着）时叫冷，四逆（四肢以阳和为顺，阴寒为逆。四逆者，手足冷也）腹疼泄泻饶（多也）。砂半术芪姜附故，温经散邪法总高。

（五）脑转

《灵枢经·卷之六·海论第三十三》：髓海不足，则脑转耳鸣，胫酸眩冒，目无所见，懈怠安卧。

（六）头运眼花

《景岳全书·理集·十七卷·杂证谟·眩运》：但忽运而忽止者，人皆谓之头运眼花。

（七）脑充血

《医学衷中参西录·医论·论脑充血证可预防及其证误名中风之由（附：建瓴汤）》：今试将其（脑充血）发现之朕兆详列于下……其头目时常眩晕，或觉脑中昏愦，多健忘，或常觉疼，或耳聋目胀……或舌胀、言语不利，或口眼歪斜，或半身似有麻木不遂，或行动脚踏不稳、时欲眩仆，或自觉头重足轻，脚底如踏棉絮。

（八）脑贫血

《医学衷中参西录·医论·论脑贫血治法（附：脑髓空治法）》：脑贫血者，其脑中血液不足，与脑充血之病正相反也。其人常觉头重目眩，精神昏愦，或面黄唇白，或呼吸短气，或心中怔忡。其头与目或间有作疼之时，然不若脑充血者之胀疼，似因有收缩之感觉而作疼。其剧者亦可猝然昏仆，肢体颓废或偏枯。其脉象微弱，或至数兼迟。

（九）目眩

《灵枢经·卷之五·口问第二十八》：上气不足，脑为之不满，耳为之苦鸣，头为之苦倾，目为之眩。

《重广补注黄帝内经素问·卷第六·玉机真脏论篇第十九》：眩，谓目眩，视如转也。

《伤寒论·卷第五·辨少阳病脉证并治第九》：少阳之为病，口苦，咽干，目眩也。

《伤寒论后条辨·卷之九·辨少阳病脉证篇》：目眩者，木因火煽而摇也。

《坤元是保·卷上·产后》：产后两目不痛不肿而视物不明者，谓之目眩。

《医阶辨证·目昏、目暗、目眩辨》：目昏，是视物不明，如在云雾中行，或如隔缣视物。目暗，是眆眆无所见，神水变色。目眩，是目睛掉眩，一时眼黑不见物。

二、按病因病机命名

（一）以六淫命名

1. 风眩

《针灸甲乙经·卷之七·六经受病发伤寒热病第一（下）》：风眩头痛，小海主之。

《针灸甲乙经·卷之十·阳受病发风第二（下）》：风眩，善呕，烦满，神庭主之……风眩引颔痛，上星主之，先取谚语，后取天牖、风池。

《诸病源候论·卷之二·风病诸候下·风头眩候》：诊其脉，洪大而长者，风眩。又得阳维浮者，暂起目眩也。风眩久不瘥，则变为癫疾。

《备急千金要方·卷十四小肠腑·风眩第四》：痰热相感而动风，风心相乱则闷瞀，故谓之风眩。

2. 风晕

《延寿神方·卷一·辨五晕》：风晕，头目昏眩，恶心眼黑，如在空中是也，其脉弦数。

《东医宝鉴·外形篇·卷之一·头》：伤风眩晕，恶风自汗，或素有头风而发作。宜川芎散、芎劳散。

3. 风头眩

《诸病源候论·卷之二·风病诸候下·风头眩候》：风头眩者，由血气虚，风邪入脑，而引目系故也。五脏六腑之精气，皆上注于目，血气与脉并于上系，上属于脑，后出于项中。逢身之虚，则为风邪所伤，入脑则脑转而目系急，目系急故成眩也……《养生方·导引法》云：以两手拘右膝，着膺，除风眩。

4. 风头旋

《圣济总录·卷第一十七·诸风门·风头旋》：论曰风头旋者，以气体虚怯，所禀不充，阳气不能上至于脑，风邪易入，与气相鼓，致头运而旋也。又有胸膈之上，痰水结聚，复犯大寒，阴气逆上，风痰相结，上冲于头，亦令头旋。

《杂病源流犀烛·卷二十五身形门·头痛源流风头旋》：风头旋，肝风病也。肝风盛则头自摇动。别无疾痛，不自觉知。

5. 风寒眩晕

《症因脉治·卷二·外感眩晕·风寒眩晕》：头痛额痛，骨节烦痛，身热多汗，上气喘逆，躁扰时眩，此风邪眩晕之症也。若身热无汗，恶寒拘紧，头痛，身痛，时时冒眩，此寒邪眩晕之症也。

6. 风痰眩晕

《医学原理·卷之七·眩晕门·治眩晕大法》：防风通圣散治风热眩晕，半夏天麻汤治风痰眩晕。

《杂病源流犀烛·卷二十五身形门·头痛源流眩晕》：风痰闭壅眩晕，必胸膈痞塞，项急，肩背拘倦，神昏多睡，或心忪烦闷而发。

7. 风虚眩晕

《景岳全书·大集·四十八卷·本草正（上）》：治风虚眩晕头旋，眼黑头痛，诸风湿痹，四肢拘挛，利腰膝，强筋骨，安神志，通血脉，止惊恐恍惚，杀鬼精虫毒，及小儿风痫惊气。

8. 头风眩运

《儒门事亲·卷五·头风眩运六十四》：夫妇人头风眩运，登车乘船亦眩运眼涩，手麻、发退、健忘、喜怒，皆胸中有宿痰使然也。可用瓜蒂散吐之。吐讫，可用长流水煎五苓散、大人参半夏丸，兼常服愈风饼子则愈矣。

9. 头风眩晕

《儒门事亲·卷十一·风论》：大凡头风眩运，手足麻痹，胃脘发痛，心腹酸闷，按之有声，皆因风。

《医碥·卷之三杂症·眩晕》：痰涎随风火上壅，浊阴干于清阳也，故头风眩晕者多痰涎。

《家藏蒙筌·卷八·眩晕》：凡因风而病，谓之头风，必眩晕。

10. 湿晕

《东医宝鉴·外形篇·卷之一·头》：冒雨伤湿，鼻塞声重而晕，宜芎术汤。

11. 冒暑眩晕

《世医得效方·卷第三·大方脉杂医科·眩晕》：治冒暑眩晕，烦闷不苏。用香薷散、生姜煎吞下，每服七十丸。

12. 热晕

《东医宝鉴·外形篇·卷之一·头》：火热上攻，烦渴引饮，或暑月热盛，宜大黄散、荆黄汤。

13. 燥火眩晕

《症因脉治·卷二·外感眩晕·燥火眩晕》：燥火眩晕之因，经谓：厥阴司天，客胜则耳鸣掉眩。又云：肝肺太过，善忘，忽忽冒眩，此皆运气加临之眩晕也。

14. 伤寒头眩

《伤寒大白·卷二·头眩》：伤寒头眩，言睡在床褥，亦觉头眩眼花，非言坐起而觉也。夫外感风寒之症，坐起时，皆头眩也。方书头眩，皆以阳虚立论，愚以为久病后、汗下吐后，方可言阳虚。若暴病及未曾汗下吐者，则风寒邪热，痰火积饮，皆能眩运。

（二）以七情命名

气晕

《延寿神方·卷一·辨五晕》：气晕，心腹胀满，呕吐酸水，眩晕长嘘是也。其脉沉微弱死。

《东医宝鉴·外形篇·卷之一·头》：七情过伤，气郁生涎，痰涎迷塞心窍而眩晕，眉棱骨痛，眼不可开。

（三）按病理产物命名

1. 痰晕

《世医得效方·卷第三·大方脉杂医科·眩晕》：治痰晕。或因冷食所伤。

2. 痰饮眩晕

《症因脉治·卷二·内伤眩晕·痰饮眩晕》：痰饮眩晕之因，饮食不节，水谷过多，胃强能纳，脾弱不能运化，停留中脘，有火者则煅炼成痰，无火者则凝结为饮。中州积聚，清明之气，窒塞不伸，而为恶心眩晕之症矣也。

《杂病源流犀烛·卷二十五身形门·头痛源流眩晕》：有由内因者，曰痰饮眩晕，眩而呕吐，头重不举，是痰。

3. 实痰眩晕

《杂症会心录·上卷·眩晕》：若实痰眩晕者，其症实而脉实，其积热在阳明，其阻塞在经络，其郁遏在肠间，无非风火结聚，积痰生灾。盖液凝则浊阴泛上，饮停则火逆上升，此实痰之晕也。

4. 虚痰眩晕

《杂症会心录·上卷·眩晕》：头重眼花，脑转眩冒，倦怠嗜卧，食饮不甘，脉象缓滑，无非疲劳过度，虚痰为虐。盖清升则浊阴下走，气滞则津液不行，此虚痰之晕也。

5. 湿痰眩晕

《医源经旨·卷之四·眩晕门二十七》：余按眩晕之症，多主于痰，无痰则不眩矣。虽云痰晕，数者不可不察，有因寒痰、湿痰眩晕，有气虚而夹痰眩晕，有血虚而夹痰眩晕，种种不一。

6. 痰火眩晕

《张氏医通·卷六·诸风门·眩晕》：痰火眩晕者，二陈汤加白术、川芎、天麻。

（四）其他

失血眩晕

《杂病源流犀烛·卷二十五身形门·头痛源流眩晕》：失血眩晕，或吐衄太甚，或便血过多，或由伤胎，或由产后，或由崩漏，或由金疮跌仆、拔牙。往往闷绝，不省人事。

三、按发病脏腑命名

（一）肝脏

1. 肝火眩晕

《证治汇补·卷之四·上窍门·眩晕章》：肝火眩晕，黑瘦人肾水亏少，肝枯木动，复夹相火，上踞高颠而眩晕。

2. 肝经痰火

《医述·卷十一杂证会参·脑》：头脑作痛，犹如刀劈，动辄眩晕，脑后抽掣跳动，举发无时。此肝经痰火，名曰厥颠疾。

（二）肾脏

《证治汇补·卷之四·上窍门·眩晕章》：人身阴阳，相抱而不离，故阳欲上脱，阴下吸之。若淫梦过度，肾家不能纳气归原，使诸气逆奔而上，此眩晕出于肾虚也。

《医略六书·卷之二十一·眩晕》：肾水亏少，虚火炎上，眩晕耳鸣，此嗜欲人多肾虚眩晕……肾水不足，无以极养少火，而虚火炎上，不能纳气归元，故眩晕不已，谓之肾虚眩晕。

四、按发病特点命名

（一）以发病时间命名

1. 晨晕

《医林绳墨·卷三·眩晕》：又有早起而眩晕者，须臾自定，日以为常，乃为之晨晕。此阳虚之不足也，宜以补阳，其晕自止。

2. 昏晕

《医林绳墨·卷三·眩晕》：日晡而眩晕者，亦为之昏晕，得卧少可。此阴虚之不足也，宜以益阴，则晕自定。

（二）按症状特点命名

1. 眩冒

《素问·卷第六·玉机真脏论篇第十九》：春脉……太过则令人善怒，忽忽眩冒而颠疾。

《素问·卷第二十·气交变大论篇第六十九》：岁木太过，风气流行，脾土受邪……其则忽忽善怒，眩冒颠疾。

《金匮要略·卷中·痰饮咳嗽病脉证并治第十二》：心下有支饮，其人苦冒眩，泽泻汤主之。

《女科百问·卷上·第十七问妇人多头眩而冒》：眩者，晕也。谓转运之运，世之为之头运者是也。冒者，冒蒙之冒，世为昏冒者是也。《明理论》曰：眊非毛而见其毛，眩非玄而见其玄。眊，谓眼花也。眩，谓眼黑也。《针经》云：上虚则眩，下虚则厥。眩虽为虚，盖风家亦有之者，风主运动故也。妇人头运，夹痰多呕吐者，状若醉头风也。

《伤寒类书活人总括·卷之六·冒眩》：冒者，蒙冒之谓。眩者，眩运之谓。上虚则眩，诸虚极而乘寒则冒，二者皆相似，眩其轻而冒其重也。妇人新产，血虚夹寒，必冒，冒家自汗则愈。

眩晕

《伤寒绪论·卷下·郁冒》：郁为郁结，冒为昏冒，如物蒙罩其首，若雾霭中，恍惚不清，较之眩晕尤重，世谓昏迷是也。

《伤寒溯源集·卷之一·太阳上篇》冒者，蒙瞀昏眩，若以物覆冒之状也。其所以冒者，以邪气欲出而未得故也。

2. 眩仆

《灵枢经·卷之五·五邪第二十》：邪在心，则病心痛，喜悲，时眩仆。

《备急千金要方·卷第七风毒脚气·酒醴第四》：茵芋酒，治大风，头眩重，目瞀无所见，或仆地气绝半日乃苏，口喝噤不开，半身偏死，拘急痹痛，不能动摇，历节肿痛，骨中酸疼，手不得上头，足不得屈伸，不能蹑履，行欲倾跛，皮中动，淫淫如有虫啄，疹痒搔之生疮，甚者狂走。有此诸病，药皆主之方。

五、按证候类型命名

（一）以阴阳命名

1. 阳虚眩晕

《医略六书·卷之二十一·眩晕》：元阳寒冷，真火不归，眩晕，躁扰，此虚赢人多阳虚眩晕。

2. 阴虚眩晕

《杂症会心录·上卷·眩晕》：如纵欲无节而伤阴，脱血过多而伤阴，痈脓大溃而伤阴，崩淋产后而伤阴，金石破伤失血，痛极而伤阴，老年精衰，劳倦日积而伤阴，大醉之后，湿热相乘而伤阴……盖蒂固则真水闭藏，根摇则上虚眩仆，此阴虚之晕也。

3. 虚阳上浮眩晕

《症因脉治·卷二·内伤眩晕·火冲眩晕》：又有真阳不足，虚阳上浮，亦令人头目冒眩之症。此命门真火不足，而为虚阳上浮眩晕之症也。

（二）以虚实命名

1. 实火眩晕

《症因脉治·卷二·内伤眩晕·火冲眩晕》：《内经》有诸风掉眩，皆属肝木，言风主乎动，木旺火生，则为旋转。此五志厥阳之火上冲，而为实火眩晕之症。

《杂症会心录·上卷·眩晕》：若实火眩晕者，其人必强健，其症必暴发，其渴必引饮，其脉必洪数。其呕酸苦水之味，晕稍定；其饮食寒冷之物，晕稍缓；其大便燥结，解后晕稍止。无非风火相搏，实热为害，盖有余则上盛而火炎，壅塞则火炽而旋转，此实火之运也。

2. 虚火眩晕

《症因脉治·卷二·内伤眩晕·火冲眩晕》：若肝肾之真阴不足，龙雷之火，上冲清道，亦令人头旋眼黑。此阴火上冲，而为虚火眩晕之症。

（三）以气血命名

1. 气虚眩晕

《丹溪心法附余·卷之十二风热门·头眩（六十）》：气虚眩晕，或因脾虚不进饮食，或因胃弱呕吐泄泻。

《医学启蒙汇编·卷之二·头眩注释》：气虚眩晕者，或因酒色过度，肾经不能纳气归元，气逆奔上而作也；或因脾胃虚弱，不能多食，兼之呕吐泻泄而作也。

《症因脉治·卷二·内伤眩晕·气虚眩晕》：气虚眩晕之因。大病久病后，汗下太过，元气耗散，或悲号引冷，以伤肺气，曲运神机，以伤心气，或恼怒伤肝，郁结伤脾，入房伤肾，饥饱伤胃，诸气受伤，则气虚眩晕之症作矣。

2. 血虚眩晕

《丹溪心法附余·卷之十二风热门·头眩（六十）》：血虚眩晕，男子每因吐血、下血，女人每因崩中、产后而作也。

《症因脉治·卷二·内伤眩晕·血虚眩晕》：血虚眩晕之因。阳络伤，则血外溢上逆；阴络伤，则血内溢下泄。凡此亡血成虚，而为眩晕者。

相关病证名

子眩又名子悬、儿晕、妊娠眩晕，是指妊娠中晚期出现头晕目眩，甚者昏眩欲厥，或伴面浮肢肿。该病类似于西医学的妊娠高血压综合征、妊娠合并原发性高血压病引起的眩晕，属产科重症之一。古代医家对于眩晕的辨治体系，对于该病的治疗亦具有借鉴作用。

一、子眩

《医学心悟·第五卷·子悬（子眩）》：子悬者，胎上逼也。胎气上逆，紧塞于胸次之间，名曰子悬。其症由于恚怒伤肝者居多，亦有不慎起居者，亦有脾气郁结者，宜用紫苏饮加减主之。更有气逆之甚，因而厥晕，名曰子眩。

二、儿晕

《东医宝鉴·杂病篇·卷之十·妇人》：妊妇中风，项背强直，筋脉挛急，口噤语涩，痰盛昏迷，时作时止，或发搐不省人事，名曰子痫，亦曰儿晕。

三、子悬

《张氏医通·卷十·妇人门上·子悬》：胎气凑泊上心，忽然昏晕，人事不省，谓之子悬。

《医方简义·卷五·子悬》：若火气上升，内风扰动，而晕眩欲厥者，名曰子眩。

四、胎晕

《医法青篇·卷之六·妇科论》：怀胎三四月，肝风眩晕，麻痹少寐，名曰胎晕。

【评述】

眩晕以眼花、头旋为主要表现，二者常同时并见，统称眩晕。如患者但觉眼目昏花，则称眩或目眩；只感自身或周围景物旋转，则称晕或头晕。历代古医籍中与眩晕相关的资料十分丰富，但相关病证术语繁多，内涵同中有异，少数相同术语在不同语境中含义有时也有差异。只有厘清眩晕病名内涵演变的过程，才能清晰地呈现历代医家对这一病证认识的脉络，为古籍资料的应用、中医病证名词规范化，以及现代临床相关疾病的防治提供借鉴。

眩晕病名发端于汉代之前。河南安阳殷墟出土的甲骨卜辞中记有"疾亡旋""旋有疾王"等病名，有学者指出此处的"旋"即头旋，这是目前所见最早的眩晕病名。两汉时期，中医学理论体系基本形成，医学实践经验不断积累，对眩晕病的认识已较为丰富，此时可见目眩、头眩、眩冒、眩仆、眴仆、眩转、眩掉、脑转等多种名称并存的现象。"眩"本指视物旋转、昏花模糊。作为病症名使用时，常与病位、病因、兼加病症联用，语境不同，含义有别。如《灵枢·大惑论》曰："故邪中于项，因逢其身之虚，其入深，则随眼系以入于脑，入于脑则脑转，脑转则引目系急，目系急则目眩以转矣。"此条中的"目眩"指视物旋转，是上气不足，邪扰清窍的症状之一。再如《素问·至真要大论》曰："厥阴之胜，耳鸣头眩，愦愦欲吐，胃膈如寒。"此条是说厥阴风气偏胜，易见耳鸣头眩、心烦欲吐、胃脘寒凉之症。这是"头眩"的最早出处，是指头部晕旋感，后世亦称作"头旋""头目昏眩"等。汉代医家已发现"眩晕"的复杂性，形成了以肝风、上虚、水气、痰饮为核心的病因说，建立了以三阴三阳为主体的辨治体系，对后世影响深远。这一时期相关术语众多的原因，是认识角度的不同，或因于病位，或因于病症，但总不出目眩（视觉变化）与头眩（自体晕旋感）两纲。但是，上述名称并非专有病名，而是某种疾病（涉及三阴三阳病及痰饮咳嗽病、黄疸病、血痹虚劳病等）的症状之一，且没有相应的内涵描述。

魏晋时期，医家对眩晕病的发病机理与治疗方法有了更深入的探讨。迨至隋代，巢元方《诸病源候论》始列《风头眩候》《目眩候》独立成篇。在《灵枢·大惑论》"正虚邪犯入脑致眩"的认识基础上，就"风邪入脑"的机理进行了阐述，指出五脏六腑之精皆上注于目，血气与脉并于上系，上系络属于脑，后出于项中。若机体正气亏虚，风邪乘虚而入，入脑则脑转而目系急，目系急故成眩晕也。巢氏之书不涉药物治疗，但书中介绍了多种"头眩"的导引治疗方法。至唐代，《备急千金要方》《千金翼方》《外台秘要》亦列有《风眩》专篇，对于本病的核心病机，《备急千金要方·风眩》指出在于"痰热相感而动风"；《外台秘要》收载前世"风头眩方"九首，另载有"头风旋方七首"。后世多将此处的"头风旋"释作"头眩"。

"眩晕"作为独立病证专门论述，首见于北宋王贶《全生指迷方》。王氏认为眩晕即头眩，主要表现为"目眩旋转，不能俯仰，头重不能举，目不能开，闭则不能视物，或身如在车船上"。书中将眩晕分为风眩、痰眩、气晕、劳风四类，分述病症特点、病理机制及系列方剂。南宋陈无

眩晕

择《三因极一病证方论》列有《眩晕证治》专篇，系统论述了眩晕病因有三，即外因、内因、不内外因。金元时期医学思想进一步发展，对眩晕的认识更加丰富。成无己《伤寒明理论》简要辨析了包含"头眩"在内的50种伤寒病证的表现与病机，指出头眩的内涵包括眼花、眼黑、头眩三种表现，眩运即头旋。朱丹溪在《丹溪心法》中专论"头眩"，宗《伤寒论》痰饮致眩之论，主张"治痰为先"，且创新性地提出辨形体施治的新思路。

明清医籍中多列有"眩晕""头眩"病证专篇，"眩晕"作为病证名称被广泛沿用，用作临床症状时还常见"眩运""目眩""眼黑眩""头旋""头晕"等多名并存的现象。随着临证对眩晕认识的不断深化，明代医家方隅在《医林绳墨》中提出了"真眩晕"之名，曰："其症发于仓卒之间，首如物蒙，心如物扰，招摇不定，眼目昏花，如立舟船之上，起则欲倒，恶心冲心，呕逆奔上，得吐少苏，此真眩晕也。""真眩晕"具有发病急、头沉、心烦、视物昏花、头旋不能站立、恶心呕吐等表现。方氏所谓"真眩晕"强调了外物或自身旋转感，与普通头晕所指的头昏、头重脚轻、视物昏花等有了区分。这一认识与现代医学所谓的真性眩晕，即由眼、本体觉或前庭系统疾病引起的，有明显的外物或自身旋转感，十分地相似。

明清时期，医家还常从文字学的角度阐释眩晕的内涵，并广辑前世医家对该病的诊治经验及效验方药。这一时期对"眩"的释义主要可见三种，一为"眼黑眩"，即眼前发黑；二为"目无常主"，即视物旋转，又称"目旋"；三为视物昏花不清。其中尤以前两者居多。对"晕"的释义可见两种，一晕与运同，指视物动摇旋转；二指头旋，站立不稳，起则欲倒。

通过对传世医籍资料的梳理，可以看出眩晕既是专有病证名，也是某些疾病的症状之一。不同历史时期对眩晕的命名方式，不仅受前世医家的影响，还充分体现了当时理论与实践认识的不断深化，尤其是宋代以后眩晕作为专有病名出现，推动了病因病机、发病特点、辨证论治、遣药组方等理论认识的系统化发展。明清时期大量二级病名的出现，尤其是从文字学的角度对眩晕内涵的阐释，为现代眩晕病证名的规范提供了借鉴。

第二章

病因病机

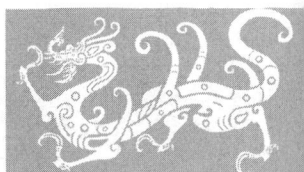

一、总论

《三因极一病证方论·卷之七·眩晕证治》：方书所谓头面风者，即眩晕是也。然眩晕既涉三因，不可专为头面风，如中伤风寒暑湿在三阳经，皆能眩人，头重，项强，但风则有汗，寒则掣痛，暑则热闷，湿则重着，吐逆，眩倒，属外所因；喜怒忧思，致脏气不行，郁而所生生涎，涎结为饮，随气上厥，伏留阳经，亦使人眩晕呕吐，眉目疼痛，眼不得开，属内所因；或饮食饥饱，甜腻所伤，房劳过度，下虚上实，拔牙，金疮，吐、衄便利，去血过多，及妇人崩伤，皆能眩晕，眼花屋转，起而眩倒，属不内外因。治之各有法。

《医林类证集要·卷之一·眩晕门》：《原病式》曰，诸风掉眩，皆属肝木，风主动故也。所谓风气甚而头目眩晕者，由风木旺，必是金衰不能制木，而木复生火，风火皆属阳，阳主乎动，两动相搏，则为旋转，故火本动也，焰得风则自旋转也。严用和云：眩晕之证，经虽云皆属于肝风上攻所致，然体虚之人，外感六淫，内伤七情，皆能眩晕，当以脉证别之。风则脉浮有汗，项强不仁，寒则脉紧无汗，筋挛掣痛，暑则脉虚烦闷，湿则脉细沉重，吐逆，及其七情所感，遂使脏气不平，郁而生涎，结而为饮，随气上逆，令人眩晕，眉棱骨痛，眼不可开，寸脉多沉，此为异耳。若疲劳过度，下虚上实，金疮吐衄便利，及妇人崩伤，产后去血过多，皆令人眩晕，当随其所因而治之。《丹溪心法》云：左手脉数热多，脉涩有死血，右手脉实有痰，脉大是久病。

《医学原理·卷之七·眩晕门·论》：眩晕之症，有因中气亏败，运动失常，不能舒布津液，以致凝结成痰，阻塞经隧，致使阳气不得四布，郁而成火上炎而作眩者；有因阴血亏败，阳火无依上炎而作眩者；有因金衰不能制木，风木自盛而作眩者；有气虚血虚，唯火上炎而作眩者；有岁木太过，风气流行，感其气化而作者。因状多端，法难执一。

《证治准绳·杂病·第五册·诸风门·眩晕》：凡有过节，即随其所动，经脏之气而妄起，因名曰厥阳之火。厥阳之火有五，谓之五邪。五邪之变，遂胜克之病作。又或肾水不足，或精血

·21·

伤败，不能制其五阳之火独光，或中土虚衰，不能堤防下气之逆，则龙雷之火得以震动于颠。诸火上至于头，重则搏击为痛，轻则旋转为眩运矣。

二、外感病因

（一）六淫致病

1. 风邪、风湿、风寒

（1）风邪

《诸病源候论·卷之二十八·目病诸候·二十一目眩候》：目者，五脏六腑之精华，宗脉之所聚也。筋骨血气之精，与脉并为目系，系上属于脑，若腑脏虚，风邪乘虚随目系入于脑，则令脑转而目系急，则目眴而眩也。

《张氏医通·卷六·诸风门·眩晕》：恶风眩晕，头旋眼黑恶心，见风即复作者，半夏苍术汤。

《类证治裁·卷之五·头风》：风邪上干，新感为头痛，深久则为头风。其症头颠重晕，或头皮麻痹，或耳鸣目眩，眉棱紧掣。由素有痰火，复因当风取凉，邪从风府入脑，郁而为热为痛，甚则目病昏眩。

《和缓遗风·卷上》：阳动化风，湿胜酿痰。风旋清窍，头或眩晕。

（2）风湿

《养性延命录·卷一·杂戒忌禳害祈善篇第三》：新沐浴讫，勿当风结发，勿以湿头卧，使人患头风、眩闷、发颓、面肿、齿痛、耳聋。

《三因极一病证方论·卷之二·叙中湿论》：中湿者，脉沉而细，微缓，以湿溢人肌，肌浮，脉则沉细。夫湿者，在天为雨，在地为土，在人脏为脾，故湿喜归脾，脾虚喜中湿，故曰湿流关节。中之，多使人膜胀，四肢关节疼痛而烦，久则浮肿，喘满，昏不知人。夹风，则眩晕呕哕。

（3）风寒

《三因极一病证方论·卷之二·叙中寒论》：夫寒者，乃天地杀厉之气，在天为寒，在地为水，在人脏为肾，故寒喜中肾。肾中之，多使挛急疼痛，昏不知人，夹风则眩晕，兼湿则肿疼。

《症因脉治·卷之二·外感眩晕·风寒眩晕》：风寒眩晕之因。因风木司政，风热大作，或体虚不谨，外受风邪。风主乎阳，风热为患，则令人掉眩。或太阳司政，寒气凌逼；或太阴在泉，寒冲头角，则发眩晕。

2. 寒

《寿亲养老新书·卷之一·冬时摄养第十二》：缘老人血气虚怯，真阳气少，若感寒邪，便成疾患，多为嗽、吐逆、麻痹、昏眩之疾。

3. 暑

《三因极一病证方论·卷之二·叙中暑论》：中暑，其脉阳弱而阴虚，微迟似芤。夫暑，在天为热，在地为火，在人脏为心，故暑喜归心。中之，使人噎闷，昏不知人。入肝，则眩晕顽痹。

《外科大成·卷二·分治部上·背部》：因暑而得者，则发热无时，为昼夜不止也。然必见暑症，如头目眩晕，口舌干苦，心烦背热，肢体倦怠是也。

《奉时旨要·卷四火属·暑》：冒暑蒸毒，从口鼻而入，直中心包，先烦闷，后身热。入肝则眩晕顽麻，入脾则昏睡不觉，入肺则喘咳痿躄，入肾则消渴。

《医述·卷五杂证汇参·暑》：冒暑从口鼻入，直入心包，先烦闷后身热；入肝则眩晕顽麻；入脾则昏睡不觉；入肺则喘咳痿躄；入肾则消渴。中暑归心，神昏卒倒，暑伤肉分，周身烦躁，或如针刺，或有赤肿。

4. 热

《伤寒溯源集·卷之七·并病证治第十六》：热邪在络，上侵目系，故眩冒也。

5. 湿邪、湿热

（1）湿邪

《不居集·下集卷之十二·酒伤》：湿邪入血，不能养筋，而弛纵拘挛，甚至眩晕卒倒，则中风是也。

（2）湿热

《张氏医通·卷六·诸风门·疬风》：夏秋湿热行令，若饮食不甘，头目眩晕，遍体酸软，而两腿麻木，口干自汗，气促身热，小便黄数，大便稀溏，湿热伤元气也，清燥汤。

6. 燥

《重订邵兰荪医案·卷一·燥》：时令燥气，夹肝经之燥火，互相上蒸，冲肺则咳呛失血，冲脑则头晕目眩。

（二）运气失和

1. 厥阴风木太过

《素问·卷第二十·气交变大论篇第六十九》：岁木太过……脾土受邪……眩冒颠疾。

《素问·卷第二十一·六元正纪大论篇第七十一》：木郁之发……甚则耳鸣眩转。

凡此厥阴司天之政……民病泣出耳鸣掉眩。

《素问·卷第二十二·至真要大论篇第七十四》：厥阴之复……筋骨掉眩清厥。

《医学启源·卷之上·五郁之病》：故民病胃脘当心而痛，四肢两胁，咽膈不通，饮食不下，甚则耳鸣眩转，目不识人，善暴僵仆，筋骨强直而不用，卒倒而无所知也。

《中风斠诠·卷第一·中风总论》：《六元正纪大论》所谓太阳之政，壬辰、壬戌，其病掉眩目瞑也。少阳之政，壬寅、壬申，其病掉眩也。（寿颐按：发生之纪，乃木运之太过，厥阴司天，则风木之旺时，壬年即木运太过，所以有掉眩颠疾、目转耳鸣等病，此皆脏气之应乎天气，而内风自动者也）又谓厥阴司天，三之气，民病耳鸣掉眩也。木郁之发，耳鸣眩转，目不识人，善暴僵仆也。

2. 太阳寒水胜

《素问·卷第十二·厥论篇第四十五》：巨阳之厥，则肿首头重，足不能行，发为眴仆。

《素问·卷第二十二·至真要大论篇第七十四》：太阳之复，厥气上行……时眩仆，食减。

3. 太阴湿土胜

《新刊伤寒撮要·卷之二·司天时令新论第三十三》：卯酉年初气太阴，天时风举雨作，民病肿脬眩。

《素问悬解·卷十二·运气·至真要大论八十》：太阴复则土刑水败，湿盛饮发，中气胀满。肺胃上逆，故咳喘呕吐。浊气冲突，上凌清道，故头项痛重。阳气阻格，不得下降，升浮旋转，故掉眩瘛疭。

4. 少阳相火胜

《乾坤生意·上卷·五运六气》：三之气，少阳相火用事，肺经受邪，泻苦益辛。自四月小满节起，至六月小暑终止。天时：风热大作，雨生羽虫。民病：泪出，耳鸣，掉眩。

5. 风火相合

《新刊伤寒撮要·卷之二·司天时令新论第三十三》：子午年……二气厥阴，天时地起飒风，民病眩冒。

寅申年初气少阴，天时温和风举，民病掉眩……六气厥阴，天时飒风大起霜雪，民病目眩赤肿。

巳亥年……三气厥阴，天时风雨交作，民病眩晕呕吐。

《中风斠诠·卷第一·中风总论》：少阳司天，三之气，病昏愦也。少阳所至，为瞀昧暴病，为瞤瘛暴死也。（寿颐按：瞀昧、瞀闷，皆昏愦迷乱、神识不清之貌；瞤，谓口眼之瞤动；瘛，谓肢体之瘛疭。此皆厥阴风木及君相二火之气用事，而谓掉眩僵仆、昏瞀懊憹、瞤瘛暴死等病。是亦脏气之应乎天气，而为风病火病者也）

（三）中毒

《喻选古方试验·卷四·外科》：丹石发毒，头眩耳鸣，恐惧不安。淡竹沥频服二三升。又方：刺羊血一升，饮之即解。

《张氏医通·卷九·杂门·诸中毒》：误食蛇穴中蟹鳌，令人头旋目眩，腹痛而死，急磨玉枢丹救之。

《温热经解》：肝火旺者，吸之（鸦片），则肝火上升，是以头眩也。

（四）外伤

《诸病源候论·卷之二十九·牙齿病诸候·拔齿损候》：拔齿而损脉者，则经血不止，脏虚而眩闷。

《医宗金鉴·卷八十八·后山骨》：凡有伤损，其人头昏目眩，耳鸣有声，项强咽直，饮食难进，坐卧不安，四肢无力，内服正骨紫金丹，外敷乌龙膏，洗以海桐皮汤，以散瘀去麻木止痛。

《杂病源流犀烛·卷三十·跌扑闪挫源流》：又有损伤出血太多，头目晕眩者，先用当归、川芎煎服，次加白芍、熟地、续断、防风、荆芥、羌活、独活、南星，加童便服，切不可用酒煎，酒煎则气逆上，恐头目益眩也。

伤家眩晕，或因失血过多。（宜十全大补汤）

三、内伤病因

（一）七情内伤

1.七情

《三因极一病证方论·卷之七·眩晕证治》：薯蓣汤治七情致脏气不行，郁而生涎，涎结为饮，随气上厥，伏留阳经，心中忪悸，四肢缓弱，翕然面热，头目眩晕，如欲摇动。

《杂症会心录·上卷·眩晕》：如房劳则火起于肾，暴怒则火起于肝，思虑则火起于脾，两耳磬鸣，两目昏黑，上重下轻，眩仆卒倒，脉象细弱，无非动乱劳扰，虚火为用。

2.怒

《医方集解·下卷第二十一·经产之剂》：怒极伤肝，则有眩晕、呕血、瘰疬、疮疡等病。

3.思

《明医杂著·卷之三·续医论》：若人过劳心思虑，损伤精神，头眩目昏，心虚气短。

《医述·卷十一杂证汇参·脑》：过思则心火烁脑，头眩、眼花、耳鸣之象立见，而髓伤矣。

4.惊恐

《中风斠诠·卷第三·古方平议》：病因惊恐，肝脏为邪，其病时头眩，瘛疭搐掣，心包伏涎，久之则害脾气。

（二）饮食失宜

1.嗜酒

《千金宝要·卷之六·论》：饮酒当风入肺，胆气妄泄，即令人目青气喘。酒客劳倦当风，喜怒气舍于肺，面目黄肿，起即头眩，咳逆上气，时忽忽欲绝，心下弦急，不能饮食，或吐脓血，胸痛引背，支满欲呕。

《叶选医衡·卷上·酒人多中风说》：头风之病，多见于嗜酒之人，头风眩晕，即中之渐也。

《程杏轩医案·辑录·叶震先兄肝风眩晕》：平昔嗜饮醪醴伤阴，足间常患流火，行步振掉，皮肉干瘠，春来渐有眩晕之象，肝风勃勃内动，加以阴络之血，又从痔孔内溢，淋漓不已，将何以荣筋泽肉乎。

2. 服食

《诸病源候论·卷之六·解散病诸候·解散痰癖候》：服散而饮过度，将适失宜，衣厚食温，则饮结成痰癖。其状痰多则胸膈痞满，头眩痛；癖结则心胁结急是也。

3. 伤食

《雪堂公医学真传·卷二·眩晕歌》：若系食停治不同，香砂平胃（散）服当松。（此言治眩晕之由食伤者）

（三）劳逸失度

《坤元是保·续集·坤元是保续集备考》：年少不当交媾，眩晕难堪，立教无病。

《雪堂公医学真传·卷二·眩晕歌》：心内怔忡因劳病，归脾汤与二陈（汤）。（此言治眩晕之由劳过者）

《碣塘医话》：少年酒色不谨之徒，猝受时邪，必然头眩身重，气体困惫，此由正气早伤之故。

（四）年老体弱

《寿亲养老新书·卷之一·医药扶持第三》：殊不知上寿之人，血气已衰，精神减耗，危若风烛，百疾易攻。至于视听不至聪明，手足举动不随，其身体劳倦，头目昏眩，风气不顺，宿疾时发。

《寿亲养老新书·卷之一·冬时摄养第十二》：缘老人血气虚怯，真阳气少，若感寒邪，便成疾患，多为嗽、吐逆、麻痹、昏眩之疾。

《格致余论·养老论》：人生至六十七十以后，精血俱耗，平居无事，已有热证。何者？头昏目眵、肌痒尿数、鼻涕牙落，涎多寐少，足弱耳聩，健忘眩晕，肠燥面垢，发脱眼花，久坐兀睡，未风先寒，食则易饥，笑则有泪，但是老境，无不有此。

《万氏家传保命歌括·卷之二十九·头痛头风头眩》：有年高气弱之人，清气不能上升，头目昏闷，本无表邪，因发汗误之，清阳之气愈虚，故苦头痛，恶风，不喜饮食，气短，脉弱弦细而微。

（五）久病误治

1. 久病

《诸病源候论·卷之二·风病诸候下·风癫候》：头面风者，是体虚，诸阳经脉为风所乘也。诸阳经脉，上走于头面，运动劳役，阳气发泄，腠理开而受风，谓之首风……如风在首，久不瘥，则风入脑，变为头眩。

《外台秘要·第十五卷·头风及头痛方一十首》：诊其脉，寸口阴阳表里互相乘。如风在首，久不瘥，则风入脑，则变为头眩。

《寿亲养老新书·卷之一·秋时摄养第十一》：若素知宿患，秋终多发，或痰涎喘嗽，或风眩瘅癖，或秘泄劳倦，或寒热进退。

《医源经旨·卷之五·眼病门三十九》：目疾多因脾胃有积饮，溃浸于肝，久则昏眩。

《外科大成·卷三·分治部下·鼻部》：鼻渊者，鼻流浊涕，黄水腥秽是也。又名脑崩、脑漏。久之令人头眩虚晕不已。

《杂病源流犀烛·卷二十三·鼻病源流》：其证鼻流浊涕，或稠涕若脓血，腥臭难闻，或流黄水，长湿无干，久必头眩，虚运不已。（宜奇授藿香汤、天麻饼子、辛夷消风散、辛夷荆芥散）

2. 误治

《伤寒论·卷第四·辨太阳病脉证并治下第七》：伤寒吐下后，发汗，虚烦，脉甚微，八九日心下痞硬，胁下痛，气上冲咽喉，眩冒。

《金匮玉函经·卷二·辨太阳病形证治上第三》：伤寒，若吐、若下、若发汗后，心下逆满，气上冲胸，起即头眩，其脉沉紧，发汗即动经，身为振振摇。

《金匮玉函经·卷五·辨不可下病形证治第十七》：动气在右，不可下，下之则津液内竭，咽燥鼻干，头眩心悸。

《脉经·卷第九·平郁冒五崩漏下经闭不利腹中诸病证第五》：医反下之，长针，复重虚荣卫，久发眩冒，故知为血厥也。

《注解伤寒论·卷九·辨不可下病脉证并治第二十》：先里不足，发汗又虚其表，表里俱虚竭，卒起头眩。

《成方切用·卷一上·治气门·四君子汤》：太阳宜汗，汗多则亡阳，故有眩悸眲惕之证。

《伤寒瘟疫条辨·卷三·头目眩》：伤寒头眩，多因汗吐下，虚其上焦元气之所致也。

第二节
病机

一、总论

《三元参赞延寿书·卷之一·天元之寿·欲不可纵》：欲多则损精。人可保者命，可惜者身，可重者精。肝精不固，目眩无光；肺精不交，肌肉消瘦；肾精不固，神气减少；脾精不坚，齿发浮落。若耗散真精不已，疾病随生，死亡随至。

《医学纲目·卷十一肝胆部·眩》：〔成无己〕云：眩者，非眩而见其眩，谓眼黑眩也。运者，运为运转之运，世谓之头旋是也。〔批〕大法。《内经》论眩，皆属肝木，属上虚。丹溪论眩，主于补虚，治痰降火。仲景治眩，亦以痰饮为先也。诸风掉眩皆属于肝。全方见诊治。〔批〕肝木作眩。

《万氏家传保命歌括·卷之二十九·头痛头风头眩》：气虚痰盛，兼夹风邪，眩运不休者。

《医学原理·卷之七·眩晕门·论》：眩晕之症，有因中气亏败，运动失常，不能舒布津液，以致凝结成痰，阻塞经隧，致使阳气不得四布，郁而成火上炎而作眩者；有因阴血亏败，阳火无依上炎而作眩者；有因金衰不能制木，风木自盛而作眩者；有气虚血虚，唯火上炎而作眩者；有岁木太过，风气流行，感其气化而作者。因状多端，法难执一。

《医学启蒙汇编·卷之二·头眩证歌》：诸风眩晕乃肝木，气血痰火亦头眩。热数血涩痰脉滑，气虚浮大补汤煎。痰用二陈苍术曲，血虚四物可当先。半夏白术天麻剂，痰火兼虚总可痊。通身眩晕不能起，元气虚惫卒何言。

《傅青主女科·产后编上卷·产后诸证治法·血晕第二》：分娩之后，眼见黑花，头眩昏晕，不省人事者，一因劳倦甚而气竭神昏；二因大脱血而气欲绝；三因痰火乘虚泛上而神不守。

《活人心法·卷一·四诊·望诊》：头者，诸阳之会也……又有头摇、头眩、头晕者，经所谓徇蒙招尤，目瞑耳聋也。盖为如有物以蒙其首，招摇尤甚，又兼瞑聋，是下实上虚之故，有痰有火，有虚有风。

《灸法秘传·应灸七十症·眩晕》：眩，目花也。晕，头昏也。其病之因有五：一曰无痰不眩，一曰无火不晕，一曰木动生风，一曰水不涵木，一曰土虚木摇是也。

《医学摘粹·杂病证方歌括·里证类·痰饮》：眩因痰饮与肝风，或火或虚病亦同，辨证立方均得法，一投药饵便成功。

二、六淫致病

（一）风邪、风湿、风寒

1. 风邪

《素问·卷第二十·气交变大论篇第六十九》：岁木太过，风气流行，脾土受邪。民病飧泄，食减，体重，烦冤，肠鸣，腹支满。上应岁星，甚则忽忽善怒，眩冒颠疾。

《诸病源候论·卷之二·风病诸候下·风头眩候》：风头眩者，由血气虚，风邪入脑，而引目系故也。五脏六腑之精气，皆上注于目，血气与脉并于上系，上属于脑，后出于项中。逢身之虚，则为风邪所伤，入脑则脑转而目系急，目系急故成眩也。

《诸病源候论·卷之三十九·妇人杂病诸候三·风眩鼻塞候》：风眩而鼻塞者，风邪乘腑脏，入于脑也。五脏六腑之精气，皆上注于目，血与气并属于脑。体虚为风邪入脑，则引目，目系急，故令头眩。而腑脏皆受气于肺，肺主气，外候在鼻，风邪入脑，又搏肺气，故头眩而鼻塞。

《医方集略·卷之三·眩运门》：眩运者，风之渐也。

《坤元是保·卷上·杂症》：妇人患头风者，十居其半。每发必掉眩，如在车船，捉脚不定，皆由血虚于内而风邪外袭也。

《玉机微义·卷之三十五·头眩门》：然风家亦多有眩者，风主动故尔。

《医学纲目·卷十一肝胆部·瘛疭》：虚劳不足，风气百疾，头目眩冒，惊悸狂癫。

《医林类证集要·卷之一·头痛门》：诸风上攻，头痛目眩，鼻塞声重，皮肤瘙痒，眉角牵引，妇人血风，及一切头风。

《素问吴注·第二十一卷·六元正纪大论篇第七十一》：目前玄曰眩，头摇曰掉。瞑，闭也。太角为木，木为风，风有动摇之象，故眩掉；风气入肝，目为之窍，故目瞑。

《丹台玉案·卷之四·头痛门》：盖虚之所在，邪必凑之，使无风之人，唯觉眩运而已，何以作痛耶？但其气血已虚，无力拒风，风虽入而不与争，故其痛亦不甚也。其有饮食不消、痰涎涌上而作痛者，非风之罪也，宜审而治之。

《金匮要略注·卷之二·中风历节病脉证第五》：头眩短气者，风气上淫也。

《金匮要略注·卷之二·五脏风寒积聚病脉证第十一》：肝中风而头目瞤者，风淫掉眩也。

《素问灵枢类纂约注·卷中·病机第三》：风胜则动（眩运搐搦）。

《伤寒经解·卷三·阳明经全篇》：能食者为风，风乘高颠，故但头眩。

《本草经解要·卷二·草部下》：肝为风木，其经与督脉会于颠顶，大风之邪入肝，则行于阳位，故头眩痛。其主之者，温以散之也。

《不居集·下集卷之二·风热》：眩晕呕吐，风之甚也。

《伤寒正医录·卷三·阳明上篇》：头眩者，风邪上攻。

《医林纂要探源·卷五方剂·风部》：凡风性旋转无常，故凡风淫则头晕目眩也。

《松峰说疫·卷之六·卯酉之岁》：如上年寅申，岁气有余，司天少阳不退位，则右间太阴亦不能降下。遇木运以至丁卯丁酉年，木运承之，降而不下，即黄云见而青霞彰，郁蒸作而大风雾，翳埃盛，折损乃作，皆风木胜土之化。久而不降，土气郁久，故天为黄气，地为湿蒸，人病在脾胃。故为四肢不举、昏眩、肢节痛、胸腹作满、填臆等症。

《杏苑生春·卷三·风》：诸风上攻，头目昏眩，项背拘急，鼻嚏声重，耳作蝉鸣，及皮肤顽麻，瘙痒瘾疹，妇人血风，头皮痒。

《针灸逢源·卷六论治补遗·耳病》：宗脉虚而风邪乘之，气否不宣，是为风聋，内必作痒，或兼头痛。厥气搏于耳，是为厥聋，否塞不通，必兼眩晕。

《医述·卷十一杂证汇参·耳》：耳者，宗脉之所附。宗脉虚，风邪乘之，经气痞而不宣，是为风聋。必时有头痛之证。十二经络上络于耳，其阴阳诸证，适有交并，则脏气逆而为厥，厥气搏于耳，是为厥聋。必时有眩晕之证。

《松菊堂医学溯源·卷之九·五运六气直格一（小序）》：上徵者，木气有余而上行生火，子居母上，是为气逆，故其为病如此。若木恃太过，不务其德而侮土，则金必复之，故乘秋令而为灾如此。至其为病，则邪反伤肝矣。目运曰眩，头摇曰掉，目不开曰瞑，木运太过，故有此病。

《本经序疏要·卷之一·疗风通用》：风之病人也，大率有三。有感而即发者；有既入人身，盘旋气血间，久乃成病者；有人身阳气自应风化为患者。感而即发，如伤寒、温热、时气等类是已；既入人身，盘旋气血间，久乃成病，如风眩、头面风等类是已。

《和缓遗风·卷上》：气余是火，火升血溢，痰中见红，是其征也。阳动化风，湿胜酿痰。风旋清窍，头或眩晕。

《灵素节要浅注·卷四·运气》：厥阴之复，少腹坚满，里急暴痛，偃木飞沙，倮虫不荣。厥心痛，汗发呕吐，饮食不入，入而复出，筋骨掉眩清厥，甚则入脾，食痹而吐。冲阳绝，死不治。

《灵素节要浅注·卷五·审治》：木郁之发，民病胃脘当心而痛，上支两胁，膈咽不通，食饮不下，甚则耳鸣眩转，目不识人，善暴僵仆。（胃脘膈咽，食饮不下，木胜而土伤也。上支两胁，耳鸣眩转，仆不识人，风气之为病也）

《女科折衷纂要·胎前门·恶阻》：此经血既闭，水渍于脏，脏气不宣通，故心烦愦闷，气逆而呕吐也。血脉不通，经络否涩，则四肢沉重。夹风则头目眩也。

2. 风湿

《伤寒经解·卷八·伤寒论》：头乃太阳经行之地，风湿上行，故眩。

3. 风寒

《医林类证集要·卷之一·头痛门》：风寒在脑，或感湿邪，头疼眩晕，欲倒呕吐。

（二）火热、风火

1. 火热

《医方选要·卷之七·积热门》：火热炎炽，上乘心肺，或口舌生疮，或咽喉肿痛，或目赤头眩，或痰涎稠浊，或大小便秘结。

《素问吴注·第二十二卷·至真要大论篇第七十四》：火气乘于精明之府，故眩仆。

《证治准绳·杂病·第五册·诸风门·眩晕》：且夫凡有过节，即随其所动，经脏之气而妄起，因名曰厥阳之火。厥阳之火有五，谓之五邪。五邪之变，遂胜克之病作。又或肾水不足，或精血伤败，不能制其五阳之火独光，或中土虚衰，不能堤防下气之逆，则龙雷之火得以震动于颠，诸火上至于头，重则搏击为痛，轻则旋转为眩运矣。夫如是比类之，道在经有之，诸治病循法守度，援物比类，化之冥冥，循上及下，何必守经，不引比类，是知不明也，其此之谓欤。

《张氏医通·卷二·诸伤门·火》：头眩体倦，手足心热，此三焦之火动也。

《伤寒经解·卷七·厥阴经全篇》：火上冲，故眩冒。

《杂病源流犀烛·卷十七·火病源流》：如头眩耳鸣目晕，皆火之变幻也。

《医林改错·下卷·辨方效经错之源，论血化为汗之误》：邪热上攻，故耳聋目眩。

《医钞类编·卷十三·眩运门》：《原病式》释之曰，风、火皆属阳，多为兼化，阳主乎动，两阳相搏，则头目为之眩运而旋转，故火本动也。焰得风则自然旋转，于是乎掉眩掉摇也，眩昏乱旋运也，此非风邪之因，火所成欤。

《曹沧洲医案·肝脾门》：眩晕。阴不涵阳，阳升作晕，烘热，阳有余，便是火，火降则畏寒，胸闷纳少，少寐，舌黄，咽干口燥，脉软弦数。

2. 风火

《素问玄机原病式·五运主病·诸风掉眩，皆属肝木》：掉，摇也。眩，昏乱旋运也。风主动故也。所谓风气甚，而头目眩运者，由风木旺，必是金衰不能制木，而木复生火，风火皆属阳，多为兼化，阳主乎动，两动相搏，则为之旋转。故火本动也，焰得风则自然旋转。如春分至小满，为二之气，乃君火之位；自大寒至春分七十三日，为初之气，乃风木之位，故春分之后，风火相搏，则多起飘风，俗谓之旋风是也，四时皆有之。由五运六气千变万化，冲荡击搏，推之无穷，安得失时而便谓之无也？但有微甚而已，人或乘车跃马，登舟环舞，而眩晕者，其动不正，而左右纤曲，故经曰：曲直动摇，风之用也。眩运而呕吐者，风热甚故也。

《黄帝素问宣明论方·卷三风门·诸风总论》：又曰，风寒热诸疾之始生也。人之脏腑皆风之起，谓火热阳之本也。谓曲直动摇，风之用也；眩运呕吐，谓风热之甚也。夫风热怫郁，风大生于热，以热为本，而风为标风。言风者，即风热病也。

《素问病机气宜保命集·卷上·病机论第七》：盖火木之主暴速，所以掉眩也。掉，摇也。

眩，昏乱也。旋运皆生风故也。是以风火皆属阳，阳主动。其为病也，胃脘当心痛，上支两胁，膈咽不通，食饮不下，甚则耳鸣、眩转、目不识人，善暴僵仆、里急、软戾、胁痛、呕泄，甚则掉眩、癫疾、两胁下痛引少腹，令人善怒。虚则目䀮䀮无所见，耳无所闻，善恐如人将捕之。

《医学纲目·卷十一肝胆部·眩》：〔河〕掉，摇也；眩，昏乱旋运也，风主动故也。所谓风气动而头目眩运者，由风木旺，必是金衰不能制木，而木复生火，风火皆属阳，多为兼化。阳主乎动，两动相搏，则头目为之眩运而旋转。故火本动也，焰得风则自旋转，人或乘舟车，及作环舞而眩运者，其动不止，而左右纡曲。故经曰：曲直动摇，风之用也。眩运而呕吐者，风热甚故也。

《素问吴注·第二十一卷·六元正纪大论篇第七十一》：支胁，两胁支痛也。太角、厥阴皆为风木，少阳为相火。风胜则头掉目眩，两胁支痛，火胜则惊骇。

《伤寒缵论·卷上·太阳上篇》：诸逆发汗，言凡有宿病之人，阴血本虚，若误用汗剂重夺其血，则轻者必重，重者转剧，剧者言乱目眩，以虚热生风，风主眩晕故也。

《素问灵枢类纂约注·卷下·脉要第四》：火盛生风，而眩仆抽掣也。

《张仲景金匮要略·卷二十一·妇人妊娠》：胎居于下，火逆于上，木火通气，而起动身躯，则扰动火气上摇，则头眩。

《伤寒六经辨证治法·卷四·阳明上篇证治大意》：胃腑风热上冲，故头眩。

《本草经解要·卷二·草部下》：诸风皆属于肝，肝脉连目系上出额，与督脉会于颠。肝风炽则火炎上攻头脑而眩，火盛则肿而痛。其主之者，味苦可以清火，气平可以制木也。

《四明心法·眩晕》：眩晕之病形何如？曰：眩晕之病，悉属肝、胆二经风火。风、火属阳，阳主动，故目眩转而头晕也，譬如火焰得风，则旋转不已。缘手少阳之支者，从耳后出至目锐眦，而交于足少阳。足少阳之支者，从跗上入大指爪甲，出三毛而交于足厥阴。

《医碥·卷之三杂症·眩晕》：眩，惑乱也，从目从玄。玄，黑暗也，谓眼见黑暗也（虚人久蹲陡起，眼多黑暗是也）。晕与运同，旋转也，所见之物皆旋转如飞，世谓之头旋是也。此风火上冲使然。经以掉眩属风木，风即火气之飘忽者，风从火生，火借风煽，观焰得风而旋转可见矣（外风、内风、热风、冷风，皆能煽火）。

《杂病源流犀烛·卷二十五身形门·头痛源流》：夫肝为风，风，阳邪也，主动。凡入金衰不能制木，则风因木旺而扇动，且木又生火，火亦属阳而主动，风火相搏，风为火则风烈，火为风扇则火逸，头目因为旋转而眩晕，此则眩晕之本也。

《江泽之医案·十头痛（附眩晕）》：外风内火交集，头眩致颠顶痹痛，乍寒乍热，天庭痛甚起瘤，胸次气机不利，谷食懒进，大便秘结，解如弹。

肝郁夹痰，生火生风，致左胁肝垂内煽，头眩目眩，乍寒乍热，肢末作麻，气逆吐沫，脉象弦滑，虑其昏厥。

（三）寒邪

《金匮要略注·卷之四·妇人杂病脉证并治第二十二》：今寒在下，而伤阳明冲带之经脉，上下之经气不通，则令人忽忽眩冒，而状如癫疾也。

（四）暑湿、寒湿

1. 暑湿

《诊宗三昧·口问·问脉沉温补转剧治法》：知为肥盛多湿，夏暑久在舟中，时火鼓激其痰于上，而为眩晕也。

《症因脉治·卷之二·外感眩晕·暑湿眩晕》：暑湿眩晕之因。炎夏主令，天之热气下降，地之湿气上升，人感冒之，则为湿热眩晕之症。

《伤寒论纲目·卷七·暑暍》：张从正曰，暑伤五脏，为症不同，如暑入心，则噎，昏闷不知人；入肝，则眩晕，顽痹；入脾，则昏睡不觉；入肺，则嚏喘，痿躄；入肾，则消渴。

2. 寒湿

《症因脉治·卷二·外感眩晕·暑湿眩晕》：若阴雨太多，人感冒之，经注所云，湿气内逆，寒气不行，太阳上留，亦为眩晕之症。

（五）正虚邪入

《灵枢经·卷之十二·大惑论第八十》：故邪中于项，因逢其身之虚，其入深，则随眼系以入于脑，入于脑则脑转，脑转则引目系急，目系急则目眩以转矣。

《伤寒缵论·卷上·太阳下篇》：伤寒若吐若下后，心下逆满，气上冲胸，起则头眩，脉沉紧，发汗则动经，身为振振摇者，茯苓桂枝白术甘草汤主之。此小青龙证误施吐下而成也。心下逆满，气上冲胸，风邪搏饮壅寒于膈，所以起则头眩，因吐下后邪气乘虚入内，运动其饮也。

《沈氏医案·杂案》：年来虽不为意，恐痰火郁于胃中日久，乘元气不足之时，外邪干入，内之痰火窍发升腾眩晕，卒然有颠仆之虞，乃类中之基。

三、气血不调

（一）气血亏虚

《重广补注黄帝内经素问·卷第五·脉要精微论篇第十七》：脉浮为虚，散为不足，气虚而血不足，故为头眩而仆倒也。

《女科百问·卷上·第十七问妇人多头眩而冒》：芎羌散治妇人患头风者，十居其半，每发必掉眩，如在车上。盖因血虚，肝有风邪袭之耳。《素问》云：徇蒙招尤，目瞑耳聋，下实上虚，过在足少阳、厥阴，甚则入肝，盖谓此也。

桃红散治男子妇人气虚，攻注头目昏眩，偏正头疼，夹脑风，两太阳穴疼，眉棱骨痛，及治风痰恶心，头运欲倒，小儿伤风鼻塞，痰涎咳嗽，并宜服之。

《本草述·卷之八上·芳草部上·当归》：凡伤胎去血，产后去血，崩中去血，金疮去血，拔牙去血，一切去血过多，心烦眩晕，闷绝不省人事。

《张氏医通·卷十一·妇人门下·诸痛》：妇人患头风者，常居其半，每发必掉眩，如在车船上，皆因血虚，风邪运动其痰。二陈加当归、黄芩、羌活、防风；不应，加乌头、石膏；夹气虚者，必加黄芪。

《方氏脉症正宗·卷之二·病源总论》：眩晕，气血之亏，致令痰涎经络有阻。

《景岳全书·入集·一卷·传忠录（上）·虚实篇》：表虚者，或为汗多，或为肉战，或为怯寒，或为目暗羞明，或为耳聋眩运，或肢体多见麻木，或举动不胜烦劳，或毛槁而肌肉削，或为颜色憔悴而神气索然。

《医级·杂病卷之三·气中》：气中之论，李氏调气衰所致，气衰落则沉陷，故为眩仆。

《吴门治验录·卷三》：脉见虚弦，两关尤甚，月事落后，脘痛上冲而串散，食入作胀，舌黄，便结，头眩耳鸣，皆由血虚内热，肝无血养，厥阳易升。

《诸病源候论·卷之二·风病诸候下·风头眩候》：风头眩者，由血气亏虚，风邪入脑，而引目系故也。

《医钞类编·卷十三·眩运门》：《直指》云，淫欲过度，肾不能纳气归元，使诸气逆奔而上，此眩运由于气虚也。

（二）上气不足

《灵枢经·卷之五·口问第二十八》：凡此十二邪者，皆奇邪之走空窍者也。故邪之所在，皆为不足。故上气不足，脑为之不满，耳为之苦鸣，头为之苦倾，目为之眩。

《医门法律·卷一·先哲格言》：若木衰，则血不养筋而为掉，气虚于上而为眩。

《伤寒六经辨证治法·卷二·太阳中篇证治大意》：但结者自结，散者自散，乃因上焦宗气不足，随虚上逆，则气上冲咽喉，而眩冒，汗伤表阳，故经脉动惕，久而不复，则成痿矣。

《医宗金鉴·卷十九·中风历节病脉证并治第五》：头眩短气，气虚于上也。

《景岳全书发挥·卷一·传忠录》：凡病中眩运，多因清阳不升，上虚而然。

《普济内外全书·卷之七·头脑总论》：夫头者为诸阳之会，脑者为精髓之海，脉贯脏腑，经通五行，其位高尊，其气清虚。或清阳不升而头眩，或髓海不足而脑漏，或风寒外乘而头疼……此头脑之病所内伤而外观者也。

（三）气血上逆

《寓意草·卷三·直推岵翁公祖病后再误贻患》：谓胃气逆而上升，成颠顶之疾，如眩晕之类也。

《寓意草·卷四·治吴添官乃母厥颠疾及自病真火脱出治验》：气与血俱逆于高颠，故动辄

眩
晕

眩晕也。

《伤寒缵论·卷上·太阳下篇》：伤寒吐下后发汗，虚烦，脉甚微，八九日心下痞硬，胁下痛，气上冲咽喉，眩冒，经脉动惕者，久而成痿。

《金匮要略注·卷之二·肺痿肺痈咳嗽上气病脉证第七》：夫气不能上充而必眩，不能下制而必遗，不能中化而涎唾。

此即上条之证，而明其增重者，必致痿也。曰虚烦，曰脉甚微，则津液内亡，求上条之脉沉紧为不可得矣。曰心下痞硬，曰胁下痛，较上条之心下逆满更甚矣。曰气上冲咽喉，较上条之冲胸更高矣，此皆痰饮上逆之故。逆而不已，上冲头目，因而眩冒有加，则不但身为振摇，其颈项间，且阳虚而阴凑之矣，阴气上入高颠，则头愈重而益振摇矣。

《黄帝内经灵枢集注·卷三·厥论第二十四》：风痹淫泺，病不可已者，足如履冰，时如入汤中，股胫淫泺，烦心头痛，时呕时闷，眩已汗出，久则目眩，悲以喜恐，短气不乐，不出三年死也……诸脉皆会于目，眩者，淫于经脉之血分也……水之精为志，火之精为神，志与心精，共凑于目，故久则目眩也。

《黄帝内经灵枢集注·卷六·卫气第五十二》：气逆、血逆，皆能为头痛眩仆，腹痛中满。

《张氏医通·卷六·诸风门·肾风》：厥者逆也，谓胃气逆而上行，成颠顶之疾，如眩晕之类是也，宜芎辛汤。

《顾松园医镜·卷十四数集·症方发明·眩晕》：厥者逆也，颠者高也，气与血俱逆于高颠，故动辄眩晕也。

《本草经解要·卷一·草部上》：咳逆头眩者，痰在肺，则气不下降，气逆而头晕眩也。

《古今医诗·第十一卷·厥颠治法诗》：人之大怒血菀（音郁，积也。于）上，气不返（于）下名厥（逆也）颠。气血俱逆高颠际，动辄眩晕如舟船。

《寿世编·上卷·达生篇》：产后上床……只宜闭目静养，勿令熟睡。恐倦极熟睡，血气上壅，因而眩晕。

《本草经疏辑要·卷一·治病序例》：目黑暗眩晕、肢麻属血虚，兼肾水真阴不足。

《医学衷中参西录·医方·治大气下陷方》：然肝胆之气上逆，上冲大气亦上逆者，故人当怒急之时，恒有头目眩晕，其气呼出不能吸入，移时始能呼吸，此因大气上逆也。

《医学衷中参西录·医论·论治偏枯者不可轻用补阳还五汤》：若其脉洪大有力，或弦硬有力，更预有头疼眩晕之病，至病发之时，更觉头疼眩晕益甚，或兼觉心中发热者，此必上升之血过多，致脑中血管充血过甚，隔管壁泌出血液，或管壁少有罅漏流出若干血液。若其所出之血液，黏滞左边司运动之神经，其右半身即偏枯，若黏滞右边司运动之神经，其左半身即偏枯。此时若投以拙拟建瓴汤，一二剂后头疼眩晕即愈。

《中风斠诠·卷第一·中风总论》：《厥论》所谓巨阳之厥，发为眴仆；阳明之厥，则颠疾欲走呼也。寿颐按：此巨阳、阳明，亦当以阳气大盛言之。唯其阳盛于上，颠顶受病，故或为狂悖而走呼，或为昏愦而眩仆，皆即气血冲脑之病，必非太阳之经、阳明之经，亦犹《平人气象论》

之太阳脉至、阳明脉至。《至真要大论》之太阳之至、阳明之至，皆以时令阴阳言之，本与太阳、阳明经络毫不相涉。

（四）瘀血阻滞

《医宗说约·卷之四·产后》：示吉曰，产后眩晕，谵语，发热诸症，须问其去血多少，及胸胁小腹有无痛处？手不可近者，及去血少者，瘀未尽也，行血为先。

《胎产指南·卷之七（下卷）·增补产后十二症·眼见黑花头眩》：产后眼见黑花头眩，乃恶露不尽，败血流入肝经，肝开窍于目，故见黑花。诸风振掉，皆属肝木，故作头眩，清魂散主之。

《普济内外全书·卷之七·头脑汤饮》：盖头眩者，或火热上乘，或风邪外壅，或瘀血阻经，或脑髓虚竭，运于头而眩于目也。

《验方新编·卷九·妇人科产后门》：此败血流入肝经，故眼见黑花。诸风振掉，皆属肝木。始为昏眩，用后清魂散加丹皮二钱，水酒各一盏，煎至一半，入童便一钟同服。

四、阴阳失和

（一）阴虚风动

《莲斋医意立斋案疏·补遗·脾肾亏损头眩痰气等症》：以症而论之，则大便燥结，头眩眼花者，阴虚也。

《审视瑶函·卷之一·识病辨证详明金玉赋》：水少血虚多痛涩，头眩眼转属阴虚。目昏流泪，色欲伤乎肾气。

《张氏医通·卷八·七窍门上·暴盲》：屡见阴虚水少之人，因头风痰火眩晕发后，醒则不见，能养者，亦有不治自愈。

《伤寒正医录·卷七·少阴下篇》：阴亡于下，则诸阳扰动于首而震眩，时时自冒，阳气脱离也。

《临证指南医案·卷一·肝风》：倘精液有亏，肝阴不足，血燥生热，热则风阳上升，窍络阻塞，头目不清，眩晕跌仆，甚则痿痹痉厥矣。

《古今医彻·卷之一伤寒·阴虚论》：验其症，或头目眩晕，或引衣倦卧，或腰腿酸疼，或渴喜热饮，身虽热而未尝恶寒，不喜食而未尝胀满。

《古今医彻·卷之三杂症·头眩》：盖眩为中之始基，中为眩之究竟，其所以致此者，未有不戕贼真阴而得，则又何容讳耶。

《医述·卷十杂证汇参·眩晕》：眩晕之病，悉属肝胆风火。风火属阳，阳主动，故目眩而头晕也。譬如火焰得风，则旋转不已。有肾阴不足，三阳之焰震耀于当前，故阴虚之人常若眩晕。

《沈氏女科辑要笺疏·卷中·眩晕昏冒》：眩晕昏冒，无一非阴虚于下，阳越于上。

《中风斠诠·卷第一·中风总论》：此其眩晕猝仆之最轻者，然亦必阴虚阳冒，乃有此病。

（二）阳气虚弱

《注解伤寒论·卷三·辨太阳病脉证并治中第六》：发汗则外动经络，损伤阳气，阳气外虚，则不能主持诸脉，身为振振摇也，与此汤以和经益阳。

《类编朱氏集验医方·卷之一·诸风门（附：卒中脚气）·中风评》：有人病头旋，经云眊为眼花，眩为眼黑。眩晕头旋，不省人事，皆是阳虚。又云，上虚则眩，下虚则厥。

《玉机微义·卷之三十五·头眩门》：成无己云，伤寒头眩，责其虚也。起则头眩与眩冒者，皆发汗吐下后所致，是知阳虚。故《针经》曰，上虚则眩。

《景岳全书·道集·五卷·脉神章（中）》：阳虚则火土受伤，真气日损，而君相化源之病生焉，或头目昏眩，或膈塞胀满，或呕恶亡阳，或泻痢疼痛。

《金匮要略注·卷之二·血痹虚劳病脉证第六》：精阳之气，上走于目而为睛，精阳虚，故目眩也。

《伤寒经注·辨可与不可第十三》：肝木之气上浮，发动气。汗则亡阳外虚，故头眩。汗不止，肝之津液枯，故筋惕肉瞤。

《伤寒论集注·伤寒论卷第四·辨少阴病脉证篇》：头眩者，阳气虚于上；时时自冒者，迫阳于上而阳气欲脱也；阴寒上承，头眩自冒，则孤阳上出，有上无下，故死。

《伤寒六经辨证治法·卷一·太阳上篇证治大意》：阴气上逆，虚阳无主，则发头眩。

《伤寒溯源集·卷之一·太阳上篇》：因汗多则阳虚，阳虚则龙火上炎，无根失守，扇动君火，故心下若怔忡之状，头旋眩晕，身体为之瞤动也。

《伤寒溯源集·卷之三·结胸心下痞（脏结附）》：气上冲咽喉而眩冒者，阳虚而阴气上逆也……汗吐下后，虚阳上浮，所以目眩昏冒也。

《伤寒贯珠集·卷七少阴篇少阴诸法·少阴生死法十二条》：眩，目黑而转也；冒，昏冒也。阴气既尽，孤阳无附，而浮乱于上，故头眩，时时自冒也。

《医宗金鉴·卷三·太阳下篇》：头眩者，头晕眼黑，阳微，气不能升也……食难用饱，饱则烦闷，是健运失度也，清者阻于上升，故头眩。

《伤寒正医录·卷二·营卫两伤》：表虚阳不足，故起则头眩也。

《金匮悬解·卷七内伤·血痹虚劳》：面色白者，血不华色。时时瞑者，阳不归根，升浮而眩晕。衄者，肺金之不敛。少腹满者，肝木之不升。此皆劳伤中气，不能升降阴阳，故使之然也。

《伤寒论汇注精华·卷一之中·辨太阳病脉证篇（中）》：误吐、误下，脾胃重伤，真阳亏损，致阴气内动而为逆满，气上冲胸，真阳不得上达，故起则头眩。

《曹氏伤寒发微·卷第三·阳明篇》：太阳篇云，发汗后重发汗，必恍惚心乱。又云，伤寒脉浮，以火迫劫，亡其阳，必惊狂。所以然者，汗大出而阳气暴张，心神不能自持，脑部一时昏眩，不甚则恍惚心乱，甚则发为惊狂。

五、脏腑功能失常

（一）肝脏失调

1. 肝风内动

《素问·卷第二十二·至真要大论篇第七十四》：诸风掉眩，皆属于肝。

《全生指迷方·卷三·眩晕》：下实上虚，过在足少阳厥阴，由肝虚血弱，则风邪乃生，盖风气通于肝。

《妇科秘兰全书·胎前·头目眩晕第五十四》：妊娠头眩目晕，视物不见，腮顶肿核者，皆因怀妊久居火阁，衣厚，多食辣热之物，致令胎热，肝脏壅热，风充入脑也。若加涎壅，危在须臾。可忌酒面、煎炙烧烤、豆腐、辛辣一切热毒。房室如若不忌，眼不复明。可服四物汤。

《黄帝素问宣明论方·卷三风门·诸风总论》：《素问》云，诸风掉眩，强直肢痛，软戾里急筋缩，皆足厥阴风木之位，肝胆之气也。风者，动也；掉者，摇也。所谓风气甚而主目眩运，由风木王则是金衰不能制木，而木能生火，故风火多为热化，皆阳热多。

《女科百问·卷上·第十七问妇人多头眩而冒》：妇人患头风者，十居其半，每发必掉眩，如在车上。盖因血虚，肝有风邪袭之耳。《素问》云，徇蒙招尤，目眩耳聋，下实上虚，过在足少阳、厥阴，甚则入肝。盖谓此也。方比他药，捷而效速。

《局方发挥》：经曰，诸风掉眩，皆属于肝；诸暴强直，皆属于风。至于掉振不能久立，善暴僵仆，皆以为木病。肝属木，风者木之气。

《医林类证集要·卷之一·眩晕门》：《原病式》曰，诸风掉眩，皆属肝木，风主动故也。所谓风气甚而头目眩晕者，由风木旺，必是金衰不能制木，而木复生火，风火皆属阳，阳主乎动，两动相搏，则为旋转，故火本动也，焰得风则自旋转也。

《世医通变要法·卷上二·眩晕五十三》：夫眩晕者，乃肝风上攻，必致眼花屋转，起则倒仆是也。

《景岳全书·从集·十一卷·杂证谟·非风》：凡非风等证，多有强直、掉眩者，皆肝邪风木之化也。

《神农本草经疏·卷之二·续序例下·五脏六腑虚实门》：发搐，属肝家邪热，热则生风，风主掉眩故也。

《医门法律·卷一·先哲格言》：若木胜则四肢强直而为掉，风动于上而为眩。

《医学要诀·草诀·别录下品》：足厥阴主风，手厥阴主火，惊痫眩晕，皆肝风相火之眚。

《金匮要略注·卷之二·五脏风寒积聚病脉证第十一》：肝中风而头目瞑者，风淫掉眩也。

《伤寒缵论·卷上·少阳篇》：少阳热炽，故口苦，咽干，热聚于胸也；目眩者，木盛生风也。

《伤寒经解·卷三·阳明经全篇》：阳虚肝横，肝风迅速，故卒起头眩。

《医宗金鉴·卷二十九·删补名医方论卷四》：盖肝性急善怒，其气上行则顺，下行则郁，郁则火动而诸病生矣。故发于上，则头眩、耳鸣而或为目赤。

《医学三字经·附全书歌括》：眩晕病，皆属肝。肝风木，相火干。风火动，两动搏。

《银海指南·头风兼目疾论》：阳虚者，乃阳衰阴胜，遇寒则痛。气虚者，微遇外邪，或劳顿则痛。血虚者，以肝藏血，脾统血，血虚则热自生风，眩运耳鸣，此所谓肝风内动也。

《医门棒喝·卷二·虚损论》：血不养肝，肝风上冒而头眩。

《类证治裁·肝气（肝火肝风）》：且相火附木，木郁则化火，为吞酸胁痛，为狂，为痿，为厥，为痃，为呃噎，为失血，皆肝火冲激也。风依于木，木郁则化风，为眩，为晕，为舌麻，为耳鸣，为痉，为痹，为类中，皆肝风震动也。

《医原·卷上·望病须察神气论》：血燥风动，亦眩晕，头痒，头偏疼。

《医学举要·卷三·杂症合论》：眩晕一症，乃肝胆风阳上冒，非外风也。

《时病论·卷之四·夏伤于暑大意·疰夏》：疰夏者，每逢春夏之交，日长暴暖，忽然眩晕、头疼、身倦、脚软，体热食少，频欲呵欠，心烦自汗是也。盖缘三月属辰土，四月属巳火，五月属午火，火土交旺之候，金水未有不衰，夫金衰不能制木，木动则生内风，故有眩晕头疼。

《血证论·卷六·失血兼见诸症·晕痛》：诸风掉眩，皆属于肝。肝血不足则生风，风主动，故掉眩。

《龙砂八家医案·戚云门先生方案》：又冬令失藏，肝风内动，忽然眩晕，心烦，腹痞便血。盖五行变动，风火煽灼尤甚，阳扰乎中，脾肝俱失藏聚之功。

《曹沧洲医案·耳目鼻部》：营虚肝亢，化风上升，头右半作痛，目起星，经居三月，头眩晕耳鸣，脉微滑，治在阴分。

2. 肝火内盛

《儒门事亲·卷三·补论二十九》：肝为乙木，其经则足厥阴，热则掉眩之类生矣。

《格致余论·相火论》：《原病式》曰，诸风掉眩属于肝，火之动也。

《张仲景金匮要略·卷三·百合》：若邪郁心包，而木火通气，邪并于肝，故作头眩。

《张仲景金匮要略·卷六·虚劳》：相火内动于肝则目眩。

《沈氏医案·伏暑》：肝火不得疏泄，上升则头眩，下降则腹作鸣。

《不居集·上集卷之十八·郁证例方》：盖肝性急善怒，其气上行则顺，下行则郁，郁则火动而诸症生矣。发于上则头眩耳鸣，而或为目赤；发于中则胸满胁痛，而或作吞酸；发于下则少腹疼疝，而或溲溺不利。

《临证指南医案·卷六·肝火》：肝者将军之官，相火内寄，得真水以涵濡，真气以制伏，木火遂生生之机，本无是症之名也。盖因情志不舒则生郁，言语不投则生嗔，谋虑过度则自竭，斯罢极之本，从中变火，攻冲激烈，升之不息为风阳，抑而不透为郁气。脘胁胀闷，眩晕猝厥，呕逆淋闭，狂躁见红等病，由是来矣。

《沈氏女科辑要笺疏·卷下·补养》：又谓上盛下虚，头目眩运，则一似肝胆火升，阳浮于上者，正与此症之阴寒上逆者，一阴一阳，适得其反。

《中风斠诠·卷第三·古方平议》：然试以所见之昏眩猝仆者言之，则无非肝火内扰，木郁生风，气火上升，痰涎逆涌。

3. 肝气郁结

《医门法律·卷一·一名络脉之法》：肝气以条达为顺，素多郁怒，其气不条达而横格，渐至下虚上盛，气高不返，眩晕不知人而厥矣，厥必气通始苏也。

4. 肝木太过

《类证普济本事方·卷第一·中风肝胆筋骨诸风》：病因惊恐，肝脏为邪，邪来乘阳明之经，即胃是也。邪盛，不畏胜我者，又来乘肺，肺缘久病气弱，金胜无能，受肝凌侮。其病时复头眩，瘛疭搐搦，心包伏涩，久之，则害脾气。

《黄帝内经素问吴注·第二十卷·气交变大论六十九》：肝木太实自为病也。眼为肝之窍，故眩冒。

《知医必辨·论肝气二条》：又或上而侮肺，肺属金，原以制肝木，而肝气太旺，不受金制，反来侮金，致肺之清肃不行，而呛咳不已，所谓木击金鸣也。

5. 肝血不足

《质疑录·论肝无补法》：肝血不足，则为筋挛，为角弓，为抽搐，为爪枯，为目眩，为头痛，为胁肋痛，为少腹痛，为疝痛诸证。

《素问灵枢类纂约注·卷中·病机第三》：目眩，肝血不足。

《冯氏锦囊秘录·杂证大小合参·卷八·方脉中风合参》：肝血不足则为筋挛，角弓抽搐，为目眩、爪枯、头痛，为胁肋、少腹疼痛疝痛诸证。凡此皆肝血不荣也。

《济阴宝筏·卷三杂症门·血气头痛》：许学士云，妇人患头风者，十居其半，每发必掉眩，如在车船之上。盖因肝经血虚而风邪袭之尔。

6. 肝气亏虚

《伤寒论集注·伤寒论卷第五·辨不可发汗病脉证》：动气在左，肝气虚也；肝虚不可发汗，发汗则头眩者，肝气虚而诸风掉眩也。

《世医得效方·卷第十六·眼科·总论》：肝虚则头晕耳聋目眩。

（二）心脏失调

1. 心阳不足

《重广补注黄帝内经素问·卷第二十二·至真要大论篇第七十四》：又邪在心，则病心痛善悲，时眩仆。盖太阳司天之岁，水克火，故病如是。

2. 心神不宁

《曹氏伤寒发微·卷第三·阳明篇》：语言之发，必经思虑而后出。心之元神藏于脑，凡有思虑，心为主而脑为役，是故事关探讨则仰首而神凝，暴受惊恐则颠眩而神昏。

3. 心火生风

《医门法律·卷五·痰饮门·痰饮留伏论》：心气郁极，火动风生，而作冒眩。

4. 心下停饮

《金匮要略注·卷之三·痰饮咳嗽病脉证第十二》：胃络通于心，心络系于目，心下有支饮，则心气逆，心气逆，故苦冒眩也。

《金匮要略浅注补正·卷五·痰饮咳嗽病脉证治第十二》：夫心下有支饮，则饮邪上蒙于心，心阳被遏，不能上会于颠，故有头冒目眩之病。

（三）肾脏失调

1. 精气亏虚

《景岳全书·从集·十一卷·杂证谟·非风》：无邪者，病出乎脏，而精虚则气去，所以为眩运卒倒，气去则神去，所以为昏愦无知也。

《内经知要·卷下·病能》：肾虚则瞳神昏眩。

《寓意草·卷一·金道宾后案》：盖无以为冬水收藏之本，无以为春木发生之基。以故腰脊牵强，督脉缩而不舒，且眩掉动摇，有风之象，总由自伐其生生之根耳。

《金匮要略注·卷之一·百合狐惑阴阳毒病证第三》：若溺时快然，但头眩者，病气去而精气虚也。

《金匮要略注·卷之三·痰饮咳嗽病脉证第十二》：目失精液之上注，故眩也。

《素问灵枢类纂约注·卷下·运气第六》：时眩，下元不足。

《顾氏医案·四肝火、肝风门》：高年肾真下亏，风阳上旋眩晕。

《医学读书记·附·静香楼医案三十一条》：眩晕呕恶胸满，小便短而数，口中干。水亏于下，风动于上，饮积于中，病非一端也。

《思济堂方书·精病》：肾经少有不足，不能上潮于肺，则津液短少，故病头眩眼黑，发脱鬓落，齿摇耳聋，咳嗽喘满等证。

《养性轩临证医案·卷一》：脾阳未旺，肝肾两亏，头晕目眩，宗经义下虚则上实之旨，仿此立方。

2. 肾火亢盛

《伤寒论浅注·卷五·辨少阳病脉证篇》：苦、干、眩者，皆相火上走空窍而为病也。

《沈俞医案合钞·八、阴虚阳虚（俞案）》：头眩者，肾火亢而肝火亦动也。

3. 髓海失养

《灵枢经·卷之六·海论第三十三》：髓海有余，则轻劲多力，自过其度；髓海不足，则脑转耳鸣，胫酸眩冒，目无所见，懈怠安卧。

《金匮要略注·卷之三·痰饮咳嗽病脉证第十二》：脑为津髓之海，津液不能上资，故颠眩也。

《嵩崖尊生书·卷之六·上身部·头分》：脑为髓海，髓海足，头轻多力。不足，脑转耳鸣目眩，胫酸怠卧。

《时方妙用·卷三·眩晕》：《内经》云，上虚则眩。又云，肾虚则高摇，髓海不足则脑转耳鸣。皆指不足而言。

《王九峰医案·副卷·二十九、七窍》：髓海空虚，气随津去，转热为寒，亦犹雨后炎威自却，匝地清阴而阳虚，眩晕等症所由生也。

（四）脾脏失调

《瞻山医案·卷一·眩晕》：眩者言其黑，晕者言其旋转也。凡眩晕之病，虽上虚最多，而中虚脾亏者却更为多。又间有因于火者，乃气盛阳壮之辈，胃腑郁热使然，热盛神昏亦致眩晕。

《医悟·卷十·子悬（子眩）》：恚怒伤肝者居多，亦有起居不慎，或脾气郁结者，宜紫苏饮加减。

（五）肺脏失调

《伤寒经解·卷三·阳明经全篇》：肺伤则木横，故眩。

（六）胃腑失调

《医源经旨·卷之四·眩晕门二十七》：治痰火眩晕夹气虚者，兼治痰厥头痛，眼黑旋转，恶心烦闷，胸满气促，目不欲开，如在风云之中，如立舟车之上，此乃胃气虚损，停痰而致也。

《和缓遗风·卷上》下脘不通，如地之云雾多升，窍络皆为蒙蔽，头目眩晕，此其证也。

（七）肝肾亏虚

《银海精微·序》：故肝肾之气充则精彩光明，肝肾之气乏则昏朦眩晕。

《类证普济本事方·卷第二·治头痛头晕方》：《素问》云，头痛颠疾，下虚上实，过在足少阴、巨阳，甚则入肾，徇蒙招摇，目瞑耳聋；下实上虚，过在足少阳、厥阴，甚则入肝。下虚者，肾虚也，故肾厥则头痛。上虚者，肝虚也，故肝厥则头痛。徇蒙者，如以物蒙蔽其首，招摇不定，目眩耳聋，皆晕之状也。故肝厥头晕，肾厥颠痛。

《仁斋直指方·卷二十·眼目》：故肝肾之气充，则精彩光明，肝肾之气乏，则昏目蒙眩晕。

《伤寒论集注·伤寒论卷第五·辨不可下病脉证》：肾精不濡于上，故卒起头眩。

《不居集·上集卷之三·张仲景〈金匮〉治虚损法》：目为肝木，资于肾水，肝肾同源，虚则失养而眩。

《证治针经·卷一·肝风（合木乘土）》：原夫肝阴既亏，风由火出，轻则窍（络）阻（塞）

头旋（眩晕），甚则瘛疭痉厥。

（八）肝脾不和

《医林纂要探源·卷十方剂·目部》：风木乘脾，则目眩赤烂而多泪。

《养性轩临证医案·卷一》：肝脾两亏，血不养筋，为遍体酸疼，头眩眼花。

（九）胆胃火盛

《曹氏伤寒发微·卷第三·阳明篇》：若但头眩不恶寒，为胃中有热而胆火独盛。胆汁能消水谷，故无水谷不别之变而知饥能食。

六、津液代谢失常

（一）津停为痰

1. 痰饮内停

《诸病源候论·卷之二十·痰饮病诸候·痰结实候》：此由痰水积聚在于胸腑，遇冷热之气相搏，结实不消，故令人心腹痞满，气息不安，头眩目暗，常欲呕逆，故言痰结实。

《太平惠民和剂局方·卷之四·治痰饮（绍兴续添方）》：治痰饮为患，或呕吐恶心，或头眩心悸，或中脘不快，或因食生冷，或饮食过多，脾胃不和。

《妇人大全良方·卷六·妇人风痰方论第十五》：夫妇人风痰者，由脏腑风冷，水饮停积在于胸膈所成也。人皆有痰，少者不能为妨，多者成患。但胸膈有痰饮，渍于五脏，则令眼晕，亦令头眩、头痛也。

《严氏济生方·眩晕门·眩晕论治》：七情所感，遂使脏气不平，郁而生涎，结而为饮，随气上逆，令人眩晕，眉棱骨痛，眼不可开。

《医林类证集要·卷之九·恶阻》：妊娠平日喜忧怒思，七情气滞，以致中脘伏痰留饮。有孕之后，经血既闭，饮血相搏，气不宣通，遂使心下愦闷，头旋眼花，四肢倦怠，恶闻食气，喜啖咸酸，多卧少起，甚则吐逆，不自胜持。

《莲斋医意立斋案疏·补遗·脾肺肾亏损大便秘结等症》：津液既已难降，则败而为痰者势必上涌，且作眩晕，其大便焉得不秘结乎。

《医门法律·卷之五·痰饮门·痰饮留伏论》：目眩者，痰饮阻其胸中之阳，不能布水精于上也。

《伤寒绪论·卷下·渴》：凡先不渴，服发汗药而渴，及先呕后渴者，皆为欲解。先渴后呕，为水停心下，此属饮家，小半夏茯苓汤。兼眩悸呕哕，赤茯苓汤。

《傅青主女科·女科下卷·妊娠·妊娠中恶四十九》：况孕妇又多痰涎，眼目易眩。目一眩，如有妄见，此招祟之因痰而起也。

《证治汇补·卷之二·内因门·痰症章》：痰之为物，随气升降，无处不到，为喘为嗽，为呕为泻，为眩晕心嘈，为怔忡惊悸……悉属痰候。

《冯氏锦囊秘录·杂证大小合参·卷七·方脉腰痛合参》：有属痰流注者，脉沉滑或弦，腰脐一块，互换作痛，及恶心头眩者，痰也。

《伤寒贯珠集·卷二太阳篇下·误汗下及吐后诸变脉证十三条》：眩冒者，邪气搏饮，内聚而上逆也。

《长沙药解·卷一·半夏》：人之中气，左右回旋，脾主升清，胃主降浊。在下之气，不可一刻而不升，在上之气，不可一刻而不降。一刻不升，则清气下陷，一刻不降，则浊气上逆。浊气上逆，则呕哕痰饮皆作，一切惊悸眩晕，吐衄嗽喘，心痞胁胀，膈噎反胃，种种诸病，于是生焉，而总由于中气之湿寒。

《医林纂要探源·卷六方剂·湿部》：痰无常在，与气升降，涉肺则咳，涉心则悸，在胃则呕，入肠而泄，入血血阻，上头头眩，在背背冷，在胁支胀，变怪甚多，不可测撰。

《金匮要略浅注·卷五·痰饮咳嗽病脉证治第十二》：缘其心下有痰饮，阴邪冒于阳位，阳虚不运，则胸胁支满，阴气上干，则目眩，此痰饮病之的证也。

《吴门治验录·卷三》：大凡为喘咳，为呕泄，为眩晕、心嘈，为怔忡惊悸，为寒热痛肿，为痞膈壅闭，为胸间辘辘有声，或背心一片冰冷，皆痰也。

《医原·卷上·望病须察神气论》：痰饮上干于头，则眩晕，呕吐痰水。

《血证论·卷五·胎气》：子眩者，气分之痰也。其证目眩头晕，皆由胎水上逆为痰之所致。二陈汤加紫苏、枳壳、杏仁、姜汁、竹沥治之。

《医悟·卷十·子悬（子眩）》：气逆太甚，因而厥晕者，曰子眩，虽与子悬相似，然多由脾气夹痰。

《医方挈度·卷二》：枢机不旋，津液化痰，痰阻机关，病非一端，狂言在心，呕吐入胃，喘咳支肺，眩晕注肝，泄泻踞脾，胸脘痞满，一切怪证，都属于痰。

《伤寒论汇注精华·卷一之下·辨太阳病脉证篇（下）》：吐伤胸中之阳，则阴邪乃得夹饮上逆而为眩冒、痞硬。

《曹氏伤寒发微·卷第二·太阳下篇》：寒水结为痰涎，故阻隘肺气，嗳气反上冲咽喉而鼻窍不通，阴伤而阳越，故嗳气亦上冲咽喉，以致颠眩而郁冒。

《金匮发微·卷之三·痰饮咳嗽病脉证并治第十二》：痰在膈间，则心下痞痛；水气冲脑则眩，水气凌心则悸。

2. 痰火互结

《备急千金要方·卷第十四小肠腑·风眩第四》：痰热相感而动风，风心相乱则闷瞀，故谓之风眩。

《女科济阴要语万金方·治杂症》：头风症属痰者多。盖无痰不能作眩，虽有因风者，亦必有痰。又痰在上，火在下，火炎上而动其痰也。

《医方选要·卷之六·痰饮门》：治痰火大盛，胸膈迷闷，呕吐烦躁，头眩咳嗽。

《莲斋医意立斋案疏·卷下·脾肾亏损头眩痰气等症》：丹溪云无痰不作晕，是火动其痰而上也。刘河间云风气甚而头目眩晕，是肝风动而火上炎也。

《古今医鉴·卷一·病机》：虚弱者目眩头晕，亦本痰火而成。

《种杏仙方·卷之二·眩晕》：眩晕多属痰与火，六淫七情皆能作。

《景岳全书·从集·九卷·杂证谟·眩运》：痰在上，火在下，火炎上而动其痰，故作眩运。

《金匮要略注·卷之三·痰饮咳嗽病脉证第十二》：夫饮从胃而脾，由脾而膈，从膈而上，有伤宗气，则为短气。从左而上逆于心，则为倚息、为眩悸。

《张仲景金匮要略·卷十二·痰饮》：饮郁火气不得下达，而反上冲，则作颠眩。

《张氏医通·卷六·诸风门·眩晕》：外感六淫，内伤七情，皆能眩晕，然无不因痰火而作。

《医宗金鉴·卷三十九·中风死候》：头眩脚软，皆痰火内发之先兆也。

《景岳全书发挥·卷二·眩运》：卒倒而甚者，以根本既亏，故遽病而难复，即大头眩也，此乃痰火之类中。

《一得集·卷中·桑观察痰火上攻上实下虚治案》：厥阴风火内旋，蒸腾津液，如云雾之上升，清阳不利，则为眩晕。

痰之为物，随气升降，无处不到。气有余即是火。其冲于上也，则为眩晕；流于下也，则成痿痹；入于肢节，则如瘫痪；藏于胞络，则为痫厥。

《曹沧洲医案·风温湿热》：诸风掉眩，皆属于肝。前病已愈，今则复发，头晕、胸闷、痰多。此眩仆，肝阳痰热不平，深恐厥而不返，未可泛视。

3.风痰内生

《万全备急方·诸痛部》：风痰，脉或浮滑，证或眩晕。

《医宗金鉴·卷四十一·痰饮总括》：搐搦眩晕，是风痰属肝也。

《医级·杂病卷之三·麻木》：外风内饮，则麻眩并生。

（二）水气上逆

《张氏医通·卷十·妇人门上·经候》：目眩，阳不充而水上溢于经也。

《医宗金鉴·卷二十一·痰饮咳嗽病脉证并治第十三》：眩者，是水阻阳气不升也。

《医宗金鉴·卷二十三·妇人妊娠病脉证并治第二十》：妊娠外有水气则浮肿，洒淅恶寒，水盛贮于肌肤，故身重；内有水气，则小便不利，水盛阻遏阳气上升，故起即头眩也。

《温病条辨·卷二·中焦篇·寒湿》：水气上逆则呕，水停膈间则痞，上干于头则眩，中凌于心则悸。

《金匮方歌括·卷六·妇人妊娠病方》：治妊娠有水气，身重，小便不利，洒淅恶寒，起即头眩，此散主之。

《金匮发微·卷之四·妇人妊娠病脉证并治第二十》：水气上乘，不凌心而犯头目，则心下不悸而起即头眩。

七、经脉失养

《医灯续焰·卷十七·奇经八脉脉证第七十九》：其脉不荣，则不能维在头目，无维则眩。

《本草汇·卷二·奇经八脉体状主病》：阳维为病，寒热汗出，目眩颠仆，肌肉痒痹。

【评述】

对于眩晕的病因病机，早在《黄帝内经》中就已有了较为丰富的认识。在病因方面，《灵枢·大惑论》提出"邪中于项，因逢其身之虚"，《素问·气交变大论》提出"岁木太过，风气流行"，强调了外邪侵袭、运气失常是导致眩晕的重要原因；在病机方面，出现了《素问·至真要大论》"诸风掉眩，皆属于肝"，《素问·五脏生成》"下虚上实，过在足少阴是也"，《灵枢·口问》"上气不足"等认识，对后世产生了深远的影响。张仲景《伤寒杂病论》虽然没有将眩晕列为专病，但在《黄帝内经》基础上，结合临床实践，对眩晕的病机认识有了更多发展，提出了痰饮致眩、阳虚致眩的观点，并创立了三阴三阳病及误治后出现眩晕的治法及方剂。

魏晋时期，医家对眩晕的发病机理与治疗方法都有了更深入的探讨，风头眩候、目眩候独立成篇。隋代巢元方《诸病源候论》始列专篇讨论本病，主要涉及《风头眩候》《目眩候》，虽分属两篇，但内容几近相同。《风头眩候》曰："风头眩者，由血气虚，风邪入脑，而引目系故也。"《目眩候》曰："若腑脏虚，风邪乘虚随目系入于脑，则令脑转而目系急，则目眴而眩也。"此二条显然是传承了《灵枢·大惑论》"正虚邪犯入脑致眩"的认识。"风头眩候"在此基础之上，就"风邪入脑"的机理进行了阐述，指出五脏六腑之精皆上注于目，血气与脉并于上系，上系络属于脑，后出于项中。若机体正气亏虚，风邪乘虚而入，入脑则脑转而目系急，目系急故成眩晕也。至唐代，《备急千金要方》《千金翼方》《外台秘要》均列有专篇，孙思邈首次提出了"痰热相感而动风"的观点。

两宋时期，眩晕病因病机理论得到了进一步发展。北宋王贶《全生指迷方》首列"眩晕"专病，将眩晕分为风眩、痰眩、气晕、劳风四类，分述病症特点病理机制及系列方剂。南宋陈无择《三因极一病证方论》列有"眩晕证治"专篇，系统论述了眩晕病因有三，即外因、内因、不内外因。外因系为体虚感受风寒暑湿伤及三阳经；内因为情志所伤，脏气不行，郁结为痰饮，随气上厥，伏留阳经；不内外因为饮食饥饱，房劳过度，拔牙金疮，吐衄便利，去血过多及妇人崩伤，伤及气血，精气血不足，脑海失养。金元时期医学思想进一步发展，对眩晕的认识更加丰富。刘完素《素问玄机原病式·五运主病》提出"金衰不能制木，而木复生火"的病机观，主张从风火论治。成无己《伤寒明理论》指出头眩的内涵包括眼花、眼黑、头眩三种表现，伤寒头眩的病因病机，主要在于误治伤及阳气，阳虚不能上荣于脑。朱丹溪在《丹溪心法》宗《伤寒论》

痰饮致眩之论，提出"痰在上，火在下，火炎上而动其痰""无痰则不作眩"，主张"治痰为先"，且创新性地提出辨形体施治。

明清时期，医家多宗巢元方、孙思邈等前贤之论，从风、痰、虚等多个角度论治眩晕。虞抟《医学正传》明确提出了"血瘀致眩"的认识，强调瘀血停聚胸中，迷闭心窍，引运痰火而发为眩晕。著名医家张景岳在《黄帝内经》"上虚则眩"之理论基础上，着重对下虚致眩做了论述，指出"盖上虚者，阳中之阳虚也；下虚者，阴中之阳虚也……阳中之阳虚者，宜治其气……阴中之阳虚者，宜补其精"。林佩琴《类证治裁·眩晕》指出由内生风火所致眩晕的治疗与一般外感风火所致眩晕的治疗"大异"，主张将内生风火与外感六淫之风火区别开来，施以不同的治法。

古今医家对眩晕病因病机的认识，在不同时代各有所特点。但归纳起来不外外感、内伤两大方面，外因主要涉及六淫致病、运气失和，以及中毒、外伤等，外感六淫以风为主，风主乎阳则令人掉眩。风常夹寒、热、湿等病邪，乘正气不足而入，邪气循经上扰清窍而发病。运气失和，包括厥阴风木太过、太阳寒水、太阴湿土、少阳相火之气胜。木运之太过，厥阴司天气之旺时，风气流行，人之脏腑与之相应，而内风自动，易发为眩晕或宿疾加重。此外，外伤出血，血虚不能上荣髓海，亦可引发眩晕。内伤病因主要有七情内伤、饮食失宜、劳逸失度、年老体弱、久病误治。七情内伤致脏气不行，郁而生涎，涎结为饮，随气上厥；饮酒过度、服食养生或误食毒物也是重要的病因，嗜酒肥甘，饥饱劳倦，伤于脾胃，健运失司，以致水谷不化精微，聚湿生痰，痰湿中阻，浊阴不降，引起眩晕。酒客劳倦当风，喜怒气舍于肺，面目黄肿，起即头眩。饮食不节，损伤脾胃，气血生化无源，清窍失养亦作眩晕。若少年贪恋酒色，猝受时邪，必然头眩身重。此外，年老久病或房劳过度，导致肾精亏虚，不能生髓，而脑为髓之海，髓海不足，脑海失养；或肾阴素亏，肝失所养，阴不制阳，风火内动，均可发为眩晕。或因误治，正气不足，阳气虚则清阳不升，寒饮内生而上蒙清窍，皆能发生眩晕。

眩晕的核心病机在于外邪侵袭、七情内伤、饮食失宜等病因，引起邪气阻络，或精气血亏虚，脑髓清窍失养，或阴阳失调，肝阳上亢，或气机郁滞，痰饮内胜，痰浊上泛，痰火互结；或气血失调，瘀血阻窍而发生。从脏腑的角度来看，与五脏均有关系，与肝、心、肾及胆、胃关系更为密切。眩晕的发病过程中，各种病因可以相互夹杂，相互影响。病证性质可以相互转化，表现出虚实兼夹，阴病及阳等不同特点。正如《医学原理·卷之四·气门》所言："因状多端，法难执一。"因此，临证之时当详细审察病因病机。

第三章

证治条辨

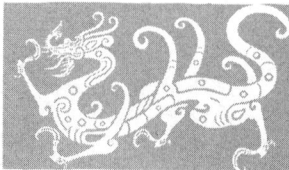

四诊合参

一、望诊

（一）望面容

《医经小学·卷之五·治法第五》：谦体即知腰内苦，攒眉头痛与头眩。

《慎斋遗书·卷之二·望色切脉》：第一望他神气色，语言轻重起和眠，弯体即知腰内苦，攒眉头痛与头眩。

《医宗说约·卷之首·相形》：头者，诸阳之会也。头重视身，名天柱骨倒，元气败矣。因于湿，首如裹。盖至卑之邪，而犯至高之位，其象有物以裹其首也。又有头摇、头眩、头晕者，经所谓徇蒙招尤，目瞑耳聋也。

《望诊遵经·望诊（下）·诊唇形容条目》：病苦头痛，目眩，惊狂，喉痹痛，手臂卷，唇吻不收，右寸脉阴阳俱实者，手太阴阳明肺与大肠俱实也。

（二）望目

《伤寒绪论·卷上·察色》：若睛不和者，少阴热也，目眩为痰因火运，眼胞微肿为有水，目下灰色为寒饮，目白睛黄欲发瘅也。

《中西温热串解·卷三·察目法》：凡病至危，必察两目，睛不和者，热蒸脑系也。盖脑为髓海，脑之精为瞳子，悍热之气，入络于脑，故睛不和而昏眩甚，或见鬼见怪。

（三）望色

《病机沙篆·卷上·中风》：其色青，或黑或白，痰喘昏迷，眩冒多汗，甚则手足厥冷。

《四诊抉微·卷二·望诊·诊额》：凡诊时，切左，则以右手抵其额；切右，则以左手抵其

额，此眩晕也。（《脉经》曰：黑色出于额上发际下，直鼻脊两颧上者，主死在五日中）

二、问诊

《伤寒全生集·卷之一·辨伤寒审证问因察形正名总论第四》：少阳病家，如言头角痛而目眩，胸胁痛而耳聋，寒热呕而口苦，心下满闷，则知是少阳经病也，其脉乃弦数焉。

《医家四要·卷一·问证》：三问头身四问便。（问其头痛为邪盛，不痛为正虚，暴眩为风火与痰，渐眩为上虚气陷；问其身之部位，以审经络，又以一身重痛为邪甚，软弱为正虚；问其小便红白多少，大便秘溏，清谷清水，以辨寒热虚实）

三、脉诊

（一）凭脉断病

《难经·第十四难》：脉来一呼再至，一吸再至，不大不小曰平。一呼三至，一吸三至，为适得病，前大后小，即头痛、目眩，前小后大，即胸满、短气。

《中藏经·卷第二·论肝脏虚实寒热生死逆从脉证之法第二十二》：弦长曰平，反此曰病，脉虚而弦，则为太过。病在外，太过则令人善忘，忽忽眩冒……大凡肝实，引两胁下痛，喜怒；虚则如人将捕之；其气逆则头痛，耳聋，颊赤。其脉沉而急，浮而急亦然，主胁肋满，小便难，头痛眼眩。

《脉经·卷一·迟疾短长杂病法第十三》：脉前大后小，即头痛目眩。

《脉经·卷二·平奇经八脉病第四》：诊得阳维脉浮者，暂起目眩，阳盛实，苦肩息，洒洒如寒。

《脉经·卷四·平杂病脉第二》：浮洪大长者，风眩癫疾。

《脉经·卷五·扁鹊脉法第三》：扁鹊曰，脉气弦急，病在肝，少食多厌，里急多言，头眩目痛，腹满筋挛，癫疾上气，少腹积坚，时时唾血，咽喉中干。相病之法，视色听声，观病之所在；候脉要诀，岂不微乎？

《针灸甲乙经·卷之四·经脉第一上》：春脉，肝也，东方木也，万物之所始生也。故其气来软弱轻虚而滑，端直以长，故曰弦，反此者病。其气来实而强，此谓太过，病在外；其气来不实而微，此谓不及，病在中。太过则令人善忘，忽忽眩冒而癫疾；不及则令人胸痛引背，下则两胁胠满。

《重广补注黄帝内经素问·卷第五·脉要精微论篇第十七》：浮而散者，为眴仆。（脉浮为虚，散为不足，气虚而血不足，故为头眩而仆倒也）

《全生指迷方·卷一·辨脉形及变化所主病证法》：滑而弦，留饮在胃，头痛而眩。

《鸡峰普济方·第十八卷·头面》：其脉两手关上沉弦而急或细，谓之痰眩。

《仁斋直指方·卷十一·眩运》：然而眩运欲解，自汗则有之。若诸逆发汗剧者，言乱目眩，与夫少阴病下利止，而头眩时时自冒者，此虚极而脱也。识者将有采薪之忧。肝脉溢大，多作眩运。诸风掉眩，皆属于肝。

《脉诀刊误·卷上·肝脏歌三》：肝软并弦本没邪，紧因筋急有些些。细看浮大更兼实，赤痛昏昏似物遮。溢关过寸口相应，目眩头重与筋疼。

《脉诀刊误·卷下·分合偶比类说》：有合众脉之形为一证者，谓浮缓为不仁，浮滑为饮，浮洪大而长为风眩癫疾。

《脉诀指掌病式图说·辨八里脉病证》：缓为在下，为风，为寒，为弱，为痹，为疼，为不仁，为气不足，为眩晕。

《诊家枢要·脉阴阳类成》：左寸浮，主伤风发热，头疼目眩及风痰……关缓，为风虚眩晕，为腹胁气结……前大后小，为头疼目眩；前小后大，则胸满短气。

《图注脉诀辨真·卷之二·肝脉歌》：关部之脉，上涌出于寸口，乃木盛而风喜之也。筋属木，寸口又主上部之有疾，故目眩而头重，筋复作疼也。

《苍生司命·卷五（利集）·眩晕证（二十九）》：左手脉数热多，脉涩而芤有死血。右手脉实有痰积，脉虚大必是久病。左手人迎脉缓而浮大者属风。

《脉经直指·卷之三·附形症治法》：假如两手寸关俱数，数而有力者，火也。火主上焦风热，或头皮作疼，或头眩旋晕，或头皮内扯痛不时，或目红肿胀，或口舌生疮及牙痛腮肿，或痰涎壅盛而咳嗽气急，是皆风热之症，宜以三黄石膏汤治之。假如两手寸关无力而大者，虚也。主上焦火动，或咳嗽无痰而气急作喘，或夜热盗汗而劳嗽声哑，或吐血衄血而出流不止，或头眩旋晕而起则欲倒，此皆虚火之证。宜以归、芍、知、贝、参、苓、芩、栀等剂治之。

《脉经直指·卷之四·附形症例》：至若六脉空虚，见于左手者、大而无力，右手者、亦大而无力，此为虚火之症。其病主头眩体倦，四肢无力，发热，盗汗，甚则咳嗽，痰喘。至若六脉空虚，见于左寸大而无力，见于左关滑而不匀，其病必主眩呕吐，饮食不思，四体困倦，怠惰嗜卧，此风痰之症也。又若六脉空虚，见于左手者大而无力，右手者大而不匀，此表虚里实之症，其症自汗头眩，口气不清，胸膈满闷，宜以疏邪实表可也。又若六脉空虚，大而无力，右尺数而短促，此其劳伤元气之症也。主头眩恶心，饮食不入，精神怠惰，脚手酸疼，宜以伤力之症看治可也。又若六脉空虚，大而无力，重手按之，反得关脉涩滞，此是气郁以动火也。必主头眩体倦，中气不清，饮食不思，胸膈郁闷，或两胁作疼之症。又若六脉空虚，右寸滑大而无力，此虚痰之症也。主头眩呕吐，痰涎不利，饮食不入，起则欲倒之病……又若六脉空虚，自汗，恶风，恶心，呕吐痰涎或清水，黄水，头目眩晕，腹中作疼，此亦是湿热之症也。

《脉经直指·卷之五·脉经七表（附主病形症脉体并论）》：左寸脉浮者，主中风、头风之症也。盖风主上行，故头痛而且眩；风生于肝木，故病呕吐恶心。治宜驱风平木之剂，如二陈汤加芎、芷、防风、黄芩之类。

左关脉浮者，此风生肝木之症也。盖诸风掉眩，乃肝木然。木能生风，则头眩旋晕，腹胀呕吐，或肋胁作疼，而痰涎不利，有为头风之症也。宜以驱风平木之剂，如二陈汤加归、术、黄连、白芷、防风之类。

大抵左寸脉滑，主恶心头眩，此滑之小也……设若风热之症，如头风旋运，面赤牙壅，喉痹乳蛾，疮疡燥痒等类，皆主浮弦之脉。宜以驱风清热之剂，如消风散、凉膈散合而用之……若虚热之证，其脉弦短，何也？盖短者气之虚，弦者热之盛，然邪盛而气虚，其症日晡发热洒淅，恶寒头眩，骨痛，肢体羸弱，或咳嗽而无痰，或足痿而难步。治宜扶元固本之剂，如八物汤、十全大补汤。

《脉经直指·卷之六·脉经八里》：左寸脉濡，主上焦有湿。如头眩昏晕冒，起则欲倒，或呕吐涎沫之症……濡为眩晕，濡为自汗不止，濡为胀满……弱为眩晕，弱为多汗，弱为损血。

《脉经直指·卷之七·脉经九道》：右尺脉短，主三焦火动，发热恶寒，头眩耳鸣，痰涎壅盛……左关脉虚，主肝虚不足。或吐血咯血，或目盲眼花，或头眩欲倒……右尺脉虚，主三焦劳力太过，元本虚弱，以致头晕目眩，精神不足，四肢乏力，怠惰嗜卧，若伤力之症。

《景岳全书·道集·五卷·脉神章（中）》：若虚寒者，必缓而迟细，为阳虚，为畏寒，为气怯，为疼痛，为眩晕，为痹弱，为痿厥，为怔忡健忘，为食饮不化，为鹜溏飧泄，为精寒肾冷，为小便频数。

《医宗说约·卷之首·脉象主病二十九法》：缓而滑为热中，浮而缓主风（表虚），沉而缓主内虚主冷，缓而涩为痹，上见之为项强，下见之为脚弱。寸缓（左）怔忡、多忘，（右）气短、头重；关缓（左）风虚眩晕，（右）善呕、不思食；尺缓，脚膝无力，下元虚冷。

《本草汇·卷二·阴阳表里二十九脉体状主病》：滑，不涩也。应指流利，形体圆净，如盘走珠。人迎相应，浮滑风痰；气口相应，沉滑郁痰。寸滑呕逆，痰嗽昏眩。

缓，不紧也。往来纤缓，如丝在经，则弦无力。人迎相应，虚风项强；气口相应，短气痿躄。寸缓兼沉，健忘短气；关缓风眩，尺缓足痿。诸缓为风，为寒为弱；为疼为虚，为痹不仁。浮缓中风，沉缓中温；缓滑热中，缓细湿痹；缓涩血虚，缓弱气虚。从容和缓，是曰胃气。

《伤寒论后条辨·卷之十四·辨不可发汗病脉证》：不但此也，关脉濡弱，而胃阳衰甚，则弦反在上而作阳眩，微反在下而伏阴寒，阳眩在上为上实，此假实也。

《医经允中·卷之二·七表·浮脉》：人瘦者，脉自浮也。凡此皆虚之故也。若浮大为鼻塞，浮缓为不仁、为风湿，浮弦为风眩癫疾，浮散为眩仆，浮滑为宿食、为饮、为走刺。

《医经允中·卷之二·八里·迟脉》：以六脉言之，心迟主积冷，心气痛；肝迟主痞满筋疼，血弱目眩，睡卧不宁……肝濡主受湿冷雾露之气，精枯筋痿，目眩。

《四诊脉鉴大全·卷之六·二十七脉》：左寸紧，头疼目眩，舌强……寸缓风邪项背拘，（左）关为风眩（右）胃家虚，尺为濡泄或风闭，肾弱蹒跚足力迟……关缓风虚眩晕，腹胁气结。

《四诊抉微·卷七·切诊·细》：滑伯仁曰，小脉（非细如发也），浮沉取之，悉皆损小，在阳为气不足，在阴为血不足。前大后小，则头痛目眩；前小后大，则胸满短气。

《四诊抉微·卷七·切诊·缓》：汪、滑合曰，两寸浮缓，伤风项背急痛。左寸沉缓，心气虚，怔忡健忘。右寸沉缓，肺气虚短。左关浮缓，风虚眩晕；沉缓气虚，腹胁气结。

《难经悬解·卷上·十四难》：前谓寸，后谓尺，寸大尺小，浊气上逆，故头痛目眩；寸小尺大，清气下陷，肝脾不升，则肺胃不降，故胸满短气。

《灵素节要浅注·卷六·脉诊》：夫五脏之脉，行气于其所生，受气于所生之母。肝行气于心，受气于肾，春脉太过，则气并于上。经曰：气并于上，乱而善忘。气上盛而与督脉会于颠，故眩冒而颠疾也。

《松菊堂医学溯源·卷之三十一·肺部三》：右手寸口气口以前脉，阴阳俱实者，手太阴与阳明经俱实也。病苦头痛，目眩，惊狂，喉痹痛，手臂卷，唇吻不收，名曰肺大肠俱实也。

《脉说·上卷·脉机》：如诊脉自尺上涌于寸者，多主头目晕眩，胸膈痞满，咳嗽呕逆之证。

《脉简补义·卷上·诊法直解》：故脉之自尺上涌于寸者，多主头目晕眩、胸膈痞满、咳嗽、呕逆之证。

《脉简补义·卷上·诸脉补真》：脉出鱼际，逆气喘息。妇人血风，虚热搏之，脉亦如此，头痛颅胀，晕眩呕吐。

《脉诀乳海·卷二·肝脉歌》：溢关过寸口相应，目眩头重与筋疼。

《伤寒论汇注精华·卷一之中·辨太阳病脉证篇（中）》：寒邪搏饮，塞涌于膈，所以起则头眩，脉见沉紧。

《诊脉三十二辨·卷中·十一辨肝胆脉》：又木火相合，木夹火而侮金，主肠痈。又有正邪，弦为本脉，亦不可过。如新上弓弦而急者，为太过，病为在外，令人常怒，忽忽眩冒，癫疾。

《华佗神方·卷一华佗论病理神方·一〇二一论肝脏虚实寒热生死逆顺脉证之法》：肝与胆为表里，足厥阴少阳是其经也。王于春，春乃万物之始生，其气嫩软虚而宽，故其脉弦软，不可发汗，弱则不可下，弦长曰平，反此曰病。脉虚而弦则为太过，病在外，太过则令人善忘，忽忽眩冒；实而微则为不及，病在内，不及则令人胸胁胀满。

（二）凭脉辨证

《诸病源候论·卷之二·风病诸候下·风头眩候》：风头眩者……诊其脉，洪大而长者，风眩。又得阳维浮者，暂起目眩也。风眩久不瘥，则变为癫疾。

《鸡峰普济方·第十八卷·头面》：头眩者，谓身如旋转不能仰，仰则欲倒，头重不能举，至有视物不正或身如车船上。由此肝虚血弱而风邪乃生，盖风气通于肝，诸风掉眩，皆属于肝，其脉左右关上虚弦，谓之风眩。

《严氏济生方·眩晕门·眩晕论治》：当以外证与脉别之，风则脉浮，有汗，项强不仁；寒则脉紧，无汗，筋挛掣痛；暑则脉虚，烦闷；湿则脉细，沉重，吐逆。及其七情所感，遂使脏气不平，郁而生涎，结而为饮，随气上逆，令人眩晕，眉棱骨痛，眼不可开，寸脉多沉，有此为异耳。与夫疲劳过度，下虚上实，金疮吐衄便利，及妇人崩中去血，皆令人眩晕，随其所因治之，乃活法也。

《罗太无口授三法·头眩》：头眩，古方谓之眩运。眩者，眼花；运者，旋转也。甚者坐立不得，睡卧则安。风寒暑湿，气郁生痰，下虚上实，皆致眩晕。风浮，寒紧，湿细，暑虚，痰弦而滑，数大火邪。

《罗太无口授三法·头眩》：风眩脉浮，痰眩脉滑，有火洪数。

《医经小学·卷之四·病机第四》：眩晕动摇，痛而脉弦。

《医学纲目·卷之四阴阳脏腑部·诊五邪相干》：目眩头重，叫怒不出，脉弦紧而长。

《袖珍方·卷之二行·眩晕》：眩晕之证，发于卒然之间，眼目昏花，如屋旋转，起则眩倒。虽经云诸眩掉皆属于肝，肝风上攻而致眩晕，然体虚之人，或外为风寒暑湿之气所干，内为七情之气所结，郁而生涎，皆能令人一时眩晕，目暗口噤，头痛项强。临病之际，宜详以脉证辨之，风则脉浮而有汗，寒则脉紧而挚痛，暑则脉虚而烦闷，湿则脉细而重著，加以吐逆。如气郁生涎而晕者，多令人眉棱角痛，眼不可开，寸脉多沉，有此为异。至若疲劳过度，上盛下虚，金疮吐衄，便利去血过多及妇人崩伤，皆能眩晕。各随所因，施以治法。

《苍生司命·首卷·四言举要》：头痛多眩，浮风紧寒，热洪湿细，缓滑厥痰，气虚弦软，血虚微涩，肾脉走马，真痛短涩。

《濒湖脉学·七言举要·浮》：寸浮头痛眩生风，或有风痰聚在胸。关上土衰兼木旺，尺中溲便不流通。

《濒湖脉学·七言举要·缓》：寸缓风邪项背拘，关为风眩胃家虚。神门濡泄或风秘，或是蹒跚足力迂。

《脉经直指·卷之四·脉经虚论》：夫眩晕之症，气之虚也，虚则脉必轻而浮。

《万病回春·卷之四·眩晕》：脉。风寒暑湿，气郁生涎；下虚上实，皆头晕眩。风浮寒紧；湿细暑虚；痰弦而滑；瘀芤而涩；数大火邪；虚大久极。先理气痰，次随症脉。眩者，言其黑运旋转，其状目闭眼暗、身转耳聋，如立舟车之上，起则欲倒。盖虚极乘寒得之，亦不可一途而取轨也。大凡头眩者，痰也。

《医学原理·卷之七·眩晕门》：眩晕脉法。左手脉数，多热。涩而芤，有死血。右手脉实，有痰积。脉虚大，必是久病。左手人迎脉缓而浮大者，属风。

治眩晕大法：夫眩晕之症，大抵有内外虚实不同，是以治法亦有虚实之异。其内因者，乃七情所伤，如前论气虚血虚阴虚之类，乃有余之病，治法宜泻不宜补，学者欲知其详，必在详其脉症。如气虚者，其脉当见濡、弱、弦、微，其症或精神短少，无力而动。如血虚者，其脉当见芤、涩、细、少，其症或大便燥结，或血不华色。如阴虚者，其脉当见浮数，其症或燥燥喘，或形槁败。如感风，则脉浮有汗，项强不仁；如感寒，则脉紧而无汗，筋挛挚痛；如暑，则脉虚烦闷；如湿，则脉缓沉重，吐逆。

《医源经旨·卷之一·经脉总论》：心候诸左寸前之上至，浮涩主头眩，以心血不能外荣于头，故火因之扇动而头眩耳。

《杏苑生春·卷六·眩晕》：左手脉数多热，涩而芤有死血。右手脉实有痰积，脉虚大必是久病。左手人迎脉缓而浮大者，属风。

《程原仲医案·医按卷一》：常头目眩运，步履不稳。诊两手脉俱豁大无力，关脉多滑。

《程原仲医案·医按卷二》：忽患眩运如中风状。诊脉两寸并左关皆弦，右关甚滑。

忽患头目眩运，两目角微似抽掣状。诊脉，左手浮大无力，但寸口微弦，右寸关多滑。

《程原仲医案·医按卷四》：身热头疼，上焦多火，饮食减少，常发眩运……诊左寸微紧，关尺脉实而数。

《人元脉影归指图说·卷之上·八里脉总要歌》：肝濡，主受湿冷雾露之气，精枯筋痿目眩。

《脉理正义·卷之二序脉·微脉主病第八》：左关微，为眩运目昏瞀，为筋痿，为胁肢满，为多饮。

《医经允中·卷之二·八里·缓脉》：有胃气则生，无胃气则死。若缓大为风虚，缓细为湿痹，缓弱为气不足、为眩晕。

《嵩崖尊生书·卷之二·诊视部·六部四脉主病》：头晕目眩风热盛，只因数脉见于肝。

《医宗承启·卷之五·温里》：人以水谷为本，赖胃之元阳，而为消磨运化，泌别津液，以奉生身。今而脉迟，则知其胃阳衰敝，故食难用饱，饱则微烦，烦则头亦为之眩。

《症因脉治·卷之二·饮症论·支饮》：支饮之脉。脉多沉紧，脉弦为水，脉弱可治，数实者死。其脉虚者，必苦眩晕。

《四诊抉微·卷七·切诊·浮》：寸浮头痛眩生风，或有风痰聚在胸。关上土衰兼水旺，尺中溲便不流通。左寸风眩鼻塞壅，虚迟气少心烦忡，关中腹胀促胸满，怒气伤肝尺溺红。肺浮风痰体倦劳，涕清自汗嗽叨叨，关脾虚满何能食，尺有风邪客下焦。

《脉学注释汇参证治·上卷·浮脉》：诸风掉眩皆属于肝，肝肾亏于下，虚阳浮动于上，则内生风，而有眩晕之病，上盛下虚，此寸脉所以浮也。

《杂症会心录·上卷·眩晕》：若实火眩晕者，其人必强健，其症必暴发，其渴必引饮，其脉必洪数。

《杂病源流犀烛·卷首下·诸脉主病诗》：寸头疼眩（目眩）热（身热）因风，更有风痰（左寸病）右咳攻（右寸，肺感风邪作咳）。

寸缓心虚（左寸缓，心气不足，怔忡多忘，又兼项背拘急痛）肺则浮（右寸缓，肺气浮，言语短气），当关风眩（左关缓，风虚眩晕，又兼腹胁气急）胃虚求（右关缓，胃弱气虚），尺为肾冷便频数（左尺缓，肾虚冷，小便多），下寒风秘便常忧（右尺缓，下寒脚弱，风气闭滞）。

《罗氏会约医镜·卷之一·论脉法·二十七种脉证》：（脉）细小无神属阳虚，火土受伤，则元阳之气日损，或头目昏眩，或膈寒胀满，或呕恶亡阳，或泄痢疼痛等证生焉。

《脉说·下卷·浮》：然而亦有风眩头痛，痰聚胸膈而欲呕吐者，其寸脉亦浮而兼弦滑。

《脉简补义·卷上·诸脉补真》：眩晕脉来，浮候弦劲，按之仍见濡弱，此津液不足，气不化精之故，如物干则坚，湿则柔是也。

《脉诀乳海·卷二·肝脉歌》：肝脉本弦长，然但当守其本位，今溢关而过于寸口，则木盛矣。木盛则生风。谚曰：树大招风，故为目眩头重之疾矣。

《医脉摘要·卷下·名医脉论》：凡房劳而眩晕者，左脉涩，而右手关尺必浮弦而长。

《脉学正义·卷四·第四章诸脉主病之一·第二节脉浮主病》：左寸浮，主伤风发热，头痛目眩，及风痰……左为人迎，人迎主外，寸主上焦，故左寸独浮者，主感邪在表，伤风发热，头痛目眩风痰，皆新感在上之病也。

（三）脉时相参

《杂病源流犀烛·卷首上·脉象统类》：浮为风虚眩掉之候。阳脉浮，表热。阴脉浮，表虚。秋为正，肺脉宜，久病则忌。

《寿身小补家藏·卷之二·浮沉迟数内统各脉》：浮为风虚眩掉之候。阳脉浮，表热；阴脉浮，表虚。在秋为正，肺脉无病，应时相宜，有病易愈，唯久病者忌之。

（四）凭脉用药

《博济方·卷三·眩晕》：眩晕，由风邪流入于脑，脑转而目系急，目系急，故成眩晕也。其脉寸口洪大而长是也，服大效香砂丸，必愈。

《万病回春·卷之四·眩晕》：阴虚火动眩晕者，脉必数也。滋阴降火汤加减。依本方加川芎、天麻、山栀、竹沥少许。

辨证要点

一、辨内外

（一）总论

《严氏济生方·眩晕门·眩晕论治》:《素问》云,诸风掉眩,皆属于肝。则知肝风上攻,必致眩晕。所谓眩晕者,眼花屋转,起则眩倒是也。由此观之,六淫外感,七情内伤,皆能所致。

《新编南北经验医方大成·卷之五·眩晕》:诸风上攻而致眩晕。然体虚之人,或外为风寒暑湿之气所干,内为七情之气所结,郁而生涎,皆能令人一时眩晕……至若疲劳过度,上盛下虚,金疮吐衄,便利去血过多及妇人崩伤,皆能眩晕。

《永类钤方·卷二·杂病眩晕》:诸风眩掉皆属于肝,肝风上攻,则眼花屋转,起则眩倒。外感见于六淫,其内伤七情者,脏气不平,郁为痰饮,随气上逆而眩晕。若疲劳过度,上实下虚,金疮吐衄,便利失血,亦令眩晕。

《脉因证治·卷二·二十一、眩晕》:外因者,风在三阳经,头重项强有汗。寒则掣痛,暑则热闷,湿则重着,皆令吐逆晕倒。内因者,因七情致脏气不行,郁而生涎,结为饮,随气上厥,伏留阳经,呕吐,眉目疼痛,眼不得开。因房劳、饥饱去血过多者,眼花屋倒,起则晕倒。

《玉机微义·卷之三十五·头眩门》:论眩晕分内外所因等证。严用和云:眩晕之证,经虽云皆属于肝风上攻所致,然体虚之人外感六淫,内伤七情,皆能眩晕,当以脉证别之。风则脉浮有汗,项强不仁。寒则脉紧无汗,筋挛掣痛。暑则脉虚烦闷。湿则脉细,沉重,吐逆。及其七情所感,遂使脏气不平,郁而生涎,结而为饮,随气上逆,令人眩晕,眉棱骨痛,眼不可开,寸脉多沉,此为异耳。若疲劳过度,下虚上实,金疮、吐衄、便利及妇人崩伤产后,去血过多,皆令人眩晕,当随其所因而治之。按:此所分四气痰饮、亡血等证,可谓亲切。但其所集之方,则欠发明,学者当自求之。

《校注妇人良方·卷四·妇人虚风头目眩晕方论第四》：妇人头眩，由气虚风入于脑，循脉引于目系，目系急而然也……丹溪先生云：眩者言其黑运旋转，其状目闭眼昏，身转耳聋，如立舟船之上，起则欲倒。盖虚极乘寒得之，亦不可一途而取轨也。若风则有汗，寒则掣痛，暑则热闷，湿则重滞，此四气乘虚而眩运也。若郁结生痰而眩晕者，此七情虚火上逆也。若淫欲过度而眩晕者，此肾虚气不归源也。若吐衄漏崩而眩晕，此肝虚不能摄血也。有早起眩晕，须臾自定者，元气虚也，正元饮下黑锡丹。

《医林绳墨大全·卷之五·眩晕》：其症发于仓卒之间，首如物蒙，心如物扰，招摇不定，眼目昏花，如立舟船之上，起则欲倒，恶心冲心，呕逆奔上，得吐少苏，此真眩晕也，宜以二陈汤加厚朴、香附、白术、炒黑干姜之类。又有体虚之人，外为四气所感，内因七情所伤，郁结成痰，令人一时眩晕者有之。但目暗口噤，头痛项强，手足厥冷为验，亦宜前方加当归，有火者加姜汁、炒山栀，有热者加酒炒黄芩。又有因于风者，则脉浮、自汗、恶风、项强不仁；因于寒者，则脉紧、无汗、恶寒、筋挛掣动；因于暑者，则脉虚、烦热、有汗、躁闷不宁；因于湿者，则脉濡、吐逆、恶心、胸满、腹胀。此六气外感而眩晕也，亦宜前方用治，如风加防风，寒加紫苏，湿加苍术，暑加黄连。至于七情内伤，郁结中焦而为痰饮，随气上攻，令人头眩，此气虚生痰而眩晕也，亦宜本方去干姜，加生姜、山楂。

《考证病源·考证病源七十四种·眩晕者无痰不作》：无痰不作眩晕，丹溪之言也。余观《灵枢》云：脑为髓海，有余则轻劲多力，自过其度；不足则脑转耳鸣，胫酸眩冒，目无所见，懈怠安卧。要知眩运之症，实由房劳过度，精气走泄，脑髓空虚之故，或经劳动则火气上炎，故卒然头旋目暗，身将倒仆之状，治当大补其肾，六味地黄丸加鹿茸、牛膝。《内经》云：滋苗者必固其根，此治本之法也。若夫丹溪所言，无痰不作眩晕者，乃是风寒暑湿之四沴，一有所干则气道不顺，遂生痰涎，积于胸中，兀兀欲吐不吐之状。心神烦躁而头目昏花如运之意，非真眩运也。治以二陈汤为主，风加天麻、甘菊、川芎、羌活；寒加附子、干姜；暑加香薷、扁豆、黄连；湿加苍术、白术、姜汁、干姜。又有吐血太过及妇人崩产脱血而晕者，此血脱气无所倚，神将飞越故晕绝也。宜用独参汤补之，乃血悦益气之法，阳生阴长之义。

《医学原理·卷之七·眩晕门》：如感风，则脉浮有汗，项强不仁。如感寒，则脉紧而无汗，筋挛掣痛。如暑，则脉虚烦闷。如湿，则脉缓，沉重吐逆。

《证治准绳·杂病·第五册·诸风门·眩晕》：然风有内外，外入者、兼火化者、则如是。若内发者，尤是因火所生之风也。及诸篇中考之，有谓厥阴司天，客胜，耳鸣掉眩。厥阴之胜者亦然。此司天之气，从上受者，外入者也。又谓发生之纪，与岁木运太过，皆掉眩颠疾，善怒。肝脉太过，善忘，忽忽冒眩颠疾。又徇蒙招尤，过在足少阳、厥阴者，言目眴动蒙暗也。巢氏亦谓胁下痛头眩者，肝实也。此或得于肝脏，应天气者所动，或因本脏虚实之气自动，皆名之为风，非火之烈焰，何能上于颠也。至于木郁之发，甚则耳鸣眩转，目不识人，善暴僵仆者，尤是肝木中火发之甚也。此天气内应于脏，与肝虚实之气动者，是皆名内发之风者也。

《丹溪手镜·卷之中·眩晕三十五》：因痰饮随气上，伏留于阳经，遇火则动，或七情郁而生涎，亦同呕吐，眉目疼痛，目不欲开。因血虚眩晕，眼花屋转，起则晕倒。因外感，风在三阳经，头重项强，有汗。因虚则掣痛，暑则热闷，湿则重着，皆令吐逆晕倒。

《林氏活人录汇编·卷十·眩晕门》：或问，眩晕之人，头目动摇，身心震荡，陡然而发，天地若为翻覆，神情不能自主者，何气使然也？答曰，眩晕之发，内虚为本，外感为标。内虚者，必自阴虚内热，热极生风，气逆痰凝，风痰内鼓。

《金匮翼·卷五·眩晕》：眩晕虽为风疾，而有内外之分。鸡峰所谓痰热相感而动风者，风自内生者也。血气虚风邪入脑者，风从外入者也。内风多从热化，引之则弥盛。外风多从虚入，清之则转加。

《琅嬛青囊要·卷之二·论有邪无邪》：有邪者，病在乎经，即风、寒、湿三气之外侵也。无邪者，病出于脏，而精虚则气去，所以为运眩、猝倒，气去则神去，所以为昏愦无知也。

（二）外感眩晕

1. 风眩

《博济方·卷三·眩晕》：头风眩晕者，由血气虚，为风邪所乘也。诸阳经脉上走于头面，因运动劳役，阳气发泄，腠理开疏而受风邪。

《全生指迷方·卷三·眩晕》：若但欲仰视，目瞑不能开，开而眩，唾出若涕，恶风振寒，由肾气不足，动作劳损，风搏于肺，肾气不足，膀胱不荣于外，故使瞑视。因其劳而受风在肺，故唾出若涕而恶风谓之劳风，芍药黄芪汤主之。

《三因极一病证方论·卷之一·七表病脉》：浮大长，为风眩癫疾。

《三因极一病证方论·卷之二·叙中湿论》：夹风则眩晕呕哕。

《素问玄机原病式·五运主病·诸风掉眩，皆属肝木》：人或乘车跃马，登舟环舞而眩运者，其动不正，而左右纤曲。故经曰：曲直动摇，风之用也。

《杂病源流犀烛·卷二十五身形门·头痛源流》：若病发之故，则有由外因者，曰伤风眩晕，必恶风自汗。

2. 寒眩

《名方类证医书大全·卷之十一·头痛》：风寒在脑，头痛眩晕，呕吐不定。

《金匮要略注·卷之四·妇人妊娠病脉证第二十》：水寒之气上乘，故洒淅恶寒，而起则头眩也。

3. 湿眩

《证治准绳·杂病·第五册·诸风门·眩晕》：谓太阴之复，阴气上厥，饮发于中，头项胸痛而掉瘛尤甚。注文谓湿气内逆，寒气不行，太阳上留，故为是病。谓太阴在泉，病冲头痛，目似脱。注文云亦是足太阳病也。谓太阴司天，头项痛，善眩。《灵枢》谓邪在肾，颈项时眩。此皆湿邪害肾，逼太阳之气留于上而然也。至于《金匮要略》谓心下有支饮，其人苦冒眩者，亦是格其心火不行而上冲也。

《杂病源流犀烛·卷二十五身形门·头痛源流》：曰冒雨伤湿眩晕，必鼻塞声（宜芎术汤）。

4. 风火眩

《玉机微义·卷之三十五·头眩门》：论眩晕属肝木风火之证。《原病式》曰：诸风掉眩，皆属肝木，风主动故也。所谓风气甚而头目眩晕者，由风木旺，必是金衰不能制木，而木复生火。风火皆属阳，阳主乎动，两动相搏，则为之旋转，故火本动也，焰得风则自然旋转也。

《万病回春·卷之四·眩晕》：头目昏眩者，乃风热上攻也。防风通圣散，治风热上攻，头目昏眩闷痛、痰喘咳嗽。依本方去麻黄、芒硝，加菊花、人参、砂仁、寒水石。

《证治准绳·杂病·第五册·诸风门·眩晕》：眩谓眼黑眩也，运如运转之运，世谓之头旋是也。《内经》论眩，皆属肝木，属上虚。丹溪论眩，主于补虚治痰降火。仲景治眩，亦以痰饮为先也。赵以德曰：丹溪先生主火而言者，道也。然道无所之而不在，道之谓何？阴阳水火是也。其顺净清谧者水之化，动扰挠乱者火之用也。脑者，地气之所生，故藏于阴；目之瞳子，亦肾水至阴所主。所以二者皆喜静谧而恶动扰，静谧则清明内持，动扰则掉扰散乱。是故脑转目眩者，皆由火也。

《杂病源流犀烛·卷二十五身形门·头痛源流》：曰风热上冲眩晕，必胸中不利，旋运欲倒，或感受时邪而发。（宜川芎、槐子末等分，茶下三钱）

5. 风湿眩

《杏苑生春·卷三·风》：若湿气胜，风病不退，眩晕麻木不已。

二、辨脏腑

（一）病在五脏

1. 肝

《素问·卷第十八·标本病传论篇第六十五》：肝病头目眩，胁支满。

《素问·卷第二十一·六元正纪大论篇第七十一》：木郁之发……屋发折木，木有变。故民病胃脘当心而痛，上支两胁，膈咽不通，食饮不下，甚则耳鸣眩转，目不识人，善暴僵仆。

《脉经·卷六·肝足厥阴经病证第一》：病先发于肝者，头目眩，胁痛支满。

《重广补注黄帝内经素问·卷第二十·气交变大论篇第六十九》：新校正云，按《脏气法时论》云，脾虚则腹满肠鸣，飧泄食不化。甚则忽忽善怒，眩冒巅疾。凌犯太甚，则遇于金，故自病。新校正云，按《玉机真脏论》云，肝脉太过，则令人喜怒忽忽眩冒巅疾，为肝实而然，则此病不独木太过遇金自病，肝实亦自病也。

《儒门事亲·卷一·指风痹痿厥近世差玄说二》：掉摇眩运，非风木之象乎？纡曲劲直，非风木之象乎？手足瘈颤，斜目㖞口，筋急挛搐，瘛疭惊痫，发作无时，角弓反张，甚则吐沫，或泣或歌，喜怒失常，顿僵暴仆，昏不知人，兹又非风木之象乎？故善行而数变者，皆是厥阴肝之用也。夫肝木所以自甚而至此者，非独风为然。盖肺金为心火所制，不能胜木故也。此病之作，多发于每年十二月，大寒中气之后，及三月四月之交，九月十月之交。何以言之？大寒中气之后，厥阴为主气，巳亥之月，亦属厥阴用事之月，皆风主之时也。故三月四月之交，多疾风暴雨，振拉摧拔，其化为冰雹。九月十月之交，多落木发屋之变。故风木郁极甚者，必待此三时而作。凡风病之人，其脉状如弓弦而有力，岂敢以热药投之，更增其势哉！

《仁斋直指方·卷一·五脏病证虚实论》：面青多怒，胁下痛硬，咳逆目眩，肢节挛急，转筋溲难，脐左有动气者，肝家病也。

肝实之候。目赤，多怒，头眩，耳聋，痛引乎两胁小腹之下。

《玉机微义·卷之三十五·头眩门》：论头眩属肝虚。《内经》云，徇蒙招尤，目瞑耳聋，下实上虚，过在足少阳厥阴，甚则入肝。按，许学士云上虚者，肝虚也，故肝虚则头晕。徇蒙者，如以物蒙其首，招摇不定，目眩耳聋，皆晕之状也。故肝厥头晕，治宜钩藤散。

《明医杂著·卷之二·痰饮》：走于肝，则眩晕不仁，胁肋胀痛。

《秘传眼科龙木论·附葆光道人秘传眼科龙木集·眼论》：肝气通和，则辨五色，肝有病，则目夺精而眩。肝中寒，则目昏而瞳人痛。邪伤肝，则目青黑，瞻视不明，肝有实热，则眼如刺。肝若虚寒，则目眩流涕，瞻视生花。肝若劳寒，则目涩闭不开。

《订正太素脉秘诀·卷上·〈灵枢经〉中撮要》：亥为标，属肝，其化风，其病目赤眩掉头痛也。

《古今医鉴·卷九·头痛》：妇人头风，十居其半，每发必掉眩，如立于舟车之上。盖因肝血虚损，风邪乘虚而袭之耳。

《医林正印·卷三·眩运》：凡因怒气伤肝，逆气上行，令人眩运，眉棱骨痛，目不可开，寸脉多沉。此症妇人最多，七气汤、玉液汤主之。凡因金疮、吐衄、便下失血及妇人崩漏致虚，使肝家不能收摄荣气而然者，宜补肝益气汤。

《丹溪手镜·卷之上·五脏三》：肝。胃脘当心而痛，上支两胁（肝经也），膈咽不通，饮食不下（土衰病也），甚则耳鸣眩转，目不识人，善暴僵仆，里急软戾，胁痛呕泄，令人善怒也。虚则目无所见，耳无所闻，善恐，如人将捕之。

《丹溪手镜·卷之下·脏腑病及各部所属药性三十三》：肝病则胃脘当心而痛，上支两胁，膈咽不通，饮食不下。甚则耳鸣、眩转，目不识人，善暴软戾，胁痛呕泄，令人善恐。

《类经·十三卷疾病类·一、病机（〈素问〉至真要大论）》：诸风掉眩皆属于肝矣，若木胜则四肢强直而为掉，风动于上而为眩，脾土受邪，肝之实也；木衰则血不养筋而为掉，气虚于上而为眩，金邪乘木，肝之虚也。

《类经·十五卷疾病类·三十一、肾风风水（〈素问〉评热病论奇病论附：中风治法）》：诸风掉眩皆属于肝，何也？盖肝为东方之脏，其藏血，其主风，血病则无以养筋，筋病则掉眩强直之类，诸变百出。此皆肝木之化，故云皆属于风。

《景岳全书·谟集·四十卷·小儿则（上）》：筋急则为掉眩反张、搐搦强直之类，皆肝木之本病也。

《人元脉影归指图说·卷之上·八里脉总要歌》：肝迟，主痃满筋疼，血弱头眩，睡卧不宁。

《医学启蒙汇编·卷之二·病症》：病乃人身为害之总名，症者，证也。证之一字，有明证、见证、质证之义，如妇以证奸，赃以证盗，刃以证杀也。一病有一病之证，如诸风掉眩，皆属肝木。见诸风掉眩之症，便可证其病之在肝也。

《温热暑疫全书·卷三暑病方论·辨寒暑各异》：入肝则眩晕顽麻，入脾则昏睡不觉，入肺则喘咳痿躄，入肾则消渴，非专心主而别脏无传入也。

《伤寒六经辨证治法·卷五·少阳全篇证治大意》：邪传于胆内应于肝，故目眩也。

《张氏医通·卷十三·虚损门·四乌鲗骨一藘茹丸》：如胸胁支满目眩，血结肝部也。

《林氏活人录汇编·卷二·火门》：肝胆虚实之火形证，肝乃多气多血之脏，实则风木为变，当得头眩、抽引为痛、耳疼目胀之症。

《淑景堂改订注释寒热温平药性赋·卷三·温性》：眩掉惊矇，皆属肝木。肝为风脏，风以召风，风动而痰火随之。大人则头旋眼黑，小儿则客忤惊挛。天麻入厥阴气分，使树宁风息，而诸证自已。

《金匮翼·卷五·眩晕》：大抵眩晕多从肝出，故有肝虚头晕，肾虚头痛之说。虽亦有肝病头痛者，要未有眩晕而不兼肝者也。

《寿世传真·修养宜宝精宝气宝神第三》：人肝精不固，目眩无光。

《杂病源流犀烛·卷十一奇经八脉门·冲脉病源流》：汗之伤血而引肝上逆，故头眩，汗不出，筋惕肉瞤。

《杂病源流犀烛·卷十八内伤外感门·色欲伤源流》：肝精不守，目眩无光矣。

《证治要义·卷一·辨证·脏腑标本病式》：肝藏血，属木，胆火寄于中，主目，主筋，主呼，主怒。本病诸风掉眩，僵仆强直，两胁隐痛，呕血，小腹疝气，痎癖。

《医医偶录·卷二·肝部（足厥阴属脏）》：肝之虚，肾水不能涵木而血少也。脉左关必弱，或空大。其症为胁痛，为头眩，为目干，为眉棱骨眼眶痛，为心悸，为口渴，为烦躁发热。

《友渔斋医话·第三种·上池涓滴一卷》：肝病而夹风火，则病眩晕癫厥，耳聋（肝阳上冒），咯血咳嗽（木火炎上，肝不藏血），瘛疭强直（肝受风邪）。

《王九峰医案·副卷·二十九、七窍》：齿痛上引太阳，因眩晕左肢麻痹而起。金水二脏素虚，眩晕乃肝邪所致。

《医法青篇·卷之三·肝风肝火》：肝者，将军之官，相火内寄，得真水以涵濡真气，以伏木火，遂生生之机，本无是症之名也。盖因情志不舒则生郁，言语不投则生嗔，谋虑过度则自竭，从中变攻冲激烈，升之不息，为风阳抑而不透，为郁气、脘胁胀闷、眩晕、猝厥、呕逆、淋闭、见红等病。古人虽分肝风、肝气、肝火之殊，其实是一源。

《证治针经·卷一·肝风（合木乘土）》：原夫肝阴既亏，风由火出，轻则窍（络）阻（塞）头旋（眩晕），甚则瘛疭痉厥。

《金匮要略浅注补正·卷五·痰饮咳嗽病脉证治第十二》：肝开窍于目，痰饮在肝，风水相搏，魂不得静，故目眩而睛不定。观小柴胡治目眩，是风火相搏，此汤治目眩，是风水相持，便知此痰在胸胁，是犯肝经也。

《养生秘旨·前修格言》：心气在肝，肝精不固，目眩无光。

《医学衷中参西录·医论·论肝病治法（附：新拟和肝丸）》：独是，肝之为病不但不利于脾，举凡惊痫、癫狂、眩晕、脑充血诸证西人所谓脑气筋病者，皆与肝经有涉。盖人之脑气筋发源于肾，而分派于督脉，系淡灰色之细筋。肝原主筋，肝又为肾行气，故脑气筋之病实与肝脏有密切之关系也。

《靖庵说医》：肝主疏泄，太过则旺，不能疏泄则郁，郁则其病疼痛，旺则其病昏眩。

《曹沧洲医案·肝脾门》：眩晕。上升之气自肝而出，肝为刚脏，必得肾水以濡之，血液以养之。血脱气浮，肝木得以独亢，由是头旋、耳鸣、目花，火升之患，坐则心荡，食后不运，脉细软。

《和缓遗风·卷上》：头为阳之会，脑为肝之属，头痛头胀，头眩头晕，皆不出乎肝阳。

2. 心

《中藏经·卷第二·论心脏虚实寒热生死逆顺脉证之法第二十四》：心病则胸中痛，四肢满胀，肩背臂膊皆痛；虚则多悸惕，然无眠，胸腹及腰背引痛，喜悲，时眩仆；心积气久不去则忧烦，心中疼。

《备急千金要方·卷第十四小肠腑·风眩第四》：夫风眩之病起于心气不定，胸上蓄实，故有高风面热之所为也。痰热相感而动风，风火相乱则闷瞀，故谓之风眩。

《证治准绳·杂病·第五册·诸风门·眩晕》：又谓太阳之胜，热反上行，头项顶脑中痛，目如脱。注文谓寒气凌逼，阳不胜之，太阳之气，标在于颠，入络于脑，故病如是。谓太阳司天，善悲，时眩仆。《灵枢》谓邪在心者病亦同。二者皆是邪逼于心下，致神志不安则悲，心火不行则妄动上炎。

《杏苑生春·卷六·耳》：风毒热壅，心胸痰滞，两耳虚聋，头痛目眩。

《证治汇补·卷之三·外体门·麻木章》：有遍身麻木，随即眩晕不省，良久方苏者。其症有三：或风中于外，或痰动于中，或心虚所致。盖心之所养者血，所藏者神，气虚则运行不到，而血亦罕至，由是心失所养而成昏晕。

《医经允中·卷之五·心手少阴经病证》：邪在心，则病心痛喜悲，时眩仆，悬心如饥之状。

《灵素节要浅注·卷十二·病机》：邪在心，则病心痛喜悲，时眩仆。（邪在心，邪薄于心之分也。喜为心志，心气病则虚，故喜悲；神气伤，故时眩仆。心之分，心包络也）

3. 脾

《素问·卷第二十·气交变大论篇第六十九》：岁木太过，风气流行，脾土受邪。民病飧泄，食减，体重，烦冤，肠鸣，腹支满。上应岁星，甚则忽忽善怒，眩冒颠疾。

《医学集成·卷一·看病歌诀》：肝气痞塞胸胁胀，脾气不升头昏眩。

《杏苑生春·卷六·心胃腹痛》：胁背相连胸中而痛，鼻息不通，额寒脑痛，头眩，目不欲开，痰吐沃沫，食入反出，及气弱，心胃疼痛，胁下急缩，大便多泻，下气肠鸣，此脾胃虚也。

《伤寒缵论·卷下·杂篇》：腹满头眩，下清谷，心下痞，以下之伤脾，肾气则动，肾邪凌心也。

《证治汇补·卷之四·上窍门·耳病章》：虚聋由渐而成，必有兼症可辨。如面颊黧黑者，精脱；少气嗌干者，肺虚；目眵善恐者，肝虚；心神恍惚，惊悸烦躁者，心虚；四肢懒倦，眩晕少食者，脾虚。

4. 肾

《全生指迷方·卷三·眩晕》：若但欲仰视，目瞑不能开，开而眩，唾出若涕，恶风振寒，由肾气不足，动作劳损，风搏于肺，肾气不足，膀胱不荣于外，故使瞑视。

《伤寒明理论·卷三·动气第四十二》：动气在下，不可下，下之则腹胀满，卒起头眩，食则下清谷，心下痞，是下之而动肾气者也。

《神农本草经疏·卷之二·续序例下·五脏六腑虚实门》：目黑暗、眩晕，属血虚，兼肾水真阴不足。

《伤寒分经·卷九（附）·补卒病论大意·引证〈金匮〉方治》：肾气空虚，风邪乘之，漫无出路，风夹肾中浊阴之气，厥逆上攻，头重眩苦极，兼以胃气亦虚，不知食味。

5. 肺

《伤寒明理论·卷三·动气第四十二》：动气在右，不可下，下之则津液内竭，咽燥鼻干，头眩心悸，是下之而动肺气者也。

《杂病源流犀烛·卷十一奇经八脉门·冲脉病源流》：下之津液内竭而不下，故咽燥鼻干，头眩心悸，皆冲气犯肺，肺受其害所见之证也。（宜五苓散）

（二）病在六腑

1. 胃

《伤寒论纲目·卷八阳明经症·头痛头眩》：仲景曰，阳明病，脉迟，食难用饱，饱则微烦，头眩，必小便难，欲作谷疸。须下之，腹满如故，所以然者，脉迟故也……微烦头眩，俱虚而兼热之象，以此辨胃之虚，与"食谷欲呕"条同，而热则本条独异。

《张仲景金匮要略·卷十二·痰饮》：胸胁支满目眩，种种诸证，皆从胃中一源流出，但标现不同。

《伤寒贯珠集·卷三阳明篇上·阳明正治法第一》：但头眩不恶寒，能食而咳者，阳明风邪变热，聚于胃而逆于肺也。

2. 胆

《中藏经·卷第二·论胆虚实寒热生死脉证之法第二十三》：胆者，中清之腑也，号曰将军，决断出于此焉，能喜怒刚柔，与肝为表里也，足少阳是其经也。虚则伤寒，寒则恐畏，头眩，不能独卧；实则伤热，热则惊怖，精神不守，卧起不宁。

《脉经·卷二·平人迎神门气口前后脉第二》：胆虚，左手关上脉阳虚者，足少阳经也。病苦眩、厥、痿，足指不能摇，躄坐不能起，僵仆，目黄失精䀮䀮。

《神巧万全方·三、脏腑虚实·胆虚冷》：夫胆者肝之府，府为肠，足少阳是其经也。其经虚则生寒，寒则畏恐，不能独卧，卧则不安，喜太息，目眩口苦，多唾呕宿水，心下澹澹，如人将捕之，并胆虚候也。

《杏苑生春·卷七·狂颠惊痫》：胆气虚怯，头痛目眩，心神恐畏，遇事多惊。

《张氏医通·卷六·神志门·恐》：头眩而恐，脉弦无力，属胆虚，六君子加柴胡、防风、当归，兼进加减八味丸。胆虚目暗，喉痛数唾，眩冒五色所障，梦见争讼，恐惧面色变者，补胆防风汤。

《血证论·卷一·脏腑病机论》：胆火太亢，则口苦呕逆，目眩耳聋，其经绕耳故也。

《华佗神方·卷一华佗论病理神方·一〇二六论胆虚实寒热生死逆顺脉证之法》：胆为中清之府，号曰将军，决逆顺于此焉。能喜怒刚柔，与肝为表里，足少阳是其经也。虚则伤寒，寒则恐畏，头眩不能独卧。

3. 三焦

《一见能医·卷之五·火有七说》：头眩体倦，手足心热，三焦火也，柴胡、黄芩主之。

（三）脏腑同病

1. 肝脾

《医旨绪余·卷上·颤振》：诸风掉眩，皆属肝木。木主风，风为阳气，阳主动。此木气太过而克脾土。脾主四肢，四肢者，诸阳之末，木气鼓之故动。

《杏苑生春·卷六·鼓胀》：怒气不节，肝木不平，邪来脾胃，心腹胀满，头眩呕逆，脉来浮弦。

《金氏门诊方案》：肝气化风，脾湿生痰，互相上扰，先咳后眩。

2. 肝胆

《成方切用·卷八下·泻火门·当归龙荟丸》：目为肝窍，胆脉络于耳，二经火盛，故目眩耳聋。

《类证治裁·卷之三·诸气》：头眩口苦，胆气泄也。胁痛入脘，肝气逆也。

3. 肝肾

《仁斋直指方论·卷之二十·眼目》：肝肾之气乏，则昏蒙晕眩。

《证治要义·卷九·杂证·眼科》：肝虚则头昏目眩，心惊耳聋。肾虚则视物昏花，耳鸣鼻燥。

4. 肝胃

《松峰说疫·卷之六·五运天时民病》：木胜肝强，故善怒眩冒颠疾，甚则反胁痛而吐甚（木邪伤胃）。其动掉眩颠疾（风木太过），其德鸣（风木声）靡（散也）启拆（即发陈之义），其变振（怒）拉（败拆）摧拔，其谷麻稻（麻木谷，稻金谷），其果桃李（李木果，桃金果），其畜鸡犬（鸡金畜，犬木畜），其虫毛介。冲阳，胃脉也，木亢则胃绝，故死不治。

5. 心脾

《万病回春·卷之四·眩晕》：临事不宁，眩晕嘈杂者，此心脾虚怯也。滋阴健脾汤，此治气血虚损，有痰作眩晕之仙剂也。

《张仲景金匮要略·卷十二·痰饮》：心脾阳气不振，津液水湿，混化为饮，上溢胸膈，膈火上焰，故苦冒，水流入肝，则眩也。

6. 肺脾

《景岳全书·贯集·三十卷·杂证谟·血证》：其有火本无根，化元失守，或误用寒凉而病及脾肺，则有以寒在上焦而为呕恶，为短气，为眩运者。

7. 肺心

《伤寒缵论·卷下·杂篇》：下之伤胃动肺，咽燥鼻干者，津液内竭，而喜引饮也。头眩心悸者，水饮伤肺，心主不宁，而烦悸眩晕也。

三、辨六经

（一）总论

《伤寒明理论·卷一·头眩第十三》：少阳之为病，口苦、咽干、目眩。以少阳居表里之间，表邪所传，渐行于里，表中阳虚，故时时目眩也。二阳并病，头项强痛，或眩运、眩冒者，以少阳与太阳并病，故眩者责其虚也。伤寒有起则头眩与眩冒者，皆发汗吐下后所致，是知其阳虚也。故《针经》有曰：上虚则眩，下虚则厥。眩虽为虚，而风家亦有眩者，盖风主运动故尔。伤寒阳明病，但头眩不恶寒，故能食而咳，其人必咽痛，为阳明中风，是风亦主头眩也。

《永类钤方·卷二·伤寒眩晕》：伤寒头眩者，或谓眩运，或谓眩冒，或谓昏冒，即头眩也。少阳与太阳并病，头项强痛，或眩冒者，责其虚也，皆发汗吐下后所致，是知其阳虚也。经云：上虚则眩，下虚则厥。眩虽为虚，而风家亦有，眩风主运动故也。少阳为病，口舌咽干目眩，以少阳居表里之间，表邪所传，渐行于里，表中阳虚，故时时目眩也。阳明中风，但头眩不恶寒者，故能食而咳，其人必咽痛，是风亦主头眩，而非逆也，逆则发汗，剧者言乱目眩者，死矣。

《医学入门·卷之三·伤寒》：头眩有风有虚，未经汗下而眩者，邪渐入里，表虚故也。头目俱眩者，太阳并少阳伤风也；时时目眩口苦者，少阳风邪盛也，俱小柴胡汤主之。头眩善食不恶寒者，阳明风邪也，茯苓桂甘汤。已经汗下而眩者，里虚也。汗漏不止，心悸身摇惕瞤，或发热者，玄武汤。虚烦头眩，心下痞满，腹痛气上冲咽，身战筋惕成痿者，茯苓桂术甘草汤。经曰：下虚则厥，上虚则眩。所以妇人经水适来，易病真元耗散，皆令头眩。间有痰火上冲者，轻则起方昏眩，重则卧亦旋转，危哉！

眩晕

（二）太阳

《伤寒论纲目·卷二·头眩郁冒》：头项强痛，或眩冒，时如结胸，心下痞硬，其症全是太阳，而少阳之眩冒，亦为太阳所有，故治之全从太阳也。

（三）阳明

《金匮玉函经·卷三·辨阳明病形证治第五》：各阳明病，但头眩，不恶寒，故能食而咳，其人咽必痛，若不咳者，其咽不痛。

《伤寒绪论·卷下·头眩》：吐下后，虚烦痞满，气上冲胸，起则头眩，此阳虚也。阳明病，头眩不恶寒，能食而咳，此水饮也，并宜茯苓桂枝白术甘草汤。

《伤寒缵论·卷下·温热病篇》：唯阳明经病，有但头眩不恶寒，能食而咳，其人必咽痛一条，乃风热夹饮上攻之证，又不当与阴邪比例而观也。

《伤寒六经辨证治法·卷四·阳明上篇证治大意》：阳明病而见脉迟，乃属脾胃虚寒，不能运化，所以食难用饱，饱则食壅，邪气上逆，故微烦头眩。

《伤寒论纲目·卷二·头眩郁冒》：眩虽为虚，而风家亦有眩者，风主运动耳。阳明中风，亦有头眩。诸如此者，皆非逆也，及其诸逆发汗，剧者言乱目眩，必死之症也。

《伤寒论纲目·卷八阳明经症·头痛头眩》：仲景曰，阳明病，但头眩，不恶寒，故能食而咳，其人必咽痛；若不咳者，咽不痛。王肯堂曰，阳明病，身不重，但头眩而不恶寒者，阳明中风而风内攻也。

《伤寒论浅注补正·卷二·辨阳明病脉证》：饱则浊气归心，不淫于脉流于经，所以微烦。不但此也，且不能循经上行而头眩；不能循经下行，必见小便难；上下不行，则留滞于中为腹满。

（四）少阳

《伤寒绪论·卷下·头眩》：伤寒口苦目眩者，此少阳表邪传里，表中阳虚故也，小柴胡汤。

《伤寒六经辨证治法·卷五·并病》：眩冒少阳也。

《叶氏医效秘传·卷二·伤寒诸证论·头眩》：以少阳属木，木能生风，风主运动，故时目旋而头眩也。

《伤寒说意·卷六少阳经·提纲》：少阳从相火化气，其经在阳明之次，筋脉之分，起目锐眦，循耳下颈，自胸贯膈，由胁里出外踝，循足跗而走名指，病则经气壅遏，不能顺降，故胸痛胁痞。相火上炎，故口苦咽干。阳气升浮，是以目眩。

《伤寒论纲目·卷二·头眩郁冒》：少阳病目眩，以少阳居表里之间，表邪所传渐行于里，表中阳虚，故时时目眩也。

《医级·伤寒条辨卷之二·头痛（附头眩）》：再详头眩，并论所因。经转少阳，木火动而眩作；邪由饮火，冲悸作而眩生。风多掉眩，虚亦头旋。

《齐氏医案·卷二·少阳经证治大意》：目眩者，木盛生风而眩晕也。口苦、咽干、目眩者，少阳之腑证也。

《伤寒论浅注补正·卷三·辨少阳病脉证篇》：少阳为甲木，风虚动眩，皆属于木，故目眩也。少阳气化之为病如此……苦干眩者，皆相火上走空窍而为病也。此病自内之外，人所不知，唯病人自知。诊家所以不可与问法，三证为少阳病机，无风寒杂病而言……设病少阳胆木之风，则风从膜中上走空窍，入目系，合肝脉，肝脉贯脑入目，胆经与之合，则风火相煽而发目眩。眩者，旋转不定，如春夏之旋风，乃风中有郁火之气也。

《伤寒论汇注精华·卷一之下·辨太阳病脉证篇（下）》：眩冒一证，属少阴虚脱，非二阳之病也。

（五）少阴

《脉因证治·卷一·伤寒》：少阴病，下利止而头眩，时时自冒者死。

《丹溪心法·十二经见证·手少阴心经见证》：手少阴心经见证。消渴，两肾内痛，后廉、腰背痛，浸淫，善笑，善恐善忘，上咳吐，下气泄，眩仆，身热而腹痛，悲。

《伤寒绪论·卷下·头眩》：诸逆发汗转剧，言乱目眩者，不治。夫头眩种种，皆真气衰夺，痰因火运所致，未有因实而致眩者，故仲景治头眩，皆用温经补阳之药。至如少阴下利止而头眩，时时自冒者，不治，此虚极而脱也。

（六）厥阴

《丹溪心法·十二经见证·足厥阴肝经见证》：足厥阴肝经见证。头痛，脱色善洁，耳无闻，颊肿，肝逆颊肿，面青，目赤肿痛，两胁下痛引小腹，胸痛，背下侧两胁肿痛，妇人小腹肿，腰痛不可俯仰，四肢满闷，挺长热，呕逆，血肿，睾疝，暴痒，足逆寒，胻善瘛，节时肿，遗沥淋溲，便难，癃，狐疝，洞泄，大人癫疝，眩冒，转筋，阴缩，两筋挛，善恐，胸中喘，骂詈，血在胁下喘。

（七）太阳少阳并病

《伤寒总病论·第六卷·伤寒暑病通用刺法》：太阳与少阳并病，头痛或眩，时如结胸，心下必坚。

《伤寒直指·卷四·辨太阳病脉证治下第七》：太少阳相并为病，不能在表，故头项不但强痛，而或眩冒，亦未全入里，故时如结胸，心下痞硬，此邪在半表半里之间。

《伤寒说意·卷七少阳经坏病·少阳坏病结胸痞证》：太阳与少阳并病，头项强痛，或相火升浮，而生眩冒，时如结胸，心下痞硬者，此少阳、阳明之经上逆而壅塞也。

《伤寒论纲目·卷二·头眩郁冒》：二阳并病，或眩运、眩冒者，以少阳与太阳并病，故眩者责其虚也；伤寒有起则头眩与眩冒者，皆汗、吐、下后所致，是知其阳虚也。故《针经》曰：上虚则眩，下虚则厥。

《伤寒论浅注补正·卷一下·辨太阳病脉证篇下·白散方》：二阳之经脉，皆起于目而行于头，受邪则目或旋晕而眩，头如复戴而冒。夫病在太阳则结胸，病在少阳则胁下痞硬。

（八）太阴少阴并病

《王九峰医案·副卷·二十九七窍》：眩晕、麻痹属太少之不足。

四、辨阴阳

（一）总论

《医级·必自集卷之首·虚实篇（景岳）》：阳虚者，火虚也，为神气不足，为眼黑头眩，或多寒而畏寒；阴虚者，水亏也，为亡血失血，为戴阳骨蒸而夜热。气虚者，声音微而气短似喘；血虚者，肌肤干涩而经脉拘挛。

《灵素节要浅注·卷十二·病机》：厥，逆也，气逆则乱，扰乱为眩仆，卒不知人，其病为厥，与中风不同，有寒热者，有阴有阳也。

（二）阳虚

《伤寒明理论·卷三·筋惕肉瞤第四十四》：动气在左，不可发汗，发汗则头眩，汗不止，筋惕肉瞤。即是观之，筋惕肉瞤，由发汗多亡阳，阳虚可见矣。

《注解伤寒论·卷三·辨太阳病脉证并治法第六》：发汗不解仍发热，邪气未解也；心下悸、头眩、身瞤动、振振欲擗地者，汗出亡阳也。

《万病回春·卷之四·眩晕》：虚极欲倒者，如坐舟车，手足冷者，脉沉细也。参附汤治真阳不足，上气喘急，气短，自汗，眩晕。

《杏苑生春·卷六·眩晕》：眩晕得近火热，或热手按之而定者，此阳虚也。

《伤寒缵论·卷下·杂篇》：所以误汗则伤阳，阳伤则邪并于气，故吐衄，呕逆，眩晕，气逆上奔。误下则伤阴，阴伤则虚阳无制，故虽发热而蜷卧，掌握不伸，皆胃气虚寒困惫之候。

《伤寒六经辨证治法·卷一·太阳上篇证治大意》：阴气上逆，虚阳无主，则发头眩。

《症因脉治·卷二·内伤眩晕·火冲眩晕》：火冲眩晕之因。《内经》有诸风掉眩，皆属肝木，言风主乎动，木旺火生，则为旋转，此五志厥阳之火上冲，而为实火眩晕之症。若肝肾之真阴不足，龙雷之火上冲清道，亦令人头旋眼黑，此阴火上冲，而为虚火眩晕之症。又有真阳不足，虚阳上浮，亦令人头目冒眩之症，此命门真火不足，而为虚阳上浮眩晕之症也。

《景岳全书发挥·卷一·传忠录》：阳虚者，火虚也，为神气不足（阳虚未可独言火虚。气属阳，阳气不能外卫，则畏寒而神不足），为眼黑头眩（有肝肾之阴不足，而肝火升腾者，不可以为阳虚）。

《齐氏医案·卷二·厥阴经证治大意》：眩晕眼花，神思恍惚者，皆阳虚而阴不胜也。

《医学集成·卷一·阳虚证论》：阳虚者，火衰其本。火亏于下，则阳衰于上。或神气昏沉，或动履困倦，或头目眩晕而七窍偏废，咽喉哽噎而呕恶气短，皆上焦之阳虚也；有饮食不化而吞酸反胃，痞满膈塞而水泛为痰，皆中焦之阳虚也。

《伤寒论汇注精华·卷六·辨厥阴病脉证篇》：若真阳外亡，身微热而多汗，或眩，眼花，神思恍惚者，皆阳虚而阴不盛也。

（三）阴虚

《素问玄机原病式·六气为病·火类·聋》：故老人之气衰，多病头目昏眩、耳鸣或聋、上气喘咳、涎唾稠黏、口苦舌干、咽嗌不利、肢体焦痿、筋脉拘倦、中外燥涩、便溺结，此皆阴虚阳实之热证也。

《杏苑生春·卷六·眩晕》：但阴虚者，其脉当见浮数，其症或燥喘，或形槁败。

《病机纂要·眼科辨症用药赋》：水少血虚多痛涩，头眩眼转属阴虚。

（四）阳虚阴盛

《证治准绳·杂病·第五册·诸风门·眩晕》：谓尺脉浮为伤肾，趺阳脉紧为伤脾，风寒相搏，食谷即眩。谓阳明脉迟，食难用饱，饱则发烦头眩。二者因脾胃虚而阳气不足，所以外见迟紧之脉，内受湿饮之郁，不足之微阳者，始与所郁之热，并而冲上于胸目也。用此比类言之，则眩运之病，非一邪而可终。

《伤寒论汇注精华·卷六·辨厥阴病脉证篇》：又常见面㿠白而肤冷，青紫成团，见于足而足不能移，见于臂而手不能举，见于腮而口不能言，且牙龈冻洌溃烂，然又时而心悸，昏眩欲绝，此为阳虚阴盛并见也。

五、辨气血

（一）气虚

《医林绳墨大全·卷之五·眩晕》：亦有醉饱房劳，损伤精血，肾家不能纳气归元，使诸气逆奔而上，此气虚而眩晕也。（《治法汇》曰：淫欲过度，肾虚不能纳气归元，使诸气奔上，宜益气补肾汤）

《万病回春·卷之四·眩晕》：劳役之人，饥寒眩晕者，脉虚弱也。补中益气汤加减。依本方加半夏、熟地黄、白芍、天麻。

《证治准绳·女科·卷之二·杂证门上·头目眩晕》：妇人头眩，由气虚风入于脑，循脉引于目系，目系急而然也。邪甚则必癫。《素问》云：头痛癫疾，下虚上实，过在足少阴、巨阳，甚则入肾。徇蒙招摇，目瞑耳聋；下实上虚，过在足少阳、厥阴，甚则在肝。下虚者，肾虚也，故肾厥则头痛；上虚者，肝虚也，故肝虚则晕。徇蒙者，如以物蒙其首，招摇不定，目眩耳聋，皆晕之状，故肝厥头痛不同也。

《伤寒绪论·卷下·头重》：若眩晕而头重不能举者，此虽夹痰，亦属气虚，导痰六君选用。

《张氏医通·卷六·神志门·悸》：夫气虚者，由阳气内微，心下空虚，内动为悸，心气不定，五脏不足。甚者，忧愁悲伤不乐，忽忽喜忘，惊悸狂眩，《千金》定志丸、《千金》茯神汤，或六君子加菖蒲、远志。

《症因脉治·卷二·内伤眩晕·气虚眩晕》：气虚眩晕之因。大病久病后，汗下太过，元气耗散；或悲号引冷，以伤肺气；曲运神机，以伤心气；或恼怒伤肝，郁结伤脾，入房伤肾；饥饱伤胃，诸气受伤，则气虚眩晕之症作矣。

《医宗金鉴·卷九十·眩晕》：伤损之证，头目眩晕，有因服克伐之剂太过，中气受伤，以致眩晕者；有因亡血过多，以致眩晕者。

《杂病源流犀烛·卷二十九·腿股膝膑踝足病源流》：倦怠眩晕，中气虚也。

《琅嬛青囊要·卷之二·论气血》：非风、运眩、掉摇、昏愦者，总缘气虚于上。经曰：上气不足，脑为之不满，头为之苦，倾目为之苦眩。又曰：上虚则眩。其明训也。凡微觉是证，即以大补元气煎或十全大补汤之类治之，否则卒倒之渐所由至也。丹溪云：无痰不作运。岂运眩者必皆痰证耶？此言最为偏狙，学者因证而酌其中可也。

（二）血虚

《女科济阴要语万金方·治杂症》：妇人患风头者，十居其半，每发必掉眩，如在车船上，皆因血虚，外有风邪乘之耳。

《药症忌宜·肝虚（十证）》：目黑暗眩晕，属血虚，兼肾水真阴不足。

《症因脉治·卷之二·内伤眩晕·血虚眩晕》：血虚眩晕之因。阳络伤，则血外溢上逆。阴络伤，则血内溢下泄。凡此亡血成虚，而为眩晕者。又有焦心劳思，忧愁郁结，心脾伤而不能生血；或恼怒伤肝，肝火内动，而煎熬血室。此阴血内耗，血海干枯，而为眩晕者也。

《杂病源流犀烛·卷十七·诸血源流》：一切去血过多，则必致眩晕闷绝，以虚故也。（宜大剂芎归汤煎服救之，全生活血汤、生地芩连汤亦佳）

《血证论·卷六·晕痛》：头晕痛虽是两病，失血之人，往往兼见二证。由于血虚，则风动而眩，火动而晕。

《金匮发微·卷之二·血痹虚劳病脉证并治第六》：目之瞳仁，视脑气盈虚为出入，脑气以精血两竭而虚，故目眩（此与痰饮之眩、少阳病之眩不同），此与历节之头眩同。

（三）瘀血

《伤寒绪论·卷下·吐血》：凡见眼闭唇红，神昏语短，眩冒迷妄，烦躁漱水，惊狂谵语，背寒足冷，四肢厥逆，胸腹急满，便黑溺频，皆瘀血证也。不必悉具，但见一二证，便宜犀角地黄汤。

（四）气血两虚

《千金翼方·卷第十五补益·叙虚损论第一》：一曰气极，气极令人内虚，五脏不足，外受邪气，多寒湿痹，烦满吐逆，惊恐头痛。二曰血极，血极令人无色泽，恍惚喜忘，善惊少气，舌强喉干，寒热，不嗜食，苦睡，眩冒喜瞋……热气为病，则恍惚闷乱，长如眩冒。

《仁斋直指方论·卷之十一·眩运·眩运方论》：吐衄漏崩，肝家不能收摄营气，使诸血失道妄行，此眩运之生于血虚也，又明矣。以致新产之后，血海虚损，或瘀滞不行，皆能眩运，是可不推寻致病之因乎？

《杏苑生春·卷六·眩晕》：欲知其详，当辨其症。如气虚，其脉当见濡弱弦微，其症或精神短少，无力以动。如血虚者，其脉当见芤涩细少，其症或大便燥结，或不华色。

（五）气血上逆

《丹溪心法·卷四·头眩六十七》：茯苓桂枝白术甘草汤治气上冲胸，战摇眩晕。

《医级·杂病卷之三·脾约》：气冲而时眩旋，扎裹乃可（下闭不通则气上冲，而时为头目眩旋，故必喜裹扎其头，庶觉安可）。

六、辨虚实

《伤寒直格·卷上·经络病证》：虚则善悲，时眩仆，胸腹、胁下与腰背相引而痛，目黄，胁痛，臑后廉痛，掌中热。

《袖珍方·卷之二行·气·秘传降气汤》：上盛则头目昏眩，痰实呕逆，胸膈不快，咽干喉燥；下虚则腰脚无力，小便频数，又或大便秘涩。

《医林绳墨大全·卷之五·眩晕》：其症发于仓卒之间，首如物蒙，心如物扰，招摇不定，眼目昏花，如立舟船之上，起则欲倒，恶心冲心，呕逆奔上，得吐少苏，此真眩晕也。宜以二陈汤加厚朴、香附、白术、炒黑干姜之类。又有体虚之人，外为四气所感，内因七情所伤，郁结成痰，令人一时眩晕者有之。但目暗口噤，头痛项强，手足厥冷为验，亦宜前方加当归，有火者加姜汁、炒山栀，有热者加酒炒黄芩。

《证治准绳·杂病·第五册·诸风门·眩晕》：刘宗厚以眩晕为上实下虚所致，而又明之曰，所谓虚者，血与气也。所谓实者，痰涎风火也。是固然矣。然《针经·胃风篇》云：上虚则眩。又《五脏生成篇》云：徇蒙招尤，目瞑耳聋，下实上虚。蒙，昏冒也；招，摇掉也；瞑，黑眩也，即眩运之证。则刘氏所称，无乃与之冰炭乎？盖知虚者正气虚，实者邪气实，邪之所凑，其气必虚，留而不去，其病为实。则虚即实，实即虚，何冰炭之有。然亦当从寸部以定虚实。上虚者，以鹿茸法治之。上实者，以酒大黄法治之。《本事方》治虚风头旋，吐痰涎不已，以养正丹主之，称其升降阴阳，补接真气，非止头旋而已。严氏云：世所谓气不归元，而用丹药镇坠、沉香降气之法。盖香窜散气，丹药助火，其不归之气，岂能因此而复耶！《内经》云：治病必求其本。气之归，求其本，而用药则善矣。

《医林正印·卷三·眩运》：凡眩运，上实下虚所致。所谓下虚者，血与气也；上实者，痰火泛上也。急则治痰火，缓则补元气。

《景岳全书·入集·一卷·传忠录（上）》：凡眩运者，或头重者，可因之以辨虚实。凡病中眩运，多因清阳不升，上虚而然。如丹溪云：无痰不作运。殊非真确之论。但当兼形气，分久暂以察之。观《内经》曰：上虚则眩，上盛则热痛，其义可知。

《景岳全书·理集·十七卷·杂证谟·眩运》：眩运一证，虚者居其八九，而兼火兼痰者不过十中一二耳。原其所由，则有劳倦过度而运者，有饥饱失时而运者，有呕吐伤上而运者，有泄泻伤下而运者，有大汗亡阳而运者，有眴目惊心而运者，有焦思不释而运者，有被殴被辱气夺而运者，有悲哀痛楚、大叫大呼而运者，此皆伤其阳中之阳也；又有吐血、衄血、便血而运者，有痈脓大溃而运者，有金石破伤、失血痛极而运者，有男子纵欲、气随精去而运者，有妇女崩淋、产后去血而运者，此皆伤其阴中之阳也；再若大醉之后，湿热相乘而运者，伤其阴也；有大怒之后，木肆其强而运者，伤其气也；有痰饮留中，治节不行而运者，脾之弱也，此亦有余中之不足也。至若年老精衰，劳倦日积而忽患不眠，忽若眩运者，此营卫两虚之致然也。由此察之，虚实可辨矣。即如《内经》之言，亦无非言虚，而何后世诸家每多各逞臆说，其于病情经义，果相合否？指南若北，后学能无误乎？因摘其尤者，悉之如下。

头眩有大小之异，总头眩也，于此察之，可得虚实之情矣。何以言之？如今人之气禀薄弱者，无论少壮，或于劳倦，或于酒色之后，或忽有耳鸣如磬，或头眩眼黑，倏顷而止者，乃人所常有之事。至于中年之外，多见眩仆卒倒等证，亦人所常有之事，但忽运而忽止者，人皆谓之头运眼花，卒倒而不醒者，人必谓之中风中痰。不知忽止者，以气血未败，故旋见而旋止，即小中风也；卒倒而甚者，以根本既亏，故遽病而难复，即大头眩也，且必见于中年之外，而较之少壮，益又可知。于此察之，则其是风非风，是痰非痰，而虚实从可悟矣。何今人不识病机，但见眩仆不语等证，无不谓之风痰，而非消即散，吾恐几微之气，有不堪再加铲削矣，深可悲也。

《脉理正义·卷之四类症下杂病脉·评眩晕脉法第二十三》：其虚者，谓精气伤败，不能制火，或中土虚衰，不能堤防下气之逆，致令龙雷之火上冲。朱丹溪所以治男子昏晕吐痰、脉散大而缓，重按无力者，用参、术、归、芪煎汤，下黄柏丸，期年而平。戴复庵有酒煎鹿茸及茸珠丸之法也。辨其内外之因，察其虚实之原，思过半矣。或言外感多实，内因多虚者，亦不尽然。夫风寒之症，一有眩晕，则汗下俱不可施，只可解肌化痰。李东垣治范天騋内子，因感寒闷晕，众医散之下之愈甚，东垣补之，乃安也。肥实人素有痰疾，因怒动火而眩晕者，则化痰降火为先也。大抵虚眩，虽一身无主，而中自惺然；实眩，则每不知人也。

《医宗必读·卷之一·疑似之证须辨论》：盖积聚在中，实也，甚则嘿嘿不欲语，肢体不欲动，或眩晕昏花，或泄泻不实，皆大实有羸状也。

《宝命真诠·四卷症治·先哲格言》：如积聚在中，实也，甚则嘿嘿不欲语，肢体不欲动，或眩晕昏花，或泄泻不实，此至实有羸形也。

《四诊抉微·卷三·问诊·十问篇》：凡眩运者，或头重者，可因之以辨虚实。凡病中眩运，多因清阳不升，上虚而然。如丹溪云：无痰不作运。殊非真确之论，但当兼形气，分久暂以察之。观《内经》曰：上虚则眩，上盛则热痛。其义可知。至于头重，尤属上虚。经曰：上气不足，脑为之不满，头为之苦倾。此之谓也。

《瞻山医案·卷一·眩晕》：经言上虚则眩，然上虚却又有因于中下者，即以此证，乃阴中之阳虚亦病眩晕，是下虚亦病眩晕也。

《杂症会心录·上卷·眩晕》：其症面赤耳热，口干不渴，烦躁不寐，寒热往来，大便秘而小便赤，其脉或弦细而数，或弦大而数，或细涩而数，无非精血受亏，阴虚为病，盖蒂固则真水闭藏，根摇则上虚眩仆，此阴虚之晕也。

《医级·杂病卷之三·眩晕》：眩先晕至，仆继晕兴（眩者，晕之轻者也；晕即眩之甚者也，故昏仆继之）。眩虽恍冒难支，多虚间实（眩者多上虚，然风痰火饮之类亦多眩病）。

《琅嬛青囊要·卷之一·论眩晕条》：眩运虽有大小之异，而一言以蔽之，曰：头眩特其间不无虚实之分焉尔。奚以言之？如气禀薄弱之夫，无论少壮，或于劳倦，或于酒色之后，多有耳鸣鞭铎，银海生花，忽然而来，俄顷而止者，此人生所常有之事。至于中年以后，或有时眩仆猝倒等证，亦人生所必有之事。但忽运而忽止者，人皆谓之头运眼花；而猝倒而不醒者，人必谓之中风痰厥。殊不知忽运者，以气血未散，故旋见而即止，即小中风也；猝倒者，以根本既亏，故遽病而难愈，即大头眩也。且必见之于中年之外，则较之少壮，抑又可知。于此观之，则其似风非风，似痰非痰，虚实从可悟矣。不察其病机之何，若但见有眩仆不语等证，无不谓之风痰，而非消即散，吾恐几希之气有不堪，再加铲削者，已深可哀也。

《针灸逢源·卷六论治补遗·头旋》：头眩目花，身转耳聋，如立舟车之上，起则欲倒，此虚极乘寒也。或七情郁而生痰动火，随气上厥，此七情致虚也。酒色过度，肾虚不能纳气归元，使气逆奔而上，此气虚也。吐衄崩后，或产后失血，脾虚不能收摄营气，使诸血失道妄行，此血虚眩晕也。

《脉学类编·切脉论证》：眩晕一证，虚者居其八九，而兼火兼痰者，不过十中一二耳。原其所由，则有劳倦过度而晕者，有饥饱失时而晕者，有呕吐伤上而晕者，有泄泻伤下而晕者，有汗过亡阳而晕者，有眴目惊心而晕者，有焦思不释而晕者，有被殴被辱，气夺而晕者，有悲哀痛楚，大叫大呼而晕者，此皆伤其阳中之阳也……至若老年精衰，劳倦日积，而忽患不眠，忽苦眩晕者，此营卫两虚之致然也。由此察之，虚实可辨矣。

眩晕

七、辨痰饮

（一）痰饮

《全生指迷方·卷三·眩晕》：若头眩，发则欲呕，心下温温，胸中如满，由胸上停痰，胃气不流行，盘郁不散，气上腾入脑，脑满则眩，关脉沉弦，或谓之痰眩，旋覆花丸主之。

《三因极一病证方论·卷之二·四气兼中证论》：素蓄痰涎，随气上厥，使人眩晕，昏不知人，半身不遂，口眼㖞斜，手足弹曳者。故有中气中痰之别，犹当详辨，毋使混滥。

《儒门事亲·卷十一·妇人风门》：凡妇人头风眩运，登车乘船眩运，眼涩，手麻发脱，健忘喜怒，皆胸中宿痰所致。

《罗太无口授三法·头眩》：此元气虚而有痰也。亦有夹火者，火动其痰也。又有无痰而作眩晕者，虚火上升耳。

《医学纲目·卷十一肝胆部·癫痫》：癫痫，即头眩也。痰在膈间，则眩微不仆。痰溢膈上，则眩甚仆倒于地，而不知人。

《针灸集书·卷之上·腧穴治病门类·喜唾》：积者是饮食包结不消，聚者是伏痰结而不化，痰伏在上膈，主头目眩痛，多自涎唾，或致潮热。

《质疑录·论无痰不作眩》：风火之眩晕属外感，三虚之眩晕本内伤。其云痰而作眩者，必内外合邪而后痰聚而为害，非竟主乎痰而可以为眩也。

《医学启蒙汇编·卷之二·头眩注释》：大抵无痰不作眩，有因寒痰湿痰者，有因热痰风痰者，有因气虚夹痰，血虚夹痰者，种种不一。然寒痰湿痰而作眩者，必因外感寒湿，或因内伤生冷也；热痰风痰而作眩者，必因外感风暑，或因内动七情也；气虚眩晕者，或因酒色过度，肾经不能纳气归元，气逆奔上而作也；或因脾胃虚弱，不能多食，兼之呕吐泻泄而作也；血虚眩晕者，男子每因吐血下血，女人每因血崩产后而作也。病症不一，治亦当因症而疗之。

《冯氏锦囊秘录·杂证大小合参·卷六·方脉头眩晕合参》：头眩之症，多主于痰，中风之渐也。有因寒痰、湿痰、热痰、风痰；有因气虚夹痰；有因血虚夹痰。夫寒痰湿痰作眩，或因外感寒湿，或因内伤生冷；热痰风痰作眩，或因外感风暑，或因内动七情；气虚眩晕，或因脾虚，不进饮食，或因胃弱呕吐泄泻，血虚眩晕，男子每因吐血下血，女子每因崩中产后。

《冯氏锦囊秘录·杂证大小合参·卷七·方脉腰痛合参》：有属痰流注者，脉沉滑或弦，腰脐一块，互换作痛，及恶心头眩者痰也。

《症因脉治·卷二·内伤眩晕·痰饮眩晕》：痰饮眩晕之因。饮食不节，水谷过多，胃强能纳，脾弱不能运化，停留中脘，有火者则煅炼成痰，无火者则凝结为饮。中州积聚，清明之气窒塞不伸，而为恶心眩晕之症矣。

《伤寒大白·卷二·头眩》：大凡眩晕之症，一见呕吐，即为痰饮食滞，急用保和平胃二陈汤。

《医方一盘珠·卷之一·耳病门》：头晕目眩，眉心或痛，而耳闭者，痰也。宜用六君子汤加细辛、白芷、石菖蒲。

《成方切用·卷九上·除痰门·半夏白术天麻汤》：痰逆则上实，故令头痛目眩，眼前见黑色也。

《杂病源流犀烛·卷十二六淫门·风·中风源流》：中风痰盛，语涩眩昏。

《杂病源流犀烛·卷二十五身形门·身形·头痛源流·眩晕》：有由内因者，曰痰饮眩晕，眩而呕吐，头重不举，是痰。（宜清晕化痰汤）

《金匮要略浅注补正·卷五·痰饮咳嗽病脉证治第十二》：动则水气荡漾，其变态无常，或头旋转，目冒眩、心动悸，诸症皆随其所作也。

《脉说·上卷·附察色节要》：痰饮上干于头，则眩晕呕吐痰水。血燥风动，亦眩晕头痒头偏疼。

（二）风痰

《坤元是保·卷上·杂症》：头风多半属痰，无痰不能作眩，虽由风起，必以痰成。

《妇人大全良方·卷六·妇人风痰方论第十五》：夫妇人风痰者，由脏腑风冷，水饮停积在于胸膈所成也。人皆有痰，少者不能为妨，多者成患。但胸膈有痰饮，渍于五脏，则令眼晕，亦令头眩、头痛也。

《万病回春·卷之四·眩晕》：忽时眩晕倒者，是风痰，脉浮滑也。二陈汤加减。

《杂病源流犀烛·卷二十五身形门·身形·头痛源流·眩晕》：风痰闭壅眩晕，必胸膈痞塞，项急，肩背拘倦，神昏多睡，或心忪烦闷而发。（宜天麻五钱，川芎二两，蜜丸芡子大，食后清茶嚼下一丸，名天麻丸）

《医学举要·卷二·时邪合论》：脉浮而滑，发热而背寒，或头眩而呕吐，此风痰症也。

（三）痰火

《坤元是保·续集·坤元是保续集备考》：心胸嘈杂眩晕，痰火怔忡，欣斯治矣。

《诸症辨疑·三卷·眩晕怔忡》：人之清阳居上，浊阴居下，何晕怔忡之有？盖因中气有伤，七情郁结，使清气下陷，浊气上升，乱于头部，主头旋目暗，或时耳聋，或耳鸣之症。浊气乱于心胸，此火居上，痰在下，怔忡健忘作矣。然其清气、谷气，另名浊气者，温热痰火也。

《一得集·卷中·桑观察痰火上攻上实下虚治案》：厥阴风火内旋，蒸腾津液，如云雾之上升，清阳不利，则为眩晕。

（四）湿痰

《证治汇补·卷之四上窍门·头风章》：血虚者，朝轻夕重；气虚者，朝重夕轻。风热痛者，遇热则发；风湿痛者，阴雨则甚。湿痰痛者，绵密无间、眩晕吐逆；火郁痛者，喜暖畏光、面赤口渴。

（五）寒痰

《儒门事亲·卷四·风八》：头风眩运，手足时复麻痹，胃脘发痛，心腹满闷，按之如水声，可用独圣散吐之，吐讫可服辛凉清上之药。仲景曰：此寒痰结于胸中之致然也。

（六）虚痰、实痰

《杂症会心录·上卷·眩晕》：头重眼花，脑转眩冒，倦怠嗜卧，食饮不甘，脉象缓滑，无非疲劳过度，虚痰为虐。盖清升则浊阴下走，气滞则津液不行，此虚痰之晕也。

若实痰眩晕者，其症实而脉实，其积热在阳明，其阻塞在经络，其郁遏在肠间，无非风火结聚，积痰生灾。盖液凝则浊阴泛上，饮停则火逆上升，此实痰之晕也。

八、辨形体

（一）肥白人

《医学正传·卷之四·眩运》：《内经》曰，诸风掉眩，皆属肝木。又曰，岁木太过，风气流行，脾土受邪，民病飧泄食减，甚则忽忽善怒，眩冒颠疾。虽为气化之所使然，未必不由气体之虚衰耳。其为气虚肥白之人，湿痰滞于上，阴火起于下，是以痰夹虚火，上冲头目，正气不能胜敌，故忽然眼黑生花，若坐舟车而旋运也，甚而至于卒倒无所知者有之。丹溪所谓无痰不能作眩者，正谓此也……大抵人肥白而作眩者，治宜清痰降火为先，而兼补气之药。

《万病回春·卷之四·眩晕》：肥人头眩者，属气虚湿痰也。四君子汤治气虚湿痰头眩。

《沈氏女科辑要·卷上·养胎》：体肥痰盛，呕逆眩晕者，非二陈豁之不安。

《沈氏女科辑要笺疏·卷中·胎动不安》：痰气阻滞，体肥呕逆眩晕者，宜二陈。

《雪堂公医学真传·卷二·眩晕歌》：眩晕不是寻常样，恍如人立舟车上（状眩晕之象）。火痰为实劳色虚，亦或食伤致震荡（提火、色、痰、劳、虚、实为纲领）。形肥脉滑定由痰，方取导痰（汤）亦克戡（此言晕之由痰者）。

（二）黑瘦人

《医学正传·卷之四·眩运》：若夫黑瘦之人，躯体薄弱，真水亏欠，或劳役过度，相火上炎，亦有时时眩运，何湿痰之有哉……人黑瘦而作眩者，治宜滋阴降火为要，而带抑肝之剂。抑考《内经》有曰：风胜则地动。风木太过之岁，亦有因其气化而为外感风邪而眩者，治法宜祛风顺气，伐肝降火，为良策焉。外有因呕血而眩冒者，胸中有死血迷闭心窍而然，是宜行血清心自安。医者宜各类推而治之，无有不痊者也。

《万病回春·卷之四·眩晕》：瘦人头眩者，属血虚痰火也。四物汤加减治血虚痰火头眩。

《金匮玉函经二注·卷之十二·痰饮咳嗽病脉证并治第十二》：瘦人，火木之盛，为水邪抑郁在阴，不得升发，鼓于脐下作悸；及至郁发，转入于阳，与正气相击，在头为眩，在筋脉为痉、为神昏。

《古今医诗·第十四卷·五苓散治水诗》：瘦人木火之气盛，今以水饮（火）郁（于）阴中。夹其阴邪鼓脐悸（音忌，动也），冲胃吐涎势不穷。直上头目为癫眩，五苓散方正有功。（屠南洲曰：《寓意草·论五苓散》）

《雪堂公医学真传·卷二·眩晕歌》：寸脉数兮形又瘦，大黄散与元（参）苓参（此言眩晕之由火者）。

九、辨发病时间

（一）晨昏

《医林正印·卷三·眩运》：凡早起眩运，须臾自定，日以为常者，属阳虚，补阳则止。或胃有老痰亦然，宜滚痰丸。其日晡而作，顷之而定，亦日以为常者，属阴虚，滋阴则止。

（二）四时

《程杏轩医案·辑录·叶震先兄肝风眩晕》：平昔嗜饮醪醴伤阴，足间常患流火，行步振掉，皮肉干瘠，春来渐有眩晕之象，肝风勃勃内动，加以阴络之血，又从痔孔内溢，淋漓不已，将何以荣筋泽肉乎。

十、辨经络

《素问·卷第三·五脏生成篇第十》：徇蒙招尤，目冥耳聋，下实上虚，过在足少阳、厥阴，甚则入肝。腹满䐜胀，支膈胠胁，下厥上冒，过在足太阴、阳明。

《素问·卷第十二·厥论篇第四十五》：巨阳之厥，则肿首头重，足不能行，发为眴仆。

《灵枢经·卷之三·经脉第十》：肺手太阴之脉，起于中焦，下络大肠，还循胃口，上膈属肺，从肺系横出腋下，下循臑内，行少阴、心主之前，下肘中，循臂内上骨下廉，入寸口，上鱼，循鱼际，出大指之端。其支者，从腕后直出次指内廉，出其端。是动则病肺胀满，膨膨而喘咳，缺盆中痛，甚则交两手而瞀，此为臂厥。

《素问悬解·卷五·病论·厥论（三十五）》：足太阳经行身之背，起目内眦，自头走足，巨阳之厥，经气上逆，则首肿头重，足不能行。上实下虚，发为眩晕，而颠仆也。

十一、辨病势

（一）辨轻重

《难经·第二十四难》：三阴气俱绝者，则目眩转目瞑；目瞑者，为失志；失志者，则志先死。死，即目瞑也。

《金匮玉函经·卷四·辨少阴病形证治第八》：少阴病，下利止，而头眩，时时自冒者死。

《中藏经·卷第二·论肝脏虚实寒热生死逆顺脉证之法第二十二》：肝之病旦喜，晚甚，夜静。肝病则头痛，目眩，肢满，囊缩，小便不通，十日死。

《脉经·卷五·扁鹊阴阳脉法第二》：阳明之脉，洪大以浮，其来滑而跳，大前细后，状如蝌蚪，动摇至三分以上。病眩头痛，腹满痛，呕，可治，扰即死。

《针灸甲乙经·卷之六·五脏传病大论第十》：病先发于肝，头痛目眩，胁支满。一日之脾而闭塞不通，身痛体重，五日之胃而腹胀，三日之肾，腰脊少腹痛，胻酸。三日不已，死。冬日中（《素问》作日入），夏早食。

《增补内经拾遗方论·卷之四·风痹第五十二主风》：夫风伤于卫，故令人痹，而汗出如淫泺然，足如履冰上之寒，足如入汤中之热，是以股胫汗出。更淫泺心烦头痛，时或呕，时或闷，眩已而汗出。久则目常眩，悲以好恐，短气而心中不乐，病不可已，三年之内必死也。

《永类钤方·卷二·伤寒眩晕》：伤寒发汗多，头眩汗出，筋惕肉瞤为逆。

《万病回春·卷之四·眩晕》：若泄泻多而眩晕，时时自冒者，难治也。头旋眼黑，如在风云中者，乃胃气虚，停痰而致也。半夏白术天麻汤。

《郁冈斋医学笔麈·卷下·治肝补脾》：肝病头目眩，胁支满，三日体重身痛（肝木传脾土）……心先病心痛，次传于肺，或咳或喘；次传于肝，或胁痛或头眩；次传于脾胃，或闭塞不通，或身痛体重，或胀或泄；次传于肾、膀胱，或少腹腰脊痛胻酸，或背膂筋痛小便闭，如此者必死无疑，累验有准。

《雪潭居医约·八卷药症忌宜·火》：猝眩仆，九窍流血，多不治。

《伤寒缵论·卷上·少阴上篇》：少阴病，下利止而头眩，时时自冒者死。下利既止，其人似可得生，乃头眩，时时自冒者，复为死候。盖人身阴阳相为依附者也，阴亡于下，则诸阳之上聚于头者，纷然而动，所以头眩，时时自冒，阳脱于上而主死也。可见阳回利止则生，阴尽利止则死矣。

《伤寒论集注·伤寒论卷第五·辨痓湿暍病脉证》：病剧者，致言乱、目眩者，乃神明血气内乱，故死。

《脉诀阐微·第四篇》：眩冒见浮滑而相宜，沉涩者重。

《张氏医通·卷六·痿痹门·痹》：眩已汗出，久则目眩，悲以喜恐，短气不乐，不出三年死也。

《叶氏医效秘传·卷二·伤寒诸证论·头眩》：有太阳漏汗不止而头眩，有阳明风病善食而头眩，有汗、吐、下后气虚而头眩，有素因怯弱血少而头眩，有火载痰上而头眩，有正气虚脱而头眩，有妇人经水适来而头眩，有易病真元耗夺而眩运，轻则起方眩运，重则卧亦旋转矣。

《医宗金鉴·卷三十七·目眩耳聋》：目眩而神昏言乱，乃神散气脱之候，故曰不能生也。

《伤寒论纲目·卷二·头眩郁冒》：剧者言乱目眩，必死之症也。

《大方脉·伤寒辨证篇卷二·辨别诸证·目眩耳聋》：若因汗吐下三法失宜，致变诸逆，甚者目眩而神昏乱言，乃神散气脱之候，则难救矣。

《琅嬛青囊要·卷之二·伤寒诸证》：伤寒少阴证，下利虽止，而头眩昏晕者，亦是死证。盖阳虽回而阴已绝，下多亡阴，竟至阴绝，阴绝而诸阳之上聚于头者纷然变动，所以眩运。

《斠山草堂医案·上卷·眩晕》：真水枯耗，虚阳上浮，不时眩晕欲倒，六脉空豁，殊可惧也。

《灵素节要浅注·卷五·生死》：肝病头目眩，胁支满，三日体重身痛，五日而胀，三日腰脊少腹痛（肾病）、胫酸，三日不已，死。

（二）辨缓急

《雪堂公医学真传·卷一·问因赋》：虚陷之晕除来，风火之眩候有。

《温热经纬·卷二·仲景疫病篇》：但头眩者，阳气不能上达也。热渐衰病渐轻，故愈日渐速也。

《医学摘粹·四诊要诀·问证·附录十问歌》：暴眩为风火与痰，渐眩为土虚气陷。

（三）辨传变

《金匮玉函经·卷六·辨发汗吐下后病形证治第十九》：伤寒吐下、发汗，虚烦，脉甚微，八九日，心下痞坚，胁下痛，气上冲咽喉，眩冒，经脉动惕者，久而成痿。

《证治汇补·卷之一·提纲门·中风章》：平人手指麻木，不时眩晕，乃中风先兆，须预防之。

《张氏医通·卷五·诸痛门·头痛》：有风痰头痛，发时面颊青黄晕眩，目不欲开，懒言身体重，兀兀欲吐，此欲成头风也。二陈汤加胆星、天麻、蝎尾。

《斠山草堂医案·上卷·中风》：下元虚损，浮阳上扰，不时足软肢麻，肩背憎寒，头眩多汗，六脉沉微不振，防有猝中之患。

《斠山草堂医案·下卷·惊悸怔忡》：水不足而火上炎，心不宁而神恍惚，头眩时作，此怔忡之渐也。急切不能奏效。

《王旭高临证医案·卷二·肝风痰火门》：脾弱不能运化饮食精微而生痰浊，痰浊为风阳煽动，上盛下虚。轻则眩晕摇颤，气升呕逆，重则癫狂昏仆，与中风同类。

（四）辨病程

《金匮钩玄·卷第一·头眩》：属痰，无痰则不能作眩。属火，痰因火动。又有湿痰者、有火多者，左手脉数，热多。脉涩，有死血。右手脉实，痰积。脉大，必是久病。

《丹溪先生医书纂要·卷二·第三十四眩晕》：左手脉数，热多；脉涩，有死血。右手脉实，有痰积，脉大是久病。（一云久病之人气血虚而脉大，痰浊不降而眩）

《张氏医通·卷六·痿痹门·百合》：脉数血热，则心火上炎，不下交于肾，而膀胱之经亦不得引精于上，上虚则溺时溅然头眩，甚则为头痛，以此微甚，可卜其愈日之远近也。

十二、病证鉴别

（一）郁冒

《赤水玄珠·第十九卷·郁冒不仁》：凡头目眩晕，非郁冒也，盖眩晕为轻，郁冒为重。

《医学入门·卷之三·伤寒》：郁冒不仁不省。郁，乃气不舒；冒，乃神不清，俗谓之昏迷也。经曰：诸虚乘寒则为厥。郁冒不仁，言寒气乘虚中人，如物蒙罩其首，恍惚不省人事，比之眩晕更重。太阳少阳病，头痛眩冒，时如结胸痞硬者，人参三白汤加川芎、天麻。吐下虚烦气冲，眩冒身摇者，茯苓桂术甘草汤。少阴证，脉沉迟，面微赤，身微热，下利清谷者，必郁冒汗出，理中、四逆汤，甘草干姜汤选用。血虚者，人参养荣汤加天麻。如不利止，头眩，时时自冒者难治。

《金匮要略心典·卷下·妇人产后病脉证治第二十一》：郁冒，神病也；亡阴血虚，阳气遂厥，而寒复郁之，则头眩而目瞀也。

（二）中风

《医方一盘珠·卷之三·眩晕门》：眩晕不是寻常样，恍如人立舟车上，恰似中风非是风，两目昏昏或耳聋。

《中西汇通医经精义·下卷·诸病所属》：眩是昏晕，凡昏花妄见，头目旋转，皆是肝开窍于目，故有此病也。西医谓目眩惑昏花，痉痫抽掣，皆脑髓筋为病，谓目系通脑，故昏眩。

《中风斠诠·卷第一·中风总论·第三节论昏瞀猝仆之中风，无一非内因之风》：脉弦实强，则肝气横逆莫制，故为善怒、为眩晕、为昏冒，阳气上浮，直达颠顶，谓非脑神经之病而何……厥为颠顶之疾，一句道破，直与西学血冲脑经同符合撰。唯其气火大浮，有升无降，故脉浮且散，当为眩晕昏仆之病。

（三）厥证

《素问·卷第十三·大奇论篇第四十八》：暴厥者，不知与人言。

《灵枢经·卷之六·五乱第三十四》：乱于臂胫，则为四厥；乱于头，则为厥逆，头重眩仆。

【评述】

从历代文献记载看，前人主要通过四诊合参获取疾病信息，从内外、脏腑、阴阳、虚实等不同角度进行分析，探究病变的内在机制，明确疾病的证候类型，从而为治法的确立提供依据。四诊中，历代医家尤为重视脉诊的应用，强调临病之际宜详以脉证辨之。如多种文献中记载，中伤风寒暑湿在三阳经，皆能眩人，风则脉浮而有汗，寒则脉紧而挛痛，暑则脉虚而烦闷，湿则脉细而重著。气郁生涎而晕者，多令人眉棱角痛，眼不可开，寸脉多沉。

关于眩晕与脏腑的关系，从历代文献记载来看，与五脏皆有关系，但以肝、心、肾、脾及胆胃最为密切。《素问·至真要大论》"诸风掉眩，皆属于肝"的认识，对后世影响最为深远，直到今日仍是眩晕脏腑辨证的主要理论依据。《类经》指出："肝为东方之脏，其藏血，其主风，血病则无以养筋，筋病则掉眩强直之类，诸变百出。此皆肝木之化，故云皆属于风。"《备急千金要方》率先从心论治风眩之病，指出风眩之病起于心气不定，胸上蓄实，痰热相感而动风所致。受《内经》"上气不足"病机说的影响，后世医家从"脾主升清"的角度，提出人体清阳之气有赖中焦阳气升发，若脾气不升则头目昏眩。此外，若饮食失宜，脾胃受损，湿聚成痰，痰浊上蒙清窍，易发为眩晕，伴有四肢懒倦，痰吐沃沫，纳呆少食等表现。肾主藏精，精主骨生髓，由于年老体弱或劳逸失度，均可导致肾精亏虚，不能荣养髓海，或肾阴虚，肝阳无制而化风，出现头晕目眩。眩晕的病因病机复杂，病变脏腑亦常见多脏共病，如怒气不节，肝木不平，邪来脾胃，则见头眩伴心腹胀满，呕逆，脉来浮弦；心脾阳气不振，津液水湿，混化为饮，上溢胸膈，膈火上焰，则病眩冒。

《伤寒杂病论》虽未列眩晕专病，但三阴三阳病及杂病中与眩晕有关的条文较多。后世医家在此基础上，对眩晕的病因病机进行了探讨，逐渐形成了眩晕的六经辨证体系。太阳病眩晕，为水阻阳气不升；阳明病眩晕，为清阳不升，浊气上犯；少阳病眩晕，为枢机不利，多伴见口苦咽干；少阴病眩晕，多为阳虚水泛；太阳与少阳二阳之经脉，皆起于目而行于头，受邪则目或旋晕而眩，头如复戴而冒。《伤寒论》《金匮要略》的方证，为从痰论治理论的提出与实践奠定了基础。

眩晕阴阳辨证的主要依据是致病原因与证候表现，如发汗过多引发眩晕则为阳虚，可见心下悸、头眩、身𥆨动、振振欲擗地；又有命门真火不足，虚阳上浮，亦令人头目冒眩；阳虚之证又有中上焦之分，或神气昏沉，或动履困倦，或头目眩晕而七窍偏废，咽喉哽噎而呕恶气短，皆上焦之阳虚也；有饮食不化而吞酸反胃，痞满膈塞而水泛为痰，皆中焦之阳虚也。老人之气衰，多病头目昏眩，耳鸣或聋，上气喘咳，中外燥涩，皆阴虚阳实之热证。

眩晕以虚证居多。外感致病者多实证，劳倦过度、饥饱失时、大汗亡阳、老年精衰等致病者多为虚证。所谓虚者，血与气不足。所谓实者，主要为痰涎风火。又有体虚之人，外为四气所感，内因七情所伤，郁结成痰，则为虚实夹杂之证。《症因脉治》指出气虚眩晕，多见于大病久病后，汗下太过，元气耗散；或悲号冷引，以伤肺气；曲运神机，以伤心气；或恼怒伤肝，郁结伤脾；入房伤肾，饥饱伤胃，诸气受伤，则气虚眩晕之症作矣。血虚之证多因失血或过劳所致，其脉当见芤涩细少，其症或大便燥结，或不华色。

古人有"无痰不作眩""治痰为先"的理论认识，但痰不仅是致病原因，还是机体津液代谢

眩晕

障碍的病理产物。因此，痰饮为病多虚实夹杂，亦多兼夹风、火等邪气。眩晕风痰之证，多见胸膈痞塞，项急，肩背拘倦，神昏多睡，或心忪烦闷而发，脉多脉浮滑；眩晕痰火之证，多见心胸嘈杂，怔忡；湿痰者，眩晕伴见吐逆。虚痰之晕，常见头重眼花，脑转眩冒，倦怠嗜卧，食饮不甘，脉象缓滑；实痰之晕，积热在阳明，郁遏在肠间，无非风火结聚，积痰生灾，常见眩晕，便干，舌红苔黄腻，脉实。

眩晕的辨证论治还体现出因人制宜、因时制宜的特色，气虚肥白之人，湿痰滞于上，阴火起于下，是以痰夹虚火，上冲头目，正气不能胜敌，故忽然眼黑生花，多见脉滑；黑瘦之人，躯体薄弱，真水亏欠，或劳役过度，相火上炎，亦有时时眩晕，多见脉数。早起眩运，须臾自定，日以为常者，属阳虚，补阳则止；其日晡而作，顷之而定，亦日以为常者，属阴虚，滋阴则止。

由于致病原因、患者体质等多重因素的影响，眩晕病发病时病情轻重缓急、传变均有不同。轻者体位变化时头晕，重则不能站立，躺卧亦头旋。眩晕伴有神昏乱言，乃神散气脱之候，则难救矣；眩晕见脉沉涩者重。眩晕发病急，多为风火与痰；眩晕逐渐加重，多为土虚气陷。患者不时眩晕，出现手指麻木，乃中风先兆，须预防之。

眩晕的病证鉴别主要收录了郁冒、中风两种。眩晕与郁冒的根本区别在于神志是否异常，郁冒是指气机逆乱而神志昏迷的病证。因而，《金匮要略心典》曰："郁冒，神病也。"厥证是指气机逆乱，升降失调，出现突然昏倒，不省人事的一种急性病证。眩晕与厥证是两种不同的病证，但古籍中某些关于厥证的论述对眩晕的辨治亦具有借鉴作用。中风病发病急，主要表现为以神志恍惚、迷蒙，甚至昏迷或昏愦，半身不遂，口舌歪斜，舌强言謇或不语，偏身麻木等症状。中风发病前常有头晕、头痛等先兆症。古籍中有关两病病因病机、辨治规律的记载，有交叉相似之处，存在异病同治的现象。

第四章

治则治法

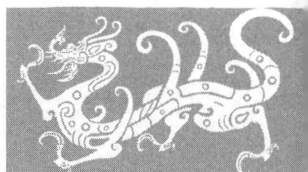

第一节

治疗原则

《灵枢经·卷之五·五邪第二十》：邪在心，则病心痛，喜悲，时眩仆。视有余不足而调之其输也。

《灵枢经·卷之八·卫气第五十二》：凡候此者，下虚则厥，下盛则热，上虚则眩，上盛则热痛。故实者绝而止之，虚者引而起之。

《严氏济生方·眩晕门·眩晕论治》：随其所因治之，乃活法也。

《仁斋直指方论·卷之十一·眩运·眩运方论》：治法随机应敌，其间以升降镇坠行焉，最不可妄施汗下。然而眩运欲解，自汗则有之。

《医林类证集要·卷之一·眩晕门》：凡诸风掉眩，所谓虚者，血与气也，所谓实者，痰涎风火也。眩晕皆由，有气虚者，乃清气不能上升，或汗多亡阳而致，当升阳补气；有血虚者，乃因亡血过多，阳无所附而然，当益阴补血，此皆不足之证也。有因痰涎郁遏者，宜开痰导郁，重则吐下。有因风火所动者，宜清上降火。

《医方选要·卷之五·眩晕门》：眩晕者，痰火动于风也……治之当分内外因，及寒热虚实。

《丹溪心法附余·卷之十二风热门·头眩（六十）》：头眩之症，多主于痰，无痰则不作眩，有因寒痰、湿痰者，有因热痰、风痰者，有因气虚夹痰者，有因血虚夹痰者，其证不一也。夫寒痰湿痰作眩，或因外感寒湿，或因内伤生冷；热痰风痰作眩，或因外感风暑，或因内动七情。气虚眩晕，或因脾虚不进饮食，或因胃弱呕吐泄泻；血虚眩晕，男子每因吐血、下血，女人每因崩中、产后而作也。以上数方虽各有所主，未能尽其变，在智者扩充之也。又尝论之：夫咳嗽、头痛、头眩三者，乃病之标，必治其病之本而病方已。如产后眩晕只补其血，如脾虚眩晕只补其气，是治其病之本也。

《医学钩玄·诸病补议·头眩晕》：分其有余不足。有余者，散邪为主，不足者，补血气为主。

《医林绳墨大全·卷之五·眩晕》：治眩晕法，犹当审谛，先理痰气，次随症治，虚当补之，实可泻之，外感者发散之，痰饮者消导之，全在活法，不可执一。

《医学汇函·七卷·眩晕病证》：有因痰涎郁遏者，宜开痰导郁，重则吐下；有因风火所动者，宜清上降火；若因外感而得者，前论须分四气之异，皆当散邪有主，此皆有余之证也。世有所谓气不归元，而为丹药镇坠，沉香降气之法，盖香窜气，丹药助火，其不归元之气，岂能因此而伏？即《内经》所谓治病必求其本，气之不归，求其本，用药则善矣。

《景岳全书·理集·十七卷·杂证谟·眩运》：头眩虽属上虚，然不能无涉于下。盖上虚者，阳中之阳虚也；下虚者，阴中之阳虚也。阳中之阳虚者，宜治其气，如四君子汤、五君子煎、归脾汤、补中益气汤，如兼呕吐者，宜圣术煎大加人参之类是也；阴中之阳虚者，宜补其精，如五福饮、七福饮、左归饮、右归饮、四物汤之类是也。然伐下者必枯其上，滋苗者必灌其根。所以凡治上虚者，犹当以兼补气血为最，如大补元煎、十全大补汤，及诸补阴补阳等剂，俱当酌宜用之。眩运证，凡有如前论首条所载病源者，当各因其证求而治之。其或有火者宜兼清火，有痰者宜兼清痰，有气者宜兼顺气，亦在乎因机应变。然无不当以治虚为先而兼治为佐也。

《证治汇补·卷之二·内因门·饮症章》：然或发汗太过，阳气空虚，水饮仍未解散，致心下悸，头眩筋惕，身瞤动振振欲擗地者，又当温之。不可再行分消也。

《证治合参·卷之八·眩晕》：眩晕由人气所动，动则变，变则危，故治之者，审其为实热者治其热，为外邪者治其邪，为虚于气血者治其气血。郁者发之，逆者抑之，上者下之，浮者敛之，聚者散之，甚者求其属而衰之。上病治下，火病益水，何眩晕之有哉。（《合参》）眩晕非止一端。而成败倚伏，皆生于动，动之清净，则生化治，动之躁乱，则苛疾起。眩晕由人气所动，动则变，变则危，故治之者，审其为实热者治其热，为外邪者治其邪，为虚于气血者治其气血。郁者发之，逆者抑之，上者下之，浮者敛之，聚者散之，甚者求其属而衰之。上病治下，火病益水，何眩晕之有哉。（《合参》）

第二节

治疗大法

一、随证施治

（一）治痰为先

1. 总论

《丹溪心法·卷四·头眩六十七》：头眩，痰夹气虚并火。治痰为主，夹补气药及降火药。无痰则不作眩，痰因火动。又有湿痰者，有火痰者。

《罗太无口授三法·头眩》：先理痰气，次随症而治可也。

《敬修堂医源经旨·卷之四·眩晕门二十七》：《举要》云，风寒暑湿，气郁生涎，下虚上实，皆晕而眩。风浮寒紧，湿细暑虚，涎眩而滑，虚脉则无。治眩晕法，先理痰气，痰气稍痊，以随症治。

《寿世保元·卷五·眩晕》：风寒暑湿，气郁生涎，下虚上实，皆晕而眩。风浮寒紧，湿细暑虚，涎弦而滑，虚脉则无。治眩晕法，尤当审谛，先理痰气，次随证治。

《医学汇函·七卷·眩晕脉法》：治眩晕法，尤当审谛，先理痰气，次随证治。

《景岳全书·理集·十七卷·杂证谟·眩运》：古法之治眩运，亦有当察者。丹溪曰：湿痰者，多宜二陈汤。火者加酒芩。夹气虚者，相火也，治痰为先，夹气药降火，如东垣半夏白术天麻汤之类。眩运不可当者，以大黄酒炒为末，茶汤调下。火动其痰，用二陈加黄芩、苍术、羌活、散风行湿。附录曰：有早起眩运，须臾自定，日以为常者，正元散下黑锡丹。伤湿头运，肾着汤加川芎，名除湿汤。有痰，青州白丸子。

　愚谓古法之治眩运，如半夏白术天麻汤，治脾痰也；二陈汤加黄芩，治热痰也；青州白丸子，治风痰、寒痰也；肾着汤，治湿痰也。此外，如大黄末之治眩运不可当，唯痰火之壅者宜之；黑锡丹之重坠，唯气实于上者宜之。第恐眩运一证，实痰实火者无几，而亦非上盛之病，此古方之有宜否用者，不可不审。

《玉机辨症·上·头眩》：头风眩晕，上有痰饮，独圣散吐之。吐讫，后服清上辛凉之药。

按：此法施于胸膈痰涎闭塞多年，眩晕不已，血气充实之人，其效甚捷。又曰：有因痰涎郁遏者，宜开痰导郁，重则吐下。有因风火所动者，宜清上降火。若因外感而得者，严氏虽分四气之异，皆当散邪为主。

《张氏医通·卷四·诸气门下·痰饮（唾）》：痰火相煽于膈上，胸中时觉痞满眩晕，或目齿疼，饮食后稍觉快爽，少间复加迷闷，大便或结或泻，小便或赤或清。此皆痰饮或开或聚之故，治宜健脾以运痰，清肺以润燥，六君子加苏子、瓜蒌、姜汁、竹沥之类。

《针灸逢源·卷五证治参详·头面病》：醉头风。口吐清涎，眩晕，或三四五日不省人事，不进饮食。此痰饮停于胃脘，药宜利气化痰。

2. 导痰吐痰法

《景岳全书发挥·卷二·眩运》：好酒者，平素有湿痰在胃，虽不饮酒，其根尚在，得酒触动，借酒之性，胃中痰饮随火上升而眩运，吐去其痰而眩运顿愈，非真阴清气涌乱也。

《一见能医·卷之二·论吐法》：又有停痰蓄饮，阻塞清道，日久生变，或妨碍饮食，或头眩心悸，或吞酸嗳腐，手足麻痹，种种不齐。宜用吐法，导去其痰，诸症如失。

3. 消风化痰法

《医林类证集要·卷之一·头痛门》：旋运昏眩，偏正头疼，目眩晕，心烦热，百节酸疼，鼻塞声重，项背拘急，皮肤瘙痒，面上游风若虫行，一切头风，兼妇人血风攻注，消风化痰。

4. 化痰降火

《脉理正义·卷之四类症下杂病脉·评眩晕脉法第二十三》：肥实人素有痰疾，因怒动火而眩晕者，则化痰降火为先也。大抵虚眩，虽一身无主，而中自惺然；实眩，则每不知人也。

5. 从阳明消痰

《医法青篇·卷之三·眩晕》：经云，诸眩掉，皆属于肝。头为诸阳之会，耳、目、口、鼻皆清空之窍。所患眩晕者，非外来之邪，肝胆之风阳上冒尔，甚则昏厥跌仆，其症有夹痰、夹火、中虚、下虚、治胆、治胃、治肝之分……痰多者，必从阳明消痰，如竹沥、姜汁、菖蒲及二陈汤之类。

6. 理气化痰

《医林正印·卷三·眩运》：凡眩运多属痰火，但分虚实多少而治。如阴虚相火上炎者，宜滋阴降火。如两手脉伏，面色萎黄憔悴，属气虚生涎，浊气泛上，其涎亦令头眩，恒见于郁悒之人及妇女辈，宜舒郁为主。

（二）补虚为主

1. 总论

《罗氏会约医镜·卷之七·论眩运》：眩者，目黑也；运者，头旋也。河间以风治，丹溪以痰治。何《内经》但曰，上气不足，头为之倾，目为之眩。曰上虚则眩。曰督脉虚则头重高摇之。曰髓海不足则脑转耳鸣而眩目。何无一言及风与痰也。原其所由，多在年老精衰，体弱病后，或劳倦日久，心思过度之候而然，宜以补虚为主，而兼治其标可也。

2. 补中益气

《秘方集验·卷下·鼻疾诸症·鼻渊》：日久头眩，虚晕不已，须用补中益气汤，以滋化源，始愈。

《张氏医通·卷一·中风门·中风（类中汇入）》：风虚头重眩，苦极，不知食味，暖肌补中益精气，《近效》白术附子汤。（肾气虚乏之人，外风直入无禁，而夹肾中浊阴之气，厥逆上攻，其头间重眩之苦，至极难耐；兼以胃气亦虚，不知食味，故处方全不用风药，但用附子暖其水脏，白术、甘草暖其土脏，水土一暖，则浊阴之气尽趋于下，而头苦重眩，食不知味之证除矣）

《西溪书屋夜话录·肝风证治》：一法曰，暖土以御寒风，如《金匮》近效白术附子汤，治风虚头重眩苦极，不知食味。是暖土以御寒风之法。此非治肝，实补中也。

《不知医必要·卷四·妇科·产后》：此因产妇坐草艰难，以致过劳心力，故谓之蓐劳。其症或寒热如疟，或头痛自汗，或眩晕昏沉，或百节疼痛，或倦怠喘促，饮食不甘，形体虚羸之类，悉当培补元气为主。

3. 补血

《医林绳墨大全·卷之五·眩晕》：眩晕有虚有实，实则清之，用二陈等治。虚则如用二陈，恐伤正气，宜深加审谛。且如阴虚不足而眩晕者，劳力过伤而眩晕者，产后去血过多而眩晕者，精血竭尽而眩晕者，是所晕皆同，而所得则各异，必以四物为主，加减用治。

《古今名医汇粹·卷一论集·格言三》：风眩头晕，风在上而虚在下，治法不治风而治血。血足于下，气自清于上，何风之有？此阳病治阴之旨也。

《内经博议·附录·缪仲醇阴阳脏腑虚实论治》：目黑暗眩晕属血虚，兼肾水真阴不足，宜养血补肝清热，甘寒甘平酸寒苦寒。

《外科证治全书·卷一·眼部证治·目痒》：凡目运眩多泪，痒不可忍者，风也。风动肝木，吹嘘鼓舞，故运眩不止，无火故不痛。治以疏风为主，四物汤加防风、荆芥、苏叶、薄荷各二钱主之，或加蝉蜕、僵蚕。

《邵氏医案》：肝虚晕眩目暗，脉虚癸涩，食入欲呕，宜柔肝养血。

4. 补益气血

《景岳全书·理集·十七卷·杂证谟·眩运》：头眩虽属上虚，然不能无涉于下。盖上虚者，阳中之阳虚也；下虚者，阴中之阳虚也。阳中之阳虚者，宜治其气，如四君子汤、五君子煎、归脾汤、补中益气汤，如兼呕吐者，宜圣术煎大加人参之类是也；阴中之阳虚者，宜补其精，如五福饮、七福饮、左归饮、右归饮、四物汤之类是也。然伐下者必枯其上，滋苗者必灌其根，所以凡治上虚者，犹当以兼补气为最，如大补元煎、十全大补汤，及诸补阴补阳等剂，俱当酌宜用之。

《金匮发微·卷之四·妇人杂病脉证并治第二十二》：血虚之人，往往猝然眩晕、颠仆道左、状如厥颠者，谓如暴厥而颠仆也。此证西医谓之脑贫血，治此者宜大补气血，近代所传防眩汤，大有成效。

但血虚生风，有从内发者，有从外受者，从内发者，忽然头目眩转，令人倾仆。此宜气血两补，重用参、术、归、芍、地黄者也。

5. 培补阳气

《伤寒大白·卷二·头眩》：唯汗吐下及久病后见头眩者，当用温中扶元，如建中汤、真武汤、苓桂白术甘草汤。

《不居集·上集卷之二十一·泄泻》：阳虚之人，脾虚不能胜湿，而湿胜则能生寒，阳气因寒所以日败，胃气因湿所以日虚。其症则形容日羸，饮食渐减，或脉忽见弦细，或日体常怯寒，或脐腹常有隐痛，或眩晕常多困倦，或不安于五鼓，或加甚于秋冬。但无热症可据，而常多飧泄者，则总属虚寒也。凡若此者，不速培阳气，必致渐衰而日以危矣。

《医钞类编（二）·卷十三·眩运门》：气虚眩运，乃清气不能上升，或汗多亡阳所致，宜升补阳气，黄芪、人参、白术、当归、甘菊花、柴胡、升麻之类，阴阳不升降，上盛下虚，头目眩运，黑锡丹。气郁生涎，随气上逆，头目眩运，宜玉液汤。

风虚便难眩运，宜六合汤加秦艽。大便结滞者，微利之，搜风丸。风虚头重，眩苦极，不知食味，体虚有寒，唯温之而已，宜暖肌，补益精气，白术附子汤……汗后头眩心悸，筋惕肉瞤，或汗多不止，亡阳也，宜温经益元汤。

《医学举要·卷一·六经合论》：然又有里阴过胜，格拒真阳，随汗外越，不得内交于阴，亦不得眠，其人均为头眩身重，少阴懒言，其法亦均当回其阳。

（三）从脏腑论治

1. 从肝论治

（1）清肝胆之热

《医法青篇·卷之三·眩晕》：经云，诸眩掉，皆属于肝。头为诸阳之会，耳、目、口、鼻皆清空之窍。所患眩晕者，非外来之邪，肝胆之风阳上冒尔，甚则昏厥跌仆，其症有夹痰、夹火、中虚、下虚、治胆、治胃、治肝之分。火盛者，用羚羊、山栀、连翘、茯苓、元参、生地、丹皮、桑叶以清泄上焦窍络之热，此先从胆治也。

《凌临灵方·金水双亏》：金水双亏，肝阳浮越，不潜木火，上刑肺金，肺失清肃下行，潮热咳嗽，咽干目眩，脉象弦数，治宜清肃。

《中风斠诠·卷第三·古方平议·第十一节通治中风方之辨正》：唯内风暴动，当有先机。或为气火之上升，或为头目之眩晕。此时急宜清其肝热，而风或可息。

（2）平肝息风

《脉经直指·卷之五·脉经七表（附主病形症脉体并论）》：盖风主上行，故头痛而且眩；风生于肝木，故病呕吐恶心。治宜驱风平木之剂，如二陈汤加芎、芷、防风、黄芩之类。

《医法青篇·卷之三·眩晕》：此症之源，本乎肝风，当于肝风、中风、头风各门合而参之。

《西溪书屋夜话录·肝风证治》：息风和阳，如肝风初起，头目昏眩，用息风和阳法，羚羊、丹皮、甘菊、钩钩、决明、白蒺藜，即凉是也。

《赖氏脉案·上卷·一三肠风便溏》：肠风便溏并减，眩晕头痛渐定，按脉沉弦，再以柔肝息风为法。

《医学衷中参西录·医论·论冲气上冲之病因病状病脉及治法》：因冲气上冲，胃府之气亦失其息息下行之常（胃气以息息下行为常），或亦转而上逆，阻塞饮食，不能下行，多化痰涎，因腹中膨闷、哕气、呃逆连连不止，甚则两肋疼胀、头目眩晕。其脉则弦硬而长，乃肝脉之现象也。盖冲气上冲之证，固由于肾脏之虚，亦多由肝气恣横，素性多怒之人，其肝气之暴发，更助冲胃之气上逆，故脉之现象如此。治此证者，宜以敛冲、镇冲为主，而以降胃、平肝之药佐之。

2. 从肾论治

（1）滋肾潜阳

《脉经直指·卷之一·附形症治法》：左尺脉盛者，主房劳之症也。盖左尺者肾部也，劳伤肾气，则小腹急痛，小便短数，腰酸耳鸣，头眩目倦，精神短少，腿足无力，以致阴虚不足之症也。宜以滋阴补肾之剂，若十全大补汤可也。

《脉经直指·卷之六·脉经八里》：其症元本不足，气血亏虚，真阳失守，阴无所附，以致头眩体倦，精神短少，四肢乏力，脚手酸疼，脾胃不和，口多粗气，自汗盗汗，遗精梦泄。治宜益元壮阳、添精补髓之剂，如十全大补汤、补中益气汤或虎潜丸、大补丸择而用之，使阳刚复位，气血冲和，自然不弱者矣。

《医林正印·卷三·眩运》：凡淫欲过度，致伤精血，肾虚不能纳气归元，诸气逆奔而上者，宜益气补肾汤。

《医法青篇·卷之三·眩晕》：下虚者，必从治肾滋肝、育阴潜阳、镇摄之治是也。至于天麻、钩藤、菊花之属，皆系息风之品，可随症加入。

（2）培补精血

《林氏活人录汇编·卷六·内伤门》：房劳内伤脉与形证。纵欲宣淫，伤精走气，有形之阴精泄之不已，无形之阳火飞越无制，于是头目眩晕，五心烦热，肢体困倦，自汗乏力，饮食不甘，皮寒骨热，经络骨节拘挛抽引，痛难转侧，腰膝酸痛，腿脚软弱，阳事不时妄举，尿出两歧而淋漓不尽，脉非空大虚数，即沉微涩数而无力。以培补精血、益气安神为主。

劳烦内伤脉与形证。奔走劳形，事烦劳心，言多伤气，饮食失节伤脾，由是阴血亏损，阳火有余，口干舌燥，寒热交加，肢体困倦，腰膝酸疼，神昏志惰，目花虚眩，其脉涩数或虚数者，为阴虚。以后方滋补精血、清热养神为主。

3. 从脾论治

《类症普济本事方·卷第一·治中风肝胆筋骨诸风》：平肝气使归经，则脾不受克。

《医林口谱六治秘书·卷四·眩晕》：眩晕也。木主动摇，风之象也。如风木太过之岁，民病飧泄眩冒。又外感风邪而致眩泄者，治宜祛风健脾，平肝降火，天麻白术散加减主之，天麻可用三四钱。遍身驱出红斑者，是其驱风之验也。

4. 肝肾同治

《瞻山医案·卷一·眩晕》：夫眩晕之病虚者甚多，察其虚在脾肺，宜补上中二焦之阳气。察其虚在肝肾，则宜补中下二焦之精气。

5. 肺肝同治

《医学衷中参西录·医论·论心病治法》：实由肝木之气过升，肺金之气又失于肃降，则金不制木，肝木之横姿遂上干心脏，以致心机亢进。若更兼冲气上冲，其脉象之弦硬有力更迥异乎寻常矣。当此证之初露朕兆时，必先脑中作疼，或间觉眩晕，或微觉半身不利，或肢体有麻木之处。宜思患预防，当治以清肺、镇肝、敛冲之剂，更重用引血下行之药辅之。连服十余剂或数十剂，其脉象渐变柔和，自无意外之患。

（四）潜阳息风

1. 重镇潜阳

《握灵本草·序例一卷》：故诸风掉眩，及惊痫痰喘之病，吐逆不止，及反胃之病，皆浮火痰涎为害，俱宜重剂以坠之。

《法古录·天集·用药总义·药有宣、通、补、泄、轻、重、涩、滑、燥、湿十种·重剂》：大抵重剂，压浮火而坠痰涎，不独治怯也。故诸风掉眩及惊痫痰喘之病，吐逆不止及反胃之病，皆浮火痰涎为害，俱宜重剂以坠之。

《中风斠诠·卷第一·中风总论·第十节论张伯龙之〈类中秘旨〉》：唯徐洄溪批《指南》，谓眩晕用清火养肝，固为正治，但阳气上升，至于身体不能自主，此非浮火之比，古人必用金石镇坠之品。

《本草正义·卷之三·草部湿草类上·苍耳子》：但此是内动之风，正唯风阳陡动，所以猝然眩晕，便能倾仆。治法止有潜阳息风，抑之下降，则气火平而风自息，脑神经不受震动，而其病可愈。

2. 育阴潜阳

《凌临灵方·半爿头痛目翳》：血虚生风，半爿头痛，痛甚损目，目起翳障，潮热口苦，心悸眩晕，眠食欠安，脉小弦数，治宜育阴潜阳。

（五）利水逐饮

《证治汇补·卷之二·内因门·饮症章》：凡大饮之后，当风着寒，水气凝结不运，外有表证，内有饮证者，果当温散。然或发汗太过，阳气空虚，水饮仍未解散，致心下悸，头眩筋惕，身𥄑动振振欲擗地者，又当温之，不可再行分消也。

《张氏医通·卷六·神志门·悸》：瘦人脐下有悸，吐涎沫而颠眩，此水也是，五苓散主之。（瘦人火水之盛，为水邪抑郁，在阴分不得升发，故于脐下作悸；及至郁发，转入于阳，与正气相击，在头为眩，在顶为颠，肾液上逆为吐涎沫，故用五苓以伐肾邪，利水道，水去火自安矣）

《本经序疏要·卷之一·风眩》：考仲景治眩，多着意于水与饮，故苓桂术甘汤、真武汤、五苓散、泽泻汤，均不得谓为治风，则风眩之必兼治水从可识矣。

《金匮要略浅注补正·卷五·痰饮咳嗽病脉证治第十二》：无物曰呕，有物曰吐，病人卒然呕吐，邪从上越则心下宜空旷无碍，乃仍然心下痞，是膈间停蓄有水，水阻阳气不升，则眩，水凌心主不安，则悸者，宜辛温以开上焦之痞，淡渗以通决渎之壅，以小半夏加茯苓汤主之。

（六）活血化瘀

《苍生司命·卷五（利集）·眩晕证（二十九）》：吐血即眩晕者，胸中有死血，迷闭心窍而然，是宜行血清心自安。

《医宗金鉴·卷八十八·后山骨》：凡有伤损，其人头昏目眩，耳鸣有声，项强咽直，饮食难进，坐卧不安，四肢无力，内服正骨紫金丹，外敷乌龙膏，洗以海桐皮汤，以散瘀去麻木止痛。

（七）木郁则达之

《运气商·后集·运气博说·风化说》：风之为化，肇端于震，托质于巽，乃吹嘘而鼓荡者，其用也。然时或未至，寂然不动，声臭俱无。时至而化行，倏焉起焉，太虚生摇，大地为动。及其衰也，而复敛用归寂，故风之中人也，为眩运，为动摇抽掣，为自汗呕吐，其治法宜辛温辛平之剂调之。夫辛者，金化能平木，制其过也。温者，即风木之本气，就其气而宣发调畅之。盖木郁则达之也。

《类证普济本事方释义·卷第二·治头痛头晕方·川芎散》：风眩头晕，以辛温、辛凉之药升散其风。

《医法青篇·卷之三·肝风肝火》：操持烦劳，阳气夹内风上扰清空，头眩耳鸣，目珠痛，宜辛甘化风，仍是补肝用意。

二、辨体施治

《医学正传·卷之四·眩运》：大抵人肥白而作眩者，治宜清痰降火为先，而兼补气之药。人黑瘦而作眩者，治宜滋阴降火为要，而带抑肝之剂。

《医林绳墨大全·卷之五·眩晕》：《正传》云，人肥白而作眩晕者，治宜清痰降火为先，而兼补气之药；人黑瘦而作眩晕者，治宜滋阴降火为要，而带抑肝之剂。丹溪曰，眩晕者，中风之渐也。如肥白人气虚夹痰，四君二陈倍蜜炙黄芪，少加荆穗、川芎以清利头目，或加蔓荆子。

《伤寒兼证析义·胎产兼伤寒论》：体肥痰盛，呕逆眩晕者，非苓、半豁之不安。

《医林口谱六治秘书·卷四·眩晕》：大抵肥白人而作眩者，中风之渐也，宜清痰降火为先，而补气之味暨之于后；瘦黑人作眩者，先宜滋阴降火为要，抑肝之剂暨之于后也。

《医法青篇·卷之三·肝风肝火》：木火体质，复加郁勃，肝阴愈耗，厥阳升腾，头晕目眩，心悸，宜养肝息风，泄木安胃。

《秘珍济阴·卷之三·辑验案单复方·肥人眩晕眼花》：治肥人眩晕眼花，宜清痰祛眩汤。

三、辨时施治

《医林绳墨大全·卷之五·眩晕》：又有早起而眩晕者，须臾自定，日以为常，乃为之晨晕，此阳虚之不足也，宜以补阳，其晕自止。日晡而眩晕者，亦为之昏晕，得卧少可，此阴虚之不足也，宜以益阴，则晕自定。

《医林正印·卷三·眩运》：凡早起眩运，须臾自定，日以为常者，属阳虚，补阳则止。或胃有老痰亦然，宜滚痰丸。其日晡而作，顷之而定，亦日以为常者，属阴虚，滋阴则止。

《医钞类编（二）·卷十三·眩运门·晨起眩运宜补阳，日晡眩运宜益阴之法》：方谷曰，有晨起而眩运者，须臾自定，日以为常，此阳虚之不足也，宜补其阳。有日晡而眩运者，得卧少可，此阴虚之不足也，宜益其阴。

四、缓急论治

《医林绳墨大全·卷之五·眩晕》：《脉经》曰，头眩旋晕，火积其痰，或本气虚，治痰为先。丹溪曰，眩晕者，痰动于气也。经又曰，诸风掉眩，乃肝木。又谓眩晕动摇，痛而脉弦，盖见热甚则生风，气胜则生痰，木胜则生火，皆因金衰不能以平之也。（〔批〕眩晕俱属痰火，但分虚实多少而治。刘宗厚曰：眩晕上实下虚所致。所谓下虚者，血与气也；所谓上实者，痰火泛上也。急则治痰火，缓则补元气）

眩晕

治疗禁忌

一、用药禁忌

（一）禁汗下利小便

《脉经·卷七·病不可下证第六》：太阳与少阳并病，心下痞坚，颈项强而眩，勿下之。

《丹溪心法·卷四·头眩六十七》：要寻致病之因，随机应敌，其间以升降镇坠行汗为最，不可妄施汗下，识者将有采薪之忧。

《古今医鉴·卷三·伤寒》：其证头痛目眩，口苦耳聋，胸胁满痛也，或心烦喜呕，或胸中烦闷而不呕，或心下痞硬，或寒热往来，或发热，寅申时尤盛，或身微热者，皆少阳也。凡治有三禁，不可汗、下、利小便也，只宜和之。

《诊宗三昧·师传·迟数》：脉迟头眩腹满者，不可下……即有腹满而头眩脉迟，阳分之患未除，禁不可下，直待里证悉具，然后下之。

《伤寒寻源·中集·头痛·附项强》：又太阳与少阳并病，头项强痛，或眩冒，时如结胸，心下痞硬者，慎不可汗，而亦不可下，汗下俱不可，而从少阳和解之法。

（二）不可过用风药

《医林绳墨大全·卷之五·眩晕》：虽因风者，不可用风药过多，恐助火邪，反动其痰，使眩晕之太甚，致成不易治之症。

《本草正义·卷之三·草部湿草类上·苍耳子》：《斗门方》谓，妇人血风攻脑、头旋猝倒、不省人事者，用苍耳草嫩心，阴干为末，酒服甚效。此味善通顶门，达脑，能走督脉也。寿颐按，头旋猝倒、不省人事，确是气血上升，激动脑经之病。《斗门方》能知是血风攻脑，其善悟诚不可及。但此是内动之风，正唯风阳陡动，所以猝然眩晕，便能倾仆。治法止有潜阳息风，抑之下降，则气火平而风自息，脑神经不受震动，而其病可愈。断不可杂以一味动风之药助其升腾，为虎傅翼。苍耳治风，亦是疏散外风，非安静镇定之质，对于此病，亦在禁例。况又助之以酒，为害复当如何？则论病是而用药非，仍是古人续命汤之谬见。须知所谓通顶门、达脑、善走督脉，皆升腾以散外来寒风之法，真是毫厘千里，其误甚大。虽然二千年来治内风病者，几于无一不误，于《斗门》何尤。寿颐极佩其"血风攻脑"四字，颇似识得内风上攻为病，乃数百年中国医家未知之奥义，故备论之，亦《春秋》责备贤者之意也。

（三）慎用涩补

《医门棒喝·卷二·虚损论》：一凡心跳头眩，梦寐不安者，世俗多作虚损怔忡，而用补剂。不知有痰凝气滞，郁火冲动者。一投参、地、枣仁、萸肉等药，初不之觉，或见小效。而涩补之味，渐渐敛痰，入于包络，旋发旋重。或变风痫抽掣，不省人事，甚则癫狂，不可救治。

（四）慎用温补

《素问玄机原病式·六气为病·身热恶寒可不慎欤·身热恶寒》：阳热发则郁甚于上，故多目昏眩、耳聋鸣，上壅癫疾。上热甚而下热微，俗辈复云肾水衰弱，不能制心火，妄云虚热也。抑不知养水泻火，则宜以寒，反以热药欲养肾水，而令胜退心火，因而成祸不为少矣。

（五）禁用、慎用中药

1. 麝香
《神农本草经疏·卷之十六·兽部上品·麝香》：凡似中风，小儿慢脾风，与夫阴阳虚竭，发热，吐血，盗汗，自汗，气虚眩晕，气虚痰热，血虚痿弱，血虚目瞖，心虚惊悸，肝虚痫痉，产后血晕，胎前气厥，诸证之属于虚者，法当补益，概勿施用。

2. 厚朴
《神农本草经疏·卷之十三·木部中品·厚朴》：然而性专消导，散而不收，略无补益之功，故凡呕吐不因寒痰冷积，而由于胃虚火气炎上；腹痛因于血虚脾阴不足，而非停滞所致；泄泻因于火热暴注，而非积寒伤冷；腹满因于中气不足，气不归元，而非气实壅滞；中风由于阴虚火炎，猝致僵仆，而非西北真中寒邪；伤寒发热头疼而无痞塞胀满之候；小儿吐泻乳食，将成慢惊；大人气虚血槁见发膈证；老人脾虚不能运化，偶有停积；妊妇恶阻，水谷不入；妊妇胎升眩晕，妊妇伤食停冷，妊妇腹痛泻痢，妊妇伤寒伤风，产后血虚腹痛，产后中满作喘，产后泄泻反胃，以上诸证，法所咸忌。若误投之，轻病变重，重病必危。世人不究其原，一概滥用，虽或一时未见其害，而清纯冲和之气，默为耗矣。可不慎哉！

二、针灸禁忌

《伤寒论·卷第四·辨太阳病脉证并治下第七》：太阳与少阳并病，头项强痛，或眩冒，时如结胸，心下痞硬者，当刺大椎第一间、肺俞、肝俞，慎不可发汗。

太阳、少阳并病，心下硬，颈项强而眩者，当刺大椎、肺俞、肝俞，慎勿下之。

《铜人腧穴针灸图经·卷四·背腧部第三行左右凡二十八穴》：谚𧮫二穴，在肩髆内廉，夹第六椎下两旁，相去各三寸，正坐取之，足太阳脉气所发，以手痛按之，病者言谚𧮫。针入六分，留三呼，泻五吸。治腋伛挛，暴脉，急引胁痛，热病汗不出，温疟，肩背痛，目眩鼻衄，喘逆腹胀，肩髆内廉痛，不得俯仰。可灸二七壮，至百壮止。忌苋菜、白酒物等。

《医学纲目·卷之三十伤寒部·项强》：太阳与少阳并病，心下硬，头项强而眩者，当刺大椎、肺俞，慎勿下之，宜服桂枝汤。

《医学纲目·卷之三十一伤寒部·眩》：眩而口苦舌干者，属少阳。眩而心下硬，项强者，属太阳少阳并病，当刺大椎、肺俞。忌汗下。

《针灸聚英·卷一下·足厥阴经穴》：太阳与少阳并病，头项强痛，或眩冒。时如结胸，心下痞硬者，当刺大椎第一间肺俞、肝俞，慎不可发汗，发汗则谵语，五六日谵语不止，当刺期门。

《勉学堂针灸集成·下火灸时法》：凡下火灸时，皆以日正午以后，乃可下火灸之之时，谓阴气未至，灸无不着。午前平旦，谷气虚，令人癫眩，不得针灸，慎之，慎之。其大法如此。

【评述】

眩晕治则治法的资料主要涉及治疗原则、治疗大法、治疗禁忌三大类。其中治疗原则主要体现为"治之当分内外因及寒热虚实""随其所因治之""视有余不足而调之"。在上述原则指导下，历代医家创立了眩晕的治疗大法，主要包括随证施治、辨体施治、辨时施治、缓急论治四个方面。随证施治又分为治痰为先、补虚为主、从肝论治、从肾论治、潜阳息风、利水逐饮、活血化瘀、木郁则达之等。

治痰为先：《伤寒论》与《金匮要略》中各有9条关于眩晕的记载。《金匮要略·痰饮咳嗽病脉证并治》曰"心下有痰饮，胸胁支满，目眩，苓桂术甘汤主之"，以及"心下有支饮其人苦冒眩，泽泻汤主之"。张仲景认为痰饮是眩晕发病的原因之一，为后世"无痰不作眩"的论述提供了理论基础，泽泻汤及小半夏加茯苓汤成为治疗眩晕的常用方。如《寿世保元·眩晕》载："治眩晕法，尤当审谛，先理痰气，次随症治。"痰之为病，本虚标实，且多夹他邪。故《丹溪心法·头眩》提出："头眩，痰夹气虚并火。治痰为主，夹补气药及降火药。无痰则不作眩，痰因火动。又有湿痰者，有火痰者。"张景岳提出治脾痰、治热痰、治风痰、治寒痰、治湿痰、治痰火各有验方，临证使用不可不审。

补虚为主：《灵枢·口问》曰"上气不足，头为之苦倾，目为之眩"。对此，《景岳全书发挥·眩运》提出"头眩虽属上虚，然不能无涉于下。盖上虚者，阳中之阳虚也；下虚者，阴中之阳虚也。造出阳中之阳、阴中之阳，专以一补为长技。所以凡治上虚者，犹当以兼补气血为最。不论病情，以补为死法"。眩晕之治以补虚为主，兼治其标可也。临证施用时，补虚之法可随证化裁，或以补中益气，或以补血祛风，或以气血双补。

从肝论治：眩晕的病因病机复杂，与五脏皆有关系。因此，治法涉及肝、肾、脾、心、肾五脏及六腑，但以从肝、肾论治为主。《素问·至真要大论》"诸风掉眩，皆属于肝"，这一认识对后世影响最为深远，直到今日仍是眩晕病脏腑辨证的主要理论依据。因此，从肝论治是贯穿古今的治疗大法。具体应用时，可有清肝、平肝、柔肝的侧重。若肝胆火盛者，用羚羊角、山栀、连翘、茯苓、元参、生地黄、牡丹皮清泄肝胆之热；钩藤、决明子、白蒺藜也是凉肝息风佳品。

从肾论治：《灵枢·海论》认为"脑为髓海""髓海不足，则脑转耳鸣"。肾为先天之本，藏精生髓，若先天不足，肾精不充，或者年老肾亏，或久病伤肾，或房劳过度，导致肾精亏虚，不能生髓，而脑为髓之海，髓海不足，上下俱虚，而发生眩晕。《医法青篇·眩晕》："诸眩掉，皆属于肝。下虚者，必从治肾滋肝、育阴潜阳、镇摄之治是也。"《医林正印·眩运》对于淫欲过度，致伤精血，肾虚不能纳气归元，诸气逆奔而上发眩晕者，强调治宜益气补肾汤。

潜阳息风：刘河间从风火论治眩晕，指出"风火皆属阳，多为兼化，阳主乎动，两动相搏，则为之旋转"。《本草纲目·序例上》："诸风掉眩皆浮火痰涎为害，俱宜重剂以坠之。"后世医家遵刘氏之说者众多，谓眩晕用清火养肝，固为正治，但阳气上升，至于身体不能自主，此非浮火之比，古人必用金石镇坠之品。如徐洄溪认为："眩晕用清火养肝，固为正治，但阳气上升，至于身体不能自主，此非浮火之比，古人必用金石镇坠之品。"

利水逐饮：考仲景治眩，多着意于水与饮，如《伤寒论》第二十五条、第一百六十条皆为水气上犯清窍所致的头昏头沉。因此，有医家提出"风眩之必兼治水"。若膈间停蓄有水，水阻阳气不升，则眩；水凌心主不安，则悸者；宜辛温以开上焦之痞，淡渗以通决渎之壅，以小半夏加茯苓汤主之，生半夏降逆止呕，生姜和胃散痞，加茯苓导水下行，以定眩悸。

活血化瘀：多因外伤、跌仆，离经之血未及时排出或消散；或气滞血行不畅，或因寒而血脉凝滞，或因热而血液浓缩壅聚，或气虚推动无力，血行缓慢等，导致瘀血内阻，迷闭心窍，或败血流入肝经则可引发眩晕。治宜行血清心，散瘀通络。

木郁则达之：刘完素认为，风气甚而头目眩运者，由风木旺，必是金衰不能制木，而木复生火，风火皆属阳，多为兼化，阳主乎动，两动相搏，则为之旋转。其治法宜辛温辛平之剂调之。夫辛者，金化能平木，制其过也。温者，即风木之本气，就其气而宣发调畅之。盖木郁则达之也。《类证普济本事方释义·治头痛头晕方》提出："风眩头晕，以辛温、辛凉之药升散其风。"

辨体施治：望形体是观察病人形体的强弱胖瘦、体质特征等以诊察病情的方法。早在《内经》中就有了"此人必数食甘美而多肥也，肥者令人内热，甘者令人中满"的记载，说明了肥胖与饮食有关，肥甘厚腻容易令人产生内热，阻碍气的运行，损伤脾胃的功能。《丹溪治法心要》明确提出"肥人多痰湿""瘦人多火"的认识，对医家辨治眩晕产生了重要影响。虞抟《医学正传·眩运》指出："气虚肥白之人，湿痰滞于上，阴火起于下，是以痰夹虚火，上冲头目，正气不

眩晕

能胜敌，故忽然眼黑生花；若夫黑瘦之人，躯体薄弱，真水亏欠，或劳役过度，相火上炎，亦有时时眩运。"因此，肥白而作眩者，治宜清痰降火为先，而兼补气之药。黑瘦而作眩者，治宜滋阴降火为要，而带抑肝之剂。

辨时施治：人秉天地之气，与天地之气相参应，人的气血变化与自然界的变化相对应，因此疾病常随昼夜的变化而出现病情的起伏。《医钞类编·眩运门》提出："有晨起而眩运者，须臾自定，日以为常，此阳虚之不足也，宜补其阳。有日晡而眩运者，得卧少可，此阴虚之不足也，宜益其阴。"

缓急论治：前人认为头眩旋晕，火积其痰，或本气虚，治痰为先。眩晕与痰火关系密切，但需分虚实多少而治。因此，刘宗厚提出，眩晕上实下虚所致。所谓下虚者，血与气也；所谓上实者，痰火泛上也。急则治痰火，缓则补元气。

治疗禁忌：眩晕治疗禁忌主要分为用药禁忌、针灸禁忌两大类。古人指出凡治有三禁，不可汗、下、利小便也，只宜和之；虽因风者，不可用风药过多，恐助火邪，反动其痰，使眩晕之太甚，致成不易治之症；虚证眩晕要慎用涩补之味，因其渐渐敛痰，入于包络，旋发旋重；肾水衰弱不能制心火者，要慎用温补，应养水泻火为治。

第五章

方药纵横

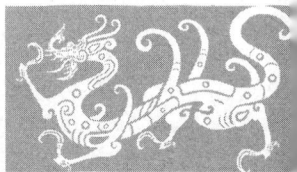

中药

一、植物药

（一）人参

《本草纲目·草部第十二卷·人参》：治男妇一切虚证，发热自汗，眩运头痛，反胃吐食，痎疟，滑泻久痢，小便频数淋沥，劳倦内伤，中风中暑，痿痹，吐血嗽血下血，血淋血崩，胎前产后诸病。

《本草求真·卷一·补剂·温中》：虚而眩运……固当用参填补。

（二）干地黄

《本草考汇》：地黄，《本经》主治，首举伤中，逐血痹，即继填骨髓，长肌肉，续绝筋。夫痹者，闭而不通也，随其血之不通而为病，如在目则赤，在齿则痛，在肉里则痛肿，在心则昏烦，在肺则咳血，壅遏而为身热，枯耗而为燥涩痿软，泛滥而为吐衄崩漏。血痹颇广，当各以类推之。逐者，俾其流通者也，性唯润下，功力到时，得二便通利以为外候。《千金方》黑膏用治热积所成之斑。《肘后方》拌鸡蒸汁用治寒积所成之疝，咸从血痹所生耳。血中有痹，则骨髓不满，肌肉不长，筋脉断绝，均谓伤中。若填满，若生长，若接续，皆克成血液之流通者也。

（三）大黄

《本草纲目·主治第四卷·眩晕》：湿热眩运，炒末茶服。

《本草纲目·草部第十七卷·大黄》：湿热眩运不可当者。酒炒大黄为末，茶清服二钱，急则治其标也。（丹溪纂要）

《本草述钩元·卷十·毒草部·大黄》：湿热眩晕不可当者，酒炒大黄为末，茶清服二钱，急则治其标也。

（四）小白菊

《滇南本草·第三卷·小白菊》：气味苦、辛，性平。无毒。主治能明目而清头风。久服可以头无眩晕疼痛，目无障翳，兼除胸中烦热，安肠胃，利五脏，调四肢。

（五）山茱萸

《本草述钩元·卷二十四·灌木部·山茱萸》：方书治中风虚劳眩晕，伤燥咳嗽，消瘅自汗，恐，腰痛胁痛，挛痹着痹，痿，脚气，遗精、浊淋、泄泻、大便不通、疝痔……凡久泻，初用参、术、姜、桂罔功乃舍姜、桂而用山萸、芡实（同参、术及黑姜投之），取其收肝肾之阴气，以资脾阴之化源也。凡心血虚，致虚火外淫而汗出不止者，不用黄芪固表，但君此味以敛于中，使真阴之气不泄，而真阳乃固，则心血可益，虚火可静也。

（六）千针万线草

《滇南本草·第一卷·千针万线草》：味甘，性微温。补肝、脾、肾。阴血虚弱，神气短少，头晕、耳鸣、心慌，目中起翳生花，五心烦热，午后怕冷，夜间发热，小肚胀坠，腰疼脚酸，步行艰难，妇人白带漏下淋沥等症。调养精神，补养肾肝，任督二脉亏损，妇人虚弱要药。

（七）川芎

《神农本草经·卷一·草（上品）·芎䓖》：主中风入脑，头痛，寒痹，筋挛，缓急，金疮，妇人血闭无子。

《雷公药对·卷二·众药名品·芎䓖》：主治风眩，中恶，心腹冷痛。

《名医别录·中品·卷第二·芎䓖》：无毒。主除脑中冷动，面上游风去来，目泪出，多涕唾，忽忽如醉，诸寒冷气，心腹坚痛，中恶，卒急肿痛，胁风痛，温中内寒。

《日华子本草·草部上品之下·卷第六·芎䓖》：治一切风，一切气，一切劳损，一切血。补五劳，壮筋骨，调众脉，破癥结宿血，养新血，长肉，鼻洪，吐血及溺血，痔瘘，脑痈，发背，瘰疬，瘿赘，疮疥，及排脓，消瘀血。

《本草图经·草部上品之下卷第五·芎䓖》：古方单用芎䓖含咀，以主口齿疾，近世或蜜和作指大丸，欲寝服之，治风痰殊佳。

《本草衍义·第八卷·芎䓖》：此药今人所用最多，头面风不可缺也，然须以他药佐之。

《本草蒙筌·卷之二·草部中·芎䓖》：得牡蛎，疗头风眩晕吐逆；得细辛，治金疮作痛呻吟。

《本草汇言·卷之二·草部（芳草部）·芎䓖》：芎䓖，上行头目，下调经水，中开郁结（薛潭），血中气药也（时珍）。尝为当归所使（御医门吉士稿），非第治血有功，而治气亦神验也。凡散寒湿，去风气，明目疾，解头风，除胁痛、养胎前、益产后，又癥瘕结聚、血闭不行、痛痒疮疡、痈疽寒热、脚弱痿痹、肿痛却步，并能治之。

《本草述钩元·卷八·芳草部·芎劳》：补风虚，开郁气，行滞气，燥湿止泻痢，蜜丸治风痰，并一切痈疽诸疮肿痛，长肉排脓，更治妇人血气诸病。（诸本草）方书治目疾及耳鼻唇齿喉舌髭发，中风眩晕，中寒，伤湿伤劳倦郁，往来寒热疟，破伤风瘛疭，振颤痫痉，颈项强痛，虚劳自汗，盗汗虚烦，循衣撮空。

（八）女贞子及叶

《本草征要·第二卷·头面七窍·耳科用药》：伍荷叶为二至之茶，乃清上佳饮，额疼眩晕，阳浮颠顶总堪尝。

（九）飞廉

《名医别录·下品·卷第三·飞廉》：主治头眩顶重，皮间邪风如蜂螫针刺，鱼子细起，热疮、痈疽、痔，湿痹，止风邪咳嗽，下乳汁。久服益气，明目，不老。

《本草纲目·主治第四卷·眩运》：并治风虚眩运。

（十）天南星（虎掌）

《本草征要·第一卷·治痰药·温化寒痰》：风痰阻络之麻痹，以及上扰之眩晕，均堪医治。

《本草纲目·主治第四卷·眩运》：风痰眩运吐逆，同半夏、天麻、白面煮丸。

《本草纲目·草部第十七卷·虎掌、天南星》：主治心痛，寒热结气，积聚伏梁，伤筋痿拘缓，利水道。（《本经》）除阴下湿，风眩。（《别录》）主疝瘕肠痛，伤寒时疾，强阴。（甄权）主中风麻痹，除痰下气，利胸膈，攻坚积，消痈肿，散血堕胎。（《开宝》）金疮折伤瘀血，捣敷之。（藏器）蛇虫咬，疥癣恶疮。（大明）去上焦痰及眩运。元素主破伤风，口噤身强。（李杲）补肝风虚，治痰功同半夏。（好古）治惊痫，口眼㖞斜，喉痹，口舌疮糜，结核，解颅。（时珍）

《本经逢原·卷二·毒草部·天南星》：天南星之名，始自《开宝》。即《本经》之虎掌也，以叶取象，则名虎掌，根类取名，故名南星。虽具二名，实系一物。为开涤风痰之专药。《本经》治心痛、寒热、结气，即《开宝》之下气利胸膈也。《本经》之治积聚、伏梁，即《开宝》之破坚积也。《本经》之治筋痿拘缓，即《开宝》之治中风，除麻痹也。《本经》之利水道，即《开宝》之散血堕胎也。夫水由血不归经所化，蕴积于经而为湿热，则风从内发，津液凝聚为肿胀，为麻痹，为眩晕，为颠仆，为口噤身强，为筋脉拘缓，为口眼㖞斜，各随身之所偏而留着不散，内为积聚，外为痈肿，上为心痛，下为堕胎，种种变端总由湿热所致，盖缘一物二名。后世各执一例，是不能无两歧之说，即仲淳之明，尚以《开宝》之文衍之为疏，而《本经》主治置之阁闻，何怪诸家采集药性，一皆舍本逐末乎。按：天南星味辛而麻，故能治风散血。气温而燥，故能胜湿除痰。性紧而毒，故能攻积拔肿而治口㖞舌糜。诸风口禁，更以石菖蒲、人参佐之。南星、半夏皆治痰药也。然南星专走经络，故中风麻痹以之为向导，半夏专走肠胃，故呕逆泄泻以之为向导。

《玉楸药解·卷一·南星》：南星辛烈开通，治胃逆肺阻，胸膈壅满，痰涎胶塞，头目眩晕，磨积聚癥瘕，消痈疽肿痛，疗麻痹拘挛，止吐血便红，及疥癣疣赘，喉痹口疮，金疮打损，破伤中风之类。

《本草正义·卷之七·草部毒草类·天南星》：唯《别录》又主风眩，盖指湿痰蕴热，生风上凌之眩晕，以此开痰燥湿，则风自息而眩自已，非虚风之眩晕可知。《千金方》以一味南星醋制末服，治妇人头风攻目作痛。《局方》玉壶丸，以南星、半夏治风痰头晕、目眩吐逆。《开宝本草》亦谓天南星主中风麻痹，皆即此理。岂谓血虚风眩而亦可以此疗之。

（十一）天麻

《本草征要·第二卷·头面七窍·颠顶、头面用药》：风虚眩晕，麻痹不仁。语言謇涩，腰膝软疼。理风痫惊气。治恍惚失神。肝为风木之脏，藏血主筋，独入肝经，故主治如上。

《本草品汇精要·卷之十一·草部中品之中·草之草·天麻》：主诸风，眩晕……《药性论》云，治冷气痹痛，瘫缓不遂，语多恍惚，多惊失志。《日华子》云，杀鬼疰蛊毒，通血脉关窍。陈藏器云，疗热毒痈肿。《别录》云，主诸毒恶气，支满，寒疝下血。子去热气。

《本草纲目·草部第十二卷·赤箭、天麻》：（杲曰）肝虚不足者，宜天麻、芎藭以补之。其用有四：疗大人风热头痛，小儿风痫惊悸，诸风麻痹不仁，风热语言不遂。（时珍曰）天麻乃肝经气分之药。《素问》云：诸风掉眩，皆属于肝。故天麻入厥阴之经而治诸病。按罗天益云：眼黑头旋，风虚内作，非天麻不能治。天麻乃定风草，故为治风之神药。今有久服天麻药，遍身发出红丹者，是其祛风之验也。

《雷公炮制药性解·卷三草部中·天麻（赤箭附）》：味辛，性平，无毒，入肝、膀胱二经。疗大人风热眩晕，治小儿惊悸风痫，祛诸风麻痹不仁，主瘫痪语言不遂，利腰膝，强筋力，活血脉，通九窍，利周身，疗痈肿。

《本草汇言·卷之一·草部（山草类）·天麻》：主头风头痛，头晕虚旋，癫痫强痉，四肢拘挛，语言不顺，一切中风风痰等证……沈则施先生曰：天麻乃肝经气分药。《素问》云：诸风掉眩，皆属于肝。故天麻入厥阴之经，治诸风痰之证。卢不远先生曰：苗名赤箭，挺直不屈，阳刚中正者也。力能独运，不为物移，故有风不动，无风自摇。见刚之体能立，用能行也。故能杀鬼邪，除恶毒，乃若因风动摇之病，如眩晕，如颤振，如惊痫挛癖，尽属阴邪之证，唯阳刚之象能胜之。

《本草正·山草部·天麻》：味辛，平，阴中有阳。治风虚眩晕头旋，眼黑头痛，诸风湿痹，四肢拘挛，利腰膝，强筋骨，安神志，通血脉，止惊恐恍惚，杀鬼精虫毒及小儿风痫惊气。然性懦力缓，用须加倍，或以别药相佐，然后见功。

《神农本草经疏·卷之九·草部中品之下·天麻》：凡头风眩晕，与夫痰热上壅，以致头痛及眩，或四肢湿痹麻木，小儿风痫惊悸等证，所必须之药。

《药品化义·卷三·肝药·天麻》：天麻，性气和缓。经曰：肝苦急，以甘缓之。用此以缓肝气。盖肝属木，胆属风，若肝虚不足，致肝急坚劲，不能养胆，则胆腑风动，如天风之鼓荡，为风木之气。故曰：诸风掉眩，皆属肝木。由肝胆性气之风，非外感天气之风也，是以肝病则筋急。用此甘和缓其坚劲，乃补肝养胆，为定风神药。若中风、风痫、惊风、头风、眩晕，皆肝胆风证，悉以此治。若肝劲急甚，同黄连清其气。又取其体重降下，味薄通利，能利腰膝，条达血脉，诸风热滞于关节者，此能疏畅。凡血虚病中之神药也。

《本草择要纲目·平性药品·天麻》：主治风痰眩晕头痛。疗小儿风痫惊悸，麻痹不仁。

《天宝本草新编·卷之二（商集）·天麻》：天麻，味辛、苦，气平，无毒。入肺、脾、肝、胆、心经。能止昏眩，疗风去湿，治筋骨拘挛瘫痪，通血脉，开窍，余皆不足尽信。此有损无益之药，似宜删去。然外邪甚盛，壅塞于经络血脉之间，舍天麻又何以引经，使气血攻补之味，直入于受病之中乎。故必须备载。但悉其功用，自不致用之之误也。总之，天麻最能祛外来之邪，逐内闭之痰，而气血两虚之人，断不可轻用耳。

《得配本草·卷二·草部（山草类）·天麻》：辛，温。入足厥阴经气分。止风虚眩晕，通血脉九窍。治痫定惊，杀鬼疏痰，有自内达外之功。

《本草述钩元·卷七·山草部·天麻》：味辛甘而缓，气平，浮而升，阳也。肝经气分药。助阳气，主风虚眩晕头痛（眼黑头旋，风虚内作，非天麻不能治），及痰热上壅头痛及眩，并善惊失志，语多恍惚，补劳伤，利腰膝，强筋力，逐诸风湿（久服天麻叶，遍身有发红丹者，是祛风之验也），治麻痹拘挛，冷气痹痛。瘫缓不随，通血脉，利关窍，定小儿风痫惊气，通女子经脉。肝虚不足者，天麻芎藭以补之（能达风化即是补），更疗风热头痛，或语言不遂。（东垣）

《本草易读·卷三·天麻第八》：甘，平，微温，无毒。入厥阴肝。治诸风湿痹，四肢拘挛，疗风热麻痹，语言不遂。风痫惊悸良剂，眩晕头痛灵丹。血液衰少及类中风者忌用。

《本草便读·山草类·天麻》：定虚风，理眩晕，因有有风不动之称……独入肝经，能治一切虚风、眩晕之证。

《本草正义·卷之一·草部山草类上·天麻》：洁古治风虚眩晕头痛。东垣主风热语言不遂。罗天益谓：眼黑头旋，风虚内作，非天麻不治。则又息风平肝，宁神镇静之功矣。

天麻气味，古皆称其辛温，盖即因于《本草经》之赤箭。而《开宝》、甄权诸家，称其主诸风湿痹，冷气瘫痪等症，皆因"辛温"二字而来，故视为祛风胜湿，温通行痹之品。然洁古诸家，又谓其主虚风眩晕头痛，则平肝息风，适与祛风行痹宣散之法相背。使其果属辛温宣散，则用以治虚风之眩晕头痛，宁不助其升腾而益张其焰，何以罗天益且谓眼黑头旋，风虚内作，非天麻不能治？从此知果是风寒湿邪之痹着、瘫痪等症，非天麻之所能奏效也。盖天麻之质，厚重坚实，而明净光润，富于脂液，故能平静镇定，养液以息内风，故有定风草之名，能治虚风，岂同诳语？今恒以治血虚眩晕及儿童热痰风惊，皆有捷效。故甄权以治语多恍惚，善惊失志；东垣以治风热，语言不遂。皆取其养阴滋液而息内风。盖气味辛温之说，本沿赤箭之旧，实则辛于何有，而温亦虚言。

（十二）贝母

《神农本草经疏·卷之八·草部中品之上·贝母》：味辛、苦，平，微寒，无毒。主伤寒烦热，淋沥邪气，疝瘕，喉痹，乳难，金疮风痉，疗腹中结实，心下满，洗洗恶风寒。目眩，项直，咳嗽上气，止烦热渴，出汗，安五脏，利骨髓。

（十三）升麻

《本草通玄·卷上·草部·升麻》：辛，平，入脾胃二经。主头额间痛，牙根痛烂，肌肉间风热，解百毒，杀鬼邪，辟瘟疫，消斑疹，行瘀血，治阳陷眩晕，胸胁虚痛，久泻脱肛，遗浊崩带。东垣云：发阳明风邪，升胃中清气，引甘温之药，以补卫实表，故元气不足者，用此于阴中升阳，又缓带脉之急。

《本草述钩元·卷七·山草部·升麻》：根味微苦甘，气平性温，气味俱薄，浮而升，阳也，为足阳明太阴引经的药。得葱白、白芷，亦入手阳明太阴经。升清阳，奉生气，治阳陷眩晕，举久泄下痢后重，遗浊带下崩中，血淋下血，并发散本经风邪，解肌肉风热，消斑疹及游风肿毒，辟时气毒疠邪气，蛊毒入口皆吐，疗喉痛口疮，牙龈烂臭，又治小儿热壅惊痫。（诸本草）

（十四）巴戟天

《本草汇言·卷之一·草部（山草类）·巴戟天》：治一切阳虚气陷，似虚似实，逆气不降，清气不升，为眩晕，为倦怠，为痛，为麻，为泄利，大便不实，小便短涩，或气短声微，或腰脊痿弱，或因久劳形役，筋力衰疲者。

《本草述钩元·卷七·山草部·巴戟天》：方书中治中风劳倦，虚劳肾气虚而恶寒眩晕，及虚逆咳喘，（元阳虚者）腰痛，积聚癥瘕不能食，消瘅泄泻，溲血淋浊，小便不禁，疝，并治目疾耳聋。

（十五）甘菊花

《本草正·隰草部·甘菊花》：味甘色黄者，能养血散风，去头目风热、眩晕疼痛、目中翳膜，及遍身游风风疹。

《本草汇言·卷之三·草部（隰草类上）·甘菊花》：观夫风邪为病，先入乎肝，肝开窍于目，又风为阳邪，势先走上，又热甚则生风，风火相抟，为头风头痛、眩晕悬旋，为目睛涩障、畏风羞明，或肿痛难开，或珠胀欲脱，或胞沿浮痒，或泪流不止，菊能清风清热，养血养肝，故头目诸疾，所用必需者也。

谈氏方：治血虚风热，头风头痛，眩晕。用甘菊花三钱，当归、天麦门冬、生熟地黄、川芎、防风、荆芥、天麻、藁本、白芍药、白芷各减半。如有痰结而作者，本方加姜水浸半夏，胆星、白芥子各二钱。

《本草通玄·卷上·草部·甘菊花》：味甘性平，入肺、肾两经。清头目风热，定风虚眩晕，利血脉，安肠胃，悦皮肤，止腰痛，翳膜遮睛，冷泪流溢，珍为要品。

《药品化义·卷六·肺药·甘菊》：属阴中有阳（有土与金、水），体轻，色有白有黄，气清香，味白者微苦，黄者苦重，性凉，能升能降，力清肺，性气与味俱清。入肺、肝、心三经。甘菊，得秋气之深，应候而开，受金正气，秋金本白，故取白色者。其体轻，味微苦，性气和平，至清之品。经曰：治温以清。是以肺气虚，须用白甘菊。如黄色者，其味苦重，气香散，主清肺火。凡头风眩晕，鼻塞，热壅肌肤，湿痹，四肢游风，肩背疼痛，皆缘肺气热，以此清顺肺金。且清金则肝木有制，又治暴赤眼肿，目痛泪出。是以清肺热，须用黄甘菊。

《本草备要·草部·甘菊花》：治头目眩运（风热），散湿痹游风。

《玉楸药解·卷一·甘菊花》：味甘，气平，入足厥阴肝经。清风止眩，明目去翳。菊花清利头目，治头目疼痛眩晕之证。

（十六）龙眼壳

《本草再新·卷五·果部·圆眼壳（附核）》：治心虚头晕，散邪祛风（补虚则无风矣），聪耳明目。

（十七）白术

《名医别录·上品·卷第一·术》：主治大风在身面，风眩头痛，目泪出，消痰水，逐皮间风水结肿，除心下急满，及霍乱，吐下不止，利腰脐间血，益津液，暖胃，消谷，嗜食。

《重修政和经史证类备急本草·第六卷·术》：《外台秘要》，疗忽头眩晕，经久不瘥，四体渐羸，食无味，好食黄土。术三斤，曲三斤，捣筛，酒和，并丸如梧桐子达，曝干。饮服二十丸，忌桃、李、雀、蛤，日三服。

《本草汇言·卷之一·草部（山草类）·白术》：白术，乃扶植脾胃，散湿除痹，消食去痞之要药也（张元素）。脾虚不健，术能补之；胃虚不纳，术能助之（许长如稿）。是故劳力内伤，四肢困倦，饮食不纳，此中气不足之证也。痼冷虚寒，泄泻下利，滑脱不禁，此脾阳衰陷之证也。或久疟经年不愈，或久痢累月不除，此胃虚失治，脾虚下脱之证也。或痰涎呕吐，眩晕昏痫，或腹满肢肿，面色萎黄，此胃虚不运，脾虚蕴湿之证也。以上诸疾，用白术总能治之。

《神农本草经疏·卷之六·草部上品之上·术》：又主大风在身面者，术气芳烈而悍，纯阳之物也。风为阳邪，发于阳部，故主之也。风眩头痛、目泪出者，阳虚则风客之而眩，痰厥则头痛，风热壅则目泪出也。

《本经疏证·卷二·术》：白术治眩，非治眩也，治痰饮与水耳。有痰与水，何以能使人眩？盖眩者神之动，神依于心，心恶水，水盛则心神摇曳为眩。譬如人在舟中，能发眩也，虽然人在舟中，未必尽眩，不在舟中，未必不眩。所以眩证不必尽用术，用术之饮证水证，亦未必尽眩，夫亦各因乎其人耳。

（十八）白芷

《本草纲目·主治第四卷·眩运》：头风血风眩运，蜜丸服。

《要药分剂·卷一·宣剂上·白芷》：味辛，性温，无毒。得地之金气，兼感天之阳气以生。升多于降，阳也……时珍曰：治鼻渊鼻衄，齿痛，眉棱骨痛，大肠风秘，妇人血风眩晕，翻胃吐食，解砒毒，蛇伤，刀箭金疮。

《本草述钩元·卷八·芳草部·白芷》：治女子血风眩晕……治头风眩晕，女人胎前产后，伤风头痛，及血风头痛皆效。

（十九）白豆蔻

《本草汇言·卷之二·草部（芳草类）·白豆蔻》：凡冷气哮喘（汤济庵稿），痰饮无时，或宿食停中，呕吐腹胀，或瘴疟寒热，久发不休，或中酒中气，眩晕烦闷，或暴发赤眼，翳脉遮睛诸证，皆脾肺二脏之气，寒郁不和之故也……《医通》：治中气厥逆，眩晕卒倒。

（二十）白附子

《本草纲目·草部第十七卷·白附子》：风痰眩运，头痛气郁，胸膈不利。

《本草正·毒部·白附子》：其性升，能引药势上行。避头风诸风，冷气心疼，风痰眩晕，带浊，疗小儿惊风痰搐，及面鼻游风、黚斑风刺，去面痕，可作面脂，亦治疥癣风疮，阴下湿痒，风湿诸病。

《本草述钩元·卷十·毒草部·白附子》：方书治中风，痰饮头痛，行著痹，痿厥疬风，颤振眩晕，风痰眩晕，痫悸疝，头面诸证。

《本草易读·卷五·白附子百三十九》：辛，甘，大温，有小毒。阳明经药也……止心痛而散血痹，疗足弱而补肝虚，中风失音之疾，风痰眩晕之疴。

（二十一）白蒺藜

《本草征要·第二卷·头面七窍·颠顶、头面用药》：祛风而皮肤搔痒可止，平肝而眼目翳膜能除。头疼眩晕堪定、鼻衄，喷嚏无虞。

（二十二）白薇

《本草崇原·卷中本经中品·白薇》：气味苦咸平，无毒……太阳寒水之气，周于一身，故主治身热。肢满，风邪淫于四末也。忽忽，眩晕貌。忽忽不知人，风邪行于头目也。

（二十三）玄胡索

《本草汇言·卷之一·草部（山草类）·玄胡索》：通经络（《开宝》），行血中气滞，气中血滞（李东垣）之药也。凡治男妇长幼一身上下，诸因气滞、血滞为病者，然于妇人为尤宜（保心宇稿）。故病血气积聚，腹中结块，癥瘕胀满，或崩中淋沥，漏下不止，或恶露攻冲，恶心眩晕，是皆妇人血分之病。

凡用之行血，酒制则行；用之止血，醋制则止；用之破血，非生用不可；用之调血，非炒用不神。随病制宜，应用无穷者也。但性味温辛，能走而不能守，故经事先期，与一切血热，或崩中淋露，应用补气血，凉血清热药者，一切辛走之药，法所必禁。

（二十四）半夏

《神农本草经·卷三下经·草（下品）·半夏》：主伤寒，寒热，心下坚，下气，喉咽肿痛，头眩胸张，咳逆肠鸣，止汗。

《本草纲目·主治第四卷·眩运》：痰厥昏运，同甘草、防风煎服。风痰眩晕，研末水沉粉，入朱砂丸服。

《本草纲目·草部第十七卷·半夏》：风痰喘逆，兀兀欲吐，眩晕欲倒。

《本草汇言·卷之五·草部（毒草类）·半夏》：治痰厥眩晕……治痰厥头痛，或眩晕，时吐冷涎者。

《神农本草经疏·卷之十·草部下品之上·半夏》：柴胡为之使。辛温善散，故主伤寒邪在表里之间，往来寒热。苦善下泄，邪在胸中则心中坚，胸胀咳逆。邪在上焦则头眩。邪在少阴则咽喉肿痛……又治风痰喘逆，兀兀欲吐，眩晕欲倒。

《长沙药解·卷一·半夏》：味辛，气平，入手太阴肺、足阳明胃经。下冲逆而除咳嗽，降浊阴而止呕吐，排决水饮，清涤涎沫，开胸膈胀塞，消咽喉肿痛，平头上之眩晕，泄心下之痞满，善调反胃，妙安惊悸。

《本草述钩元·卷十·毒草部·半夏》：风痰喘逆，兀兀欲吐，眩晕欲倒。

（二十五）地骨皮

《本草述钩元·卷二十四·灌木部·枸杞》：味甘淡而苦，气寒，阴也。入足少阴、手少阳气分。主治去下焦肝肾虚热，益精气，凉血坚筋骨，解有汗骨蒸肌热，疗消渴，泻胞中火，降肺中伏火，退热补正气，去肾家风，并治在表无定风邪（此阴虚生风非指外感之邪也）及骨槽风。方书更治虚劳发热，往来寒热，诸见血证，鼻衄嗽血，咳喘消瘅，中风眩晕，痫痉虚烦，悸健忘，腰痛行痹，脚气水肿。

（二十六）百合花

《滇南本草·第二卷·百合花》：治老弱虚晕，有痰有火，头目眩晕。百合花（三朵），皂角子（七个，微焙）或蜜、或砂糖同煎服。

（二十七）当归

《本草纲目·主治第四卷·眩运》：失血眩运，芎劳煎服。

《本草经解·卷一·草部上·当归》：气温，味苦，无毒……同川芎，名佛手散，治失血眩晕。

《本草述钩元·卷八·芳草部·当归》：凡伤胎去血，及产后崩中，金疮拔牙，一切去血过多，心烦眩晕，闷绝不省人事。当归二两，川芎一两。每用五钱，水七分，酒三分，煎七分，热服，日再。

《本草易读·卷三·当归四十六》：甘、苦、辛，温，无毒。足厥阴肝，手少阴心药也……一切失血眩晕，同芎煎服。

（二十八）羊乳

《名医别录·中品·卷第二·羊乳》：味甘，温，无毒。主治头眩痛，益气，长肌肉。一名地黄。

（二十九）决明子

《日华子本草·草部上品之下·卷第六·马蹄决明》：助肝气，益精。水调末涂消肿毒。协太阳穴治头痛。又贴脑心，止鼻洪。作枕胜黑豆，治头风，明目也。

《本草求真·卷三·散剂·驱风》：决明子（专入肝），气禀清阳，味咸苦甘，微寒无毒。能入肝经，除风散热。凡人目泪不收，眼痛不止，多属风热内淫，以致血不上行，治当即为驱逐。（入肝驱风，散热明目）按：此苦能泄热，咸能软坚，甘能补血。力薄气浮，又能升散风邪，故为治目收泪止痛要药，并可作枕以治头风。但此服之太过，搜风至甚，反招风害，故必合以蒺藜、甘菊、枸杞、生地、女贞实、槐实、谷精草相为辅助，则功更胜，谓之决明，即是此意。

（三十）防风

《本草图经·草部上品之下卷第五·防风》：疗头风眩痛。

《本草蒙筌·卷之二·草部中·防风》：系太阳本经之药，又通行脾胃二经。职居卒伍卑贱之流，听命即行，随引竟至。尽治一身之痛，而为风药中之润剂也。治风通用，散湿亦宜。身去身半以上风邪，梢去身半已下风疾。收滞气面颊，尤泻肺实有余。驱眩晕头颅，更开目盲无见，故云除上焦风邪要药。倘或误服，反泻人上焦元气，为害岂浅浅哉！花止痛骨节间，亦治风效。子消谷胃脘内，又调食香。叶收采煎汤，主风热汗出。

《药鉴·卷之二·防风二十九》：气温，味甘、辛，无毒。气味俱薄，升也，阳也。行周身骨节疼痛之要药也。以气味能泻气，以体用能疗风，何者？盖此剂气温而浮，故能去在表风热，亦能疗肢节拘疼。治风通用，散湿亦宜。能驱眩晕头颅，更开目盲无见。

（三十一）苍耳子

《本草征要·第二卷·头面七窍·鼻科用药》：通鼻塞，去肤痒。能发汗，散风湿。主肢挛目暗，疗眩晕头疼。

（三十二）笋

《食物本草·卷一·菜类·笋》：淡笋，即中母笋，味甘。主消痰。除热狂壮热、头痛头风，并妊人头旋倒地、惊悸、温疫迷闷、小儿惊痫天吊等症。

（三十三）芭蕉花

《分类草药性·花类·芭蕉花》：治头眩昏，气痛散血。

（三十四）芭蕉油

《本草纲目·主治第三卷·癫痫》：暗风痫疾，眩运仆倒，饮之取吐。

（三十五）牡荆沥（荆沥）

《本草征要·第一卷·治痰药·清热化痰》：除风热，开经络。行血气，导痰涎。去胸中烦闷，治头风眩晕。大人中风失音，小儿心热惊痫。

《本草详节·卷之六·木部·牡荆沥》：味甘，气平。姜汁为使。凡使：采新茎，截二尺长，架两片砖上，中用紧火炙之，两头以器承取，热服。主心闷烦热，头风旋晕目眩，心漾漾欲吐，卒失音，小儿心热惊痫。（按：牡荆沥，气平味甘，化痰去风为妙药，与竹沥同功。并以姜汁助送，则不凝滞。但气虚不能食者用竹沥，气实能食者用荆沥）

《本草备要·木部·荆沥》：甘，平。除风热，化痰涎，开经络，行血气。治中风失音，惊痫痰迷，眩晕烦闷，消渴热痢，为去风化痰妙药。气虚、食少者忌之。

《本草拾遗·木部卷第四·荆沥》：荆木取茎截，于火上烧，以物承取沥饮之，去心闷烦热，头风旋目眩，心头漾漾欲吐，卒失音，小儿心热惊痫，止消渴，除痰唾，令人不睡。

（三十六）皂荚

《本草述钩元·卷二十三·乔木部·皂荚》：急喉痹风，肿塞疼痛，头风猝痛，脑宣，及风涎眩晕，痰结（治肺有寒邪，黑痰胶固不可拔，而为喘咳者）喘咳（痰嗽咳逆，坐不得卧，为末蜜丸服之）。

（三十七）鸡苏

《重修政和经史证类备急本草·第二十八卷·水苏》：孟诜云，鸡苏，一名水苏。熟捣生叶，绵裹塞耳，疗聋。又，头风目眩者，以清酒煮汁一升服。产后中风，服之弥佳。可烧作灰汁及以煮汁，洗头令发香，白屑不生。

《本草求真·卷七·血剂·温血》：鸡苏（专入肠、胃），即龙脑薄荷也。又名水苏（生于水旁），系野生之物。味辛，微温。功有类于苏薄，但苏薄其性稍凉，水苏其性稍温；苏薄其性主升，水苏其性主降；苏薄多于气分疏散，水苏多于血分温利。故凡肺气上逆，而见头风目眩与血瘀血热，而见肺萎血痢、吐衄崩淋、喉腥口臭邪热等病者，皆当用此宣泄。(《太平和剂局方》有龙脑薄荷丸）俾热除血止，而痛自可以愈矣。(温利下焦血分瘀滞）

（三十八）青蒿

《滇南本草·第二卷·青蒿》：上清头目痰火眩晕，头晕，利小便，凉血，止大肠风热下血，退五种劳热，发烧怕冷。

（三十九）青黛

《本草述钩元·卷九·隰草部·青黛》：方书治中风头风胁痛瘛疭，颤振眩晕，咳嗽久嗽，呕吐舌衄，咳嗽血，及鼻口唇齿舌与咽喉外治内治甚多，又治下癞疝。

（四十）苦丁茶

《本草征要·第二卷·头面七窍·耳科用药》：清头目，散肝风。泻肾火，凉胞宫。活血脉，断斯螽。聤耳流脓，耳鸣或聋。阴浮于上，眩晕瞬蒙。

（四十一）松花粉

《本草征要·第四卷·外治·植物药》：内服润人心肺，能于益气除风，头目眩晕酌投，痢疾亦可试治。

（四十二）郁金

《本草述钩元·卷八·芳草部·郁金》：方书治发热郁，狂痫头痛，眩晕咳嗽，齿衄咳血，滞下淋，并目鼻舌喉等证。

（四十三）荆芥（假苏）

《本草约言·卷之二·菜部·荆芥》：味辛、苦，气温，无毒，阳中之阴，升也。发玄府，疗邪风之首痛；通血脉，治血风之眩晕。性凉而轻，能凉血疏风，诸疮疡风热，皆当用之。一名假苏。取花实成穗者暴干用。《本草》主头风眩晕，妇人血风，产后血晕（云云）。皆其凉血疏风之功也。产后血晕，捣末，童便调，热服二钱，如神。口噤者，挑齿灌之。

《食物本草·卷一·菜部·假苏》：味辛，温，无毒。主除寒热、鼠瘘瘰疬、生疮，破结聚气，下瘀血，除湿痹，辟邪气，通利血脉，传送五脏。能发汗，动渴消，除冷风，治头风眩晕、妇人血风等为要药。治产后血晕并产后中风身僵直者，捣为末，童便调，热服，口噤者挑齿灌之，或灌鼻中，神效。末和醋敷疗肿抽风毒即差。初生新嫩辛香可啖，人取以作生菜，即今之荆芥也。

《本草汇言·卷之二·草部（芳草类）·荆芥》：轻扬之剂，散风清血之药也（甄权）。主伤风肺气不清（苗天秀稿），喉风肿胀难开，头风脑痛眩运，血风产后昏迷，痰风卒时仆厥，惊风手足搐搦，目风肿涩流泪，湿风黄疸闷满，热风斑疹痘瘄，疮疥疙瘩，并寒热鼠瘘，瘰疬生疮之类（龙潭）。凡一切风毒之证，已出未出，欲散不散之际，以荆芥之生用，可以清之。又肠风便血，崩中淋血，暴吐衄血，小肠溺血，凡一切失血之证，已止未止、欲行不行之势，以荆芥之炒黑，可以止之。大抵辛香可以散风，苦温可以清血，为血中风药也。但气味香辛而发，主升主散，不能降下，亦不能收入，凡病表虚有汗者，血虚寒热者，气虚眩晕者，老人肾阳虚而目昏流泪者，少年阴虚火炎因而面赤头痛者，咸宜禁之。

（四十四）茯神

《本草约言·卷之二·木部·茯神》：味甘、淡，气平，无毒，阳中之阴，可升可降。疗眩晕，定上气之乱；安神志，益心气之虚。江云：定心安神。《赋》云：治风眩心虚，安痫定志，止心下急痛，惊悸虚劳。

《本草述·卷之二十五·寓木部·茯神》：甘，平，无毒。专理心经，补心气，疗风眩心虚，开心益智，止惊悸，补虚乏，虚人小肠不利者，另而用之。

（四十五）茶菊

《本草纲目拾遗·卷七·花部·茶菊》：黄茶菊以紫蒂为佳，明目去风，搜肝气，治头晕目眩，益血润容，入血分。食物宜忌：黄菊花即甘菊花，苦微甘、性平，益肺肾，去风除热，补血养目，清眩晕头风……性平，专入阳分，治诸风头眩，解酒毒疗肿。

（四十六）胡麻

《本草征要·第四卷·食疗·谷类》：胡麻即黑芝麻……又能补肝肾，能润五脏，虚风眩晕，病后虚羸，须发早白，产妇乳少，常服之，均有益。

（四十七）威灵仙

《本草汇言·卷之六·草部（蔓草类）·威灵仙》：主风湿痰饮之疾，通行十二经之药也（《开宝》）。治中风不语（沈孔庭稿），手足顽痹，口眼㖞斜，及筋骨痛风，腰膝冷疼，胻腨酸痛，疠风酷毒，皮肤风痒，肾脏风壅，头风眩晕，脑漏流涕（《日华》），伤寒瘴气，憎寒壮热，黄疸黑疸，冷热气胀，胃痛膈气。膀胱宿脓宿垢，恶水气利，脚气痔疾（《开宝》），瘰疬疥癣，妇人月闭，气血冲心，产后恶露不行，及大人暗风痫风，癫狂心风，小儿胎风脐风等证（东垣），并皆治之。大抵此剂宣行五脏，通利经络，其性好走，亦可横行直往，追逐风湿邪气，荡除痰涎冷积，神功特奏。若多服，疏人真气，凡病血虚生风，或气虚生痰，脾虚不运，气留生湿、生痰、生饮者，咸宜禁之。倘不得已，必需用者，倍加参、芪、归、术，庶几乎。

（四十八）钩藤（钓藤）

《本草纲目·主治第四卷·眩运》：平肝风心火，头旋目眩。

《本草纲目·草部第十八卷·钩藤》：小儿寒热，十二惊痫。（《别录》）小儿惊啼，瘈疭热拥，客忤胎风。（甄权）大人头旋目眩，平肝风，除心热，小儿内钓腹痛，发斑疹。（时珍）时珍曰：钩藤，手足厥阴药也。足厥阴主风，手厥阴主火。惊痫眩运，皆肝风相火之病。钩藤通心包于肝木，风静火息，则诸症自除。

《本草正·蔓草部·钩藤》：味微甘微苦，性微寒。能清手厥阴之火。足厥阴、足少阳之风热，故专理肝风相火之病。凡大人小儿惊痫眩晕、斑疹天钓、头旋烦热等证，用之而风静火息，则诸证自除矣。

《本草择要纲目·平性药品·钩藤》：主治惊痫眩运，皆肝风相火之病。钩藤通心包于肝木，风静火熄，则诸症自除。大人头旋目眩，亦可兼疗。

《本草分经·足厥阴肝·和·钩藤》：甘、微苦，微寒。除心热，主肝风相火之病。风静火息，则惊痫、眩晕、斑疹诸症自平。祛风而不燥，中和之品，久煎则无力。

《本草害利·肝部药队·泻肝次将》：害。但性稍寒，无火者勿服。除惊痫、眩晕，平息肝风相火之外，他无所长。凡病风温，邪未入营，尚在上中二焦卫分者，误服之恐致昏谵。以其轻扬入肝，未免激动肝阳上升，升则浊邪上蒙清窍故也。

（四十九）胆星

《药品化义·卷八·痰药·胆星》：主治一切中风、风痫、惊风，头风眩晕，老年神呆，小儿发搐，产后怔忡，为肝胆性气之风调和之神剂也。

（五十）独活

《本草正义·卷之二·草部山草类下·独活》：寿颐按，洁古所谓独活与细辛同用，治少阴头痛眩晕一证，盖指肾脏真寒，水邪上溢，汩没阳气之真头痛言之。其证大寒大痛，手足厥冷，指爪青黑，朝发夕死，无药可救。唯用参附大剂，合羌独活、细辛等温养真阳，庶几希冀什一。立说未尝不是，固非指肝肾虚阳上凌之头痛眩昏也。

（五十一）枲耳实

《本草汇言·卷之三·草部（隰草类上）·枲耳实》：主风寒风湿三气为病（陆杏元稿），或颈项牵挛，四肢拘急，一切关节屈伸不利之证。故前人有久服益气脉，补虚弱之功。上而散头脑诸风，凡风寒头痛，鼻塞脑漏，或血风眩晕，痰火悬旋，或目痛、目肿、目障、目昏，或耳痒、耳疼、耳湿、耳聋诸疾；下而利腰膝之湿，凡痿痹不用，麻木不仁，或疹疥，或血痔，或黄水脓湿诸疮，或脚气疝肿诸疾，咸宜用之。杨氏方：治诸风眩晕，或头脑攻痛。

（五十二）荷叶

《滇南本草·第一卷·荷叶、藕》：荷叶，白莲花叶入气，红莲花叶入血。味辛、平，性微温。入肝、肺二经，升也，阳也。上清头目之风热、止眩晕发晕，清上焦之虚火，可升可降，清痰、泄气止呕，头闷疼。

（五十三）夏枯草

《本草征要·第二卷·头面七窍·颠顶、头面用药》：辛能散结，苦能泄热。清肝火，防薄厥。阳浮于上，眩晕欲跌。目痛羞明，鼠瘘瘰疬。

（五十四）柴胡

《本草纲目·草部第十三卷·茈胡》：治阳气下陷，平肝胆三焦包络相火，及头痛眩运，目昏赤痛障翳，耳聋鸣，诸疟，及肥气寒热，妇人热入血室，经水不调，小儿痘疹余热，五疳羸热。

《本草详节·卷之二·草部·柴胡》：主伤寒寒热往来，呕吐，胁痛，口苦，耳聋，头角痛，心下烦热，阳气下陷，肝、胆、三焦、包络相火，饮食、痰水结聚，肩背痛，目赤，眩晕，发黄，湿痹诸症，妇人产前后诸热、心下痞满及热入血室、经水不调，小儿痘疹余热、五疳羸热。

《本草备要·草部·柴胡》：头眩目赤，胸痞胁痛……口苦耳聋……妇人热入血室……胎前产后诸热，小儿痘疹，五疳羸热。

《要药分剂·卷一·宣剂上·柴胡》：主伤寒邪热，痰热结实，虚劳肌热，呕吐心烦，诸疟寒热，头眩目赤，胸痞胁气，口苦耳聋，女人热入血室，胎前产后诸热，小儿痘疹，五疳羸热，散十二经疮疽血凝气聚。

《本草述钩元·卷七·山草部·柴胡》：止偏头痛，目昏赤痛，头昏眩晕，耳聋耳鸣，除湿痹拘挛，散肝胆三焦包络相火，清肌热。

《本草正义·卷之二·草部山草类下·柴胡》：乃或又因此而谓柴胡能平肝胆之横，凡遇木火上凌，如头痛耳胀、眩晕呕逆、胁肋痛等症，不辨是郁非郁，概投柴胡，愈以助其鸱张，是乃为虎傅翼，则又毫厘之差，千里之谬矣……乃浅者犹因此而误认柴胡统治肝病。遂于肝火凌厉之头痛眩晕、耳鸣耳胀、目痛耳聋、胁痛膜胀等症，亦复以柴胡为必需之品。不知其非外寒遏抑，是为木火自旺，法宜潜阳泄降为亟，而亦妄与宣散，适以张其烈焰，不至痛彻顶颠，胀塞胸膈不止。是又借寇兵而赍盗粮，治病反以增病，皆粗心读书，知其一不知其二之弊，千里毫厘，误人最捷。然洁古亦止谓：柴胡治心下痞，胸胁满。濒湖《纲目》且谓：平肝胆、三焦、包络相火，及头痛眩晕、目昏赤痛障翳、耳聋耳鸣。景岳亦谓：治肝胆火炎，胸胁结痛，少阳头痛。又皆囫囵吞枣，最易有抱薪救火之祸，俗医之不知辨别，实即诸先辈有以教之也。

（五十五）臭牡丹

《天宝本草·第三篇·臭牡丹》：臭牡丹性本温良，专补肺肾两虚狂，脚力不佳用之当，能治头晕最妙方。

（五十六）高良姜

《本草汇言·卷之二·草部（芳草类）·高良姜》：《方脉正宗》，治一切滞气，心腹胀闷疼痛，胁肋胀满，呕吐酸水痰涎，头目眩晕，并食积酒积，及米谷不化，或下利脓血，大小便结滞不快，或风壅积热，口苦咽干，涕唾稠黏。此药最能推陈致新，散郁破结，活血通经，治气分之圣药也。

（五十七）益母草

《本草汇言·卷之三·草部（隰草类上）·益母》：妇人临产之时（方吉人稿），气有不顺而迫血妄行，或逆于上，或崩于下，或横生不顺，或子死腹中，或胞衣不落，或恶露攻心，血胀血晕，或沥浆虽生，蹊涩不下，或呕逆恶心，烦乱眩晕，是皆临产危急之证，唯益母草统能治之。

（五十八）桑叶

《本草征要·第一卷·发散药、退热药·清散风热》：散风清热，治感冒与干咳。清上平肝，疗眩晕与头疼。耳鸣重听，视弱目昏。桑菊往往偕行，表里均治着称。

（五十九）黄芪

《本草述钩元·卷七·山草部·黄芪》：方书，治消瘅，中风着痹挛瘘，鹤膝风，脚气，吐血咳血，鼻衄溲血诸见血证，黄疸水肿，伤暑虐、头痛、心痛、胃脘痛、腹痛、腰痛，身重头振眩晕，惊悸痞厥恶寒，往来寒热，发热，破伤风不能食，滞下，赤白浊淋，小便不通，遗精，疝。

（六十）黄参

《滇南本草·第三卷·黄参》：气味甘，性微温。无毒……一治男妇一切虚劳，发热自汗，眩晕头痛，反胃吐食，痎疟，滑泻久痢，小便频数、淋沥，中风中暑，痿痹，吐血、嗽血、下血，血淋血崩，胎前产后，诸病立瘥。

（六十一）黄柏

《药论·泻剂·泻火·黄柏》：降肾家实火以滋阴，眩晕痨症俱效；去膀胱湿热而润燥，疮疽痿躄皆灵。

（六十二）菊花

《神农本草经·卷一上经·草（上品）·鞠华》：味苦平。主风，头眩肿痛，目欲脱，泪出，皮肤死肌，恶风湿痹。久服，利血气，轻身，耐老延年。

《药性论·草木类卷第二·甘菊花》：能治热头风旋倒地，脑骨疼痛，身上诸风令消散。

《神农本草经疏·卷之六·草部上品之上·菊花》：味苦、甘，平，无毒。主风头眩、肿痛，目欲脱，泪出，皮肤死肌，恶风湿痹，疗腰痛去来陶陶，除胸中烦热，安肠胃，利五脉，调四肢。久服利血气，轻身耐老延年。疏：菊花生发于春，长养于夏，秀英于秋，而资味乎土，历三时之气，得天地之精，独禀金精，专制风木，故为祛风之要药。苦可泄热，甘能益血。甘可解毒，平则兼辛，故亦散结。苦入心、小肠，甘入脾胃，平辛走肝胆，兼入肺与大肠。其主风头眩肿痛，目欲脱，泪出，皮肤死肌，恶风湿痹者，诸风掉眩皆属肝木。风药先入肝，肝开窍于目，风为阳邪，势必走上，血虚则热，热则生风，风火相搏故也。

《本草征要·第一卷·发散药、退热药·清散风热》：散风清热，明目平肝。头痛眩晕，耳鸣心烦。

《得配本草·卷三·草部（隰草部）·菊花》：甘，平。入手太阴，兼足少阳经血分。清金气，平木火。一切胸中烦热，血中郁热，四肢游风。肌肤湿痹，头目眩晕者，俱无不治。

《本草易读·卷四·甘菊七十七》：甘，平，无毒。治头风眩晕，除游风湿痹。明目去翳，补肺益肾。

《本草正义·卷之五·草部芳草类·菊花》：菊花秋深而始着花，不畏霜露，秉秋令肃降之气，故凡花皆主宣扬疏泄，独菊则摄纳下降，能平肝火、息内风、抑木气之横逆。《本经》主风头眩者，以阴虚阳浮，气火升腾，肝风上扰之眩晕言之，非外来风邪能令人眩也。甄权治头目风热，风旋倒地，脑骨疼痛，则肝阳之头风痛，固有直上顶颠，几如劈破者。若风旋倒地，则血冲脑经而失其知觉运动矣。又治身上一切游风，令消散，利血脉，则是血热生风之痛，苦泄清理而风自息，何昧者犹以羌、防、芎、芷为必须品耶？

（六十三）菊花叶

《食疗本草·卷上·甘菊》：其叶，正月采，可作羹……主头风目眩、泪出，去烦热，利五脏。

（六十四）菊花苗

《本草纲目·主治第四卷·眩运》：男女头风眩运，发落有痰，发则昏倒，四月收，阴干为末，每酒服二钱。秋月收花浸酒，或酿酒服。

《本草求原·卷十五·菜部·甘菊苗》：粤东无甘菊，唯黄菊功用颇同。初夏嫩苗叶，甘，微苦，凉。清肝胆热，益肝气，明目，去翳。同花浸酒（加南枣、杞子更妙），治头风眩晕欲倒。（作羹，煮粥亦可）宜初夏采苗，阴干用。

（六十五）甜瓜蒂

《本草正·果部·甜瓜蒂》：味苦，性寒，有毒。阴中有阳，能升能降。其升则吐，善涌湿热顽痰积饮，去风热头痛，癫痫喉痹，头目眩晕，胸膈胀满，并诸恶毒在上焦者，皆可除之。其降则泻，善逐水湿痰饮，消浮肿水膨，杀蛊毒虫毒，凡积聚在下焦者，皆能下之。盖其性峻而急，不从上出，即从下出也。

（六十六）旋覆花

《本草述钩元·卷九·隰草部·旋覆花》：味咸甘，气温。寇氏言苦辛，入手太阴肺、手阳明大肠经。治结气，除水，消胸中痰结吐如胶漆，又治噫气，利上焦痰水胁满，疗水肿及膀胱留饮（此即散精于肺，通调水道，下输膀胱之义），利大肠（与肺一气所贯），通血脉，治风气湿痹（血脉之所结，则风气不化，风气病则湿痹以成），去头目风。方书治咳嗽头痛，瘾疹眩晕，黄疸，目疾亦多用之。此消痰、导饮、散结、利气之味，其云除惊悸者，以去心下水饮，心神自定也。

（六十七）葛花

《滇南本草·第二卷·葛根、葛花》：味甘平、微苦，性微寒。治头目眩晕，憎寒壮热。解酒醒脾胃，酒毒酒痢，饮食不思，胸膈饱胀发呃，呕吐酸痰，酒毒伤胃，吐血呕血。消热，解酒毒。

（六十八）紫苏

《本草述钩元·卷八·芳草部·紫苏》：方书治咳嗽水肿，中风疟，胁痛消瘅，大便不通，痔，伤暑、伤饮食发热，郁积聚，痰饮鼻衄，痛痹，眩晕狂惊虚烦，小便不通，疝，耳蛊毒。

（六十九）鹅肠菜

《滇南本草·第二卷·鹅肠菜》：味甘、淡，性平。补中益气，消痰，止头疼，头目眩晕，利小便，治肝积肥气，止玉茎疼痛，治劳淋，赤白便浊，妇人赤白带下。

（七十）蓬蔂

《本草汇言·卷之六·草部（蔓草类）·蓬蔂》：治体肥人头眩者，属气虚，有湿痰也……治体瘦人头眩者，属血虚有火也……治无病人忽时眩晕卒倒者，是中气虚而风痰风火上冲也……治阴火动眩晕者，是断丧之人有之……治虚极欲倒，如坐舟车，是真阳不足，上气喘急，气短自汗而眩晕，手足冷，脉必沉细也……治头眩晕，目中溜火，大便闭结，能食而健，是火壅也。

（七十一）槐角子（槐实）

《本草拾遗·解纷（一）卷第八·槐实》：杀虫，去风……明目，除热泪，头脑心胸间热风，烦闷，风眩欲倒，心头吐涎如醉，漾漾如船车上者。

《本草易读·卷七·槐角子三百》：苦，寒，无毒。祛风退热，明目益气，凉中润肝，堕胎催生。治五痔疮瘘，疗阴疮湿痒。消妳科之乳痕，止子脏之急痛。解眩晕之如倒，疗汤火之暴伤。除涎唾而杀虫，消风热而除烦。

（七十二）蔓荆子

《名医别录·上品·卷第一·蔓荆实》：味辛，平，温，无毒。去长虫，主风头痛，脑鸣，目泪出，益气。久服令人光泽，脂致，长须发。

《本草纲目·木部第三十六卷·蔓荆》：（时珍曰）蔓荆气清味辛，体轻而浮，上行而散。故所主者，皆头面风虚之症。

《本草汇言·卷之十·木部（灌木类）·蔓荆实》：蔓荆子，主头面诸风疾之药也。（孙思邈）前古（梅青子稿）主通利九窍，活利关节，明目，坚齿，祛除风寒风热之邪，其辛温轻散，浮而上行，故所主头面虚风诸证，推其通九窍，利关节而言，故后世治湿痹拘挛，寒疝脚气，入汤散中，屡用奏效，又不拘于头面上部也。

《神农本草经疏·卷之十二·木部上品·蔓荆实》：味苦、辛，微寒、平、温，无毒。主筋骨间寒热，湿痹拘挛，明目坚齿，利九窍，去白虫、长虫，主风头痛，脑鸣，目泪出，益气。久服轻身耐老，令人光泽脂致。疏：蔓荆实禀阳气以生，兼得金化而成。神农：味苦微寒，无毒。《别录》加辛平温。察其功用应是苦温辛散之性，而寒则甚少也。气清味薄，浮而生，阳也。入足太阳，足厥阴，兼入足阳明经。其主筋骨间寒热，湿痹拘挛，风头痛，脑鸣目泪出者，盖以六淫之邪，风则伤筋，寒则伤骨，而为寒热，甚则或成湿痹，或为拘挛。又足太阳之脉，夹脊循项而络于脑，目为厥阴开窍之位，邪伤二经，则头痛脑鸣目泪出，此药味辛气温，入二脏而散风寒湿之邪，则诸证悉除矣。

《药品化义·卷十一·风药·蔓荆子》：蔓荆，味苦兼辛，能疏风，凉血，利窍。凡太阳头痛及头风脑鸣，目泪目昏，皆血热风淫所致。以此凉之散之，取其气薄主升。佐神效黄芪汤，疏去障翳，使目复光，为肝经胜药。

《本草述钩元·卷二十四·灌木部·蔓荆子》：方书主眩晕瘛疭，颈项强痛，腰痛挛痹，行痹着痹，并耳鼻齿病。

（七十三）藿香

《本草述钩元·卷八·芳草部·藿香》：方书治胀满消瘅，中风反胃，伤暑头痛，发热眩晕，酒毒黄疸，中寒中湿，中气中恶，积聚，痰饮咳嗽，关格，心痛，胃脘痛，瘘盗汗，不能食，泻泄滞下蛊毒。

（七十四）蘼芜

《名医别录·上品·卷第一·蘼芜》：无毒。主治身中老风，头中久风，风眩。

《本草汇言·卷之二·草部（芳草类）·蘼芜》：主头风风眩之药也。（《别录》）此药气味芳香清洁（林德霞），故去风散湿。本草所称，主咳逆，定惊气，除蛊毒，消鬼疰，作饮止泄泻，皆辛香发越郁遏不正之气钦。卢不远先生曰：蘼芜，辛温虚达，得青阳之气，通甲胆之精，辅神明之用者也。

二、动物药

（一）牛黄

《本草求真·卷五·泻剂·降痰》：牛黄（专入心、肝）味苦性凉。古人用此解心经热邪及平肝木，通窍利痰定惊及痰涎上壅，中风不语等症。（中风须辨真伪……真则面赤唇焦，牙关紧闭，上视强直，掉眩烦渴，伪则面青或白与黑，痰喘昏乱，眩晕多汗，甚则手足厥逆，脱症全俱）

（二）石决明

《医学衷中参西录·药物·石决明解》：石决明味微咸，性微凉，为凉肝镇肝之要药。肝开窍于目，是以其性善明目，研细水飞作敷药，能除目外障，作丸散内服，能消目内障（消内障丸散优于汤剂）。为其能凉肝，兼能镇肝，故善治脑中充血作疼作眩晕，因此证多系肝气肝火夹血上冲也。

（三）鸡卵

《本草汇言·卷之十八·禽部（原禽类）·鸡卵》：味甘，气平，无毒。益气养血（藏器），清火解热毒之药也（《日华》）。邢元璧曰：按李氏发明云，鸡子禀生化最初之气，如混沌未分之形。白象天，其气清，其性寒，黄象地，其气浑，其性温。白能清气，故大氏方，治咽痛咳逆、疮肿、盗汗诸疾。黄能补血，故陈氏方，治产后诸虚，力衰眩晕，久痢肠脱，疳积瘰疬诸疾。兼黄白并用之，则调气生血，而与阿胶同功也。但性质凝滞，虽称补养之物，如胃中有冷痰积饮者，脾脏冷滑常泄泻者，胸中有宿食积滞未清者，俱勿宜用。

（四）驴肉

《饮膳正要·卷三·兽品》：野驴，食之能治风眩。

（五）兔头骨

《名医别录·中品·卷第二·兔头骨》：平，无毒。主治头眩痛癫疾。

（六）鸱头

《名医别录·下品·卷第三·鸱头》：味咸，平，无毒。主治头风眩颠倒，痫疾。

《千金翼方·卷第三·人兽部（五十六味）·鸱头》：味咸，平，无毒。主头风眩，颠倒痫疾。

《重修政和经史证类备急本草·第十九卷·禽下·鸱头》：味咸，平，无毒。主头风眩颠倒，痫疾。陶隐居云：即俗人呼为老鸱者。一名鸢。又有雕、鹗，并相似而大。虽不限雌雄，恐雄者当胜。今鸱头酒用之，当微炙，不用蛊虫也。《食疗》云：头，烧灰，主头风目眩，以饮服之。肉，食之，治癫痫疾。《千金方》治癫痫瘈疭。飞鸱头二枚，铅丹一斤，上二味末之，蜜丸。先食，服三丸，日三，瘥者稍加之。

《食物本草·卷三·禽类·鸢》：其飞戾于天，《本草》谓之鸱，味咸，平，无毒。主头风眩，颠倒痫疾。得之者，宜藏其首。

（七）鸱鸺

《本草纲目·禽部第四十九卷·鸱鸺》：风虚眩运。

（八）海蛤

《本草述钩元·卷二十九·介部·海蛤》：彼风热上攻眩晕者，何以入此味于诸除风热药中乎？盖取夫真阴之原为阳守者以化阳耳。

（九）蚱蝉

《本草汇言·卷之十七·虫部（化生类）·蝉蜕》：治大人头风眩晕。

（十）猪血

《本草蒙筌·卷之九·兽部·猪肤》：味甘，气微寒。无毒。血补中风眩晕，贲豚暴气、海外瘴气齐驱。

《本草纲目·兽部第五十卷·豕》：中风绝伤，头风眩运，及淋沥。（苏恭）

《得配本草·卷九·兽部（畜类）·猪肉》：猪血，咸，平。祛血风眩晕，奔豚暴气。服地黄、何首乌诸补药者，忌之。

（十一）猪脑

《名医别录·下品·卷第二·豚卵》：主风眩、脑鸣及冻疮。

（十二）鹿茸

《本草纲目·兽部第五十一卷·鹿》：生精补髓，养血益阳，强健筋骨。治一切虚损，耳聋目暗，眩运虚痢。（时珍）又戴原礼《证治要诀》：治头眩运，甚则屋转眼黑，或如物飞，或见一为二，用茸珠丹甚效。

《本草择要纲目·热性药品·鹿茸》：生精补髓，养血益阳，强筋健骨，补男子腰肾虚冷，脚膝无力，夜梦鬼交，精溢自出，女人崩中漏血，赤白带下。治一切虚损，耳聋目暗，眩运虚痢。

《本经逢原·卷四·兽部·鹿茸》：鹿茸功用专主伤中劳绝腰痛，羸瘦，取其补火助阳、生精益髓、强筋健骨、固精摄便。下元虚人头旋眼黑，皆宜用之。《本经》治漏下恶血，是阳虚不能统阴，即寒热惊痫，皆肝肾精血不足所致也……八味丸中加鹿茸、五味子，名十补丸，为峻补名门真元之专药。

《本草述钩元·卷三十一·兽部·鹿麋》：鹿茸味甘咸酸，气微温，气薄味浓，阳中之阴，入手厥阴少阴足少阴厥阴经，走命门心包络及肾肝之阴分。（经曰：包脉者属心，而络于胞中，胞中为精血之所聚，而其脉固络于心，心包络主血会，所以能疗男子泄精尿血，及女子崩漏也）峻补阴气。（与麋茸之甘热而专补命门真阳者，有异）生精益髓，强志健骨，疗虚劳洒洒如疟，一切虚损羸弱，四肢酸疼，腰脊痛脚膝无力，或耳聋目暗，虚眩头晕，男子泄精溺血，女子崩漏，赤白带下，散石淋痈肿，疽痒，及骨中热，久服耐老。

（十三）犀角

《本草述钩元·卷三十一·兽部·犀角》：方书治卒中暴厥，与中蛊毒，咳嗽诸见血证，痰饮消瘅，耳鼻唇舌面病，韧疭挛痉，行痹痛痹，头痛眩晕，淋及溲血，滞下脚气。

（十四）蝉蜕（蝉壳）

《本草纲目·虫部第四十一卷·蚱蝉》：治头风眩运，皮肤风热，痘疹作痒，破伤风及疔肿毒疮，大人失音，小儿噤风天吊，惊哭夜啼，阴肿。（时珍）

《神农本草经疏·卷之二十一·虫鱼部中品·蝉蜕》：及今人治头风眩晕，皮肤风热，痘疹作痒，疔肿毒疮，大人失音，小儿噤风天吊，惊哭夜啼等证。

《本草择要纲目·寒性药品·蝉蜕》：主治小儿惊痫夜啼，寒热惊悸，妇人乳难，胞衣不出，杀疳虫，去壮热。治肠中幽幽作声，疮疹出不快利。治风热痘疹作痒，头风眩运，破伤风及疔肿毒疮，除目昏障翳。

《本草详节·卷之十二·虫部·蝉蜕》：主头风眩晕、皮肤风热、痘疹痒、疮痒，除目翳，出音声，小儿惊痫、夜啼，催生。

《本草述钩元·卷二十七·虫部·蝉》：治头风眩晕瘭疢，目痛目赤，及肿胀昏花，内外障翳，小儿噤风天吊，疮疹出不快，痘疮作痒，妇人生子不下。

（十五）熊脑

《日华子本草·兽部·卷第十四·熊白》：去白秃风屑，疗头旋并发落。

（十六）鹜

《本经逢原·卷四·禽部·鹜》：白鸭通杀石药毒，凡服药过剂昏迷眩晕者，取白鸭通一合，汤渍，澄清服之即解，勿以其秽而弃诸。

（十七）蝎

《本草害利·肝部药队·泻肝次将》：害，有毒，此乃风药。凡似中风，及小儿慢脾风，病属于虚者，法咸禁之。利，甘辛，色青属木，故治诸风眩掉、惊痫搐搦、口眼㖞斜、疟疾、风疮、耳聋、带疝、厥阴风木之病。

（十八）鹰头

《本草纲目·禽部第四十九卷·鹰》：治头风眩运，一枚烧灰，酒服。（时珍，出王右军法帖，及温隐居海上方）

（十九）鹰吐毛

《本草纲目拾遗·卷九·禽部·鹰吐毛（鹰条）》：按，鹰禀西方兑金之气，其性猛烈而窜捷，故余居士以其头治眩晕，王焘以其粪治食哽，皆取其得庚辛锐气，一往无滞。

（二十）麝脐香

《本草汇言·卷之十八·兽部（野兽类）·麝脐香》：方氏曰，虽为清气散邪之药，如中恶邪气，心腹暴病，痛胀痞急，痰闭气滞诸疾，一时暂以开通，开通之后，不可复用。凡气血两虚似重风证，小儿慢脾惊风，与夫阴阳虚竭，发热吐血，气虚眩晕，气虚痰结，血虚痿痹，血虚目翳，心虚惊悸，肝虚痫痓，胎前气厥，产后血晕，中虚痞胀诸证，或痈疽脓血已泄新肉将长之时，麝香概勿轻用。

三、矿物药

（一）云母石

《本草求真·卷二·收涩·镇虚》：云母（专入脾，兼入肝、肺）生于泰山山谷，气味甘平而温。诸书皆言达肌温肉、安脏定魄、补中绝续，故凡死肌败肉，恶毒阴疽，及车船眩晕，痰饮头痛，皆当用此调治，以其温有阳和之力，重有镇摄之能，故能使之辟邪而镇怯也。

（二）石膏

《本草思辨录·卷一·石膏》：窃思方书石膏主治，如时气肌肉壮热、烦渴、喘逆、中风、眩晕、阳毒发斑等证，无一可以发汗而愈者。

（三）龙骨

《医学衷中参西录·药物·龙骨解》：龙骨味淡，微辛，性平。质最黏涩，具有翕收之力（以舌舐之即吸舌不脱，有翕收之力可知），故能收敛元气、镇安精神、固涩滑脱……愚于忽然中风肢体不遂之证，其脉甚弦硬者，知系肝火肝风内动，恒用龙骨同牡蛎加于所服药中以敛戢之，至脉象柔和其病自愈……愚用龙骨约皆生用，唯治女子血崩，或将流产，至极危时恒用煅者，取其涩力稍胜以收一时之功也。

（四）代赭石

《本草征要·第三卷·脾经与胃经·降逆和胃止痛》：重可镇虚逆，止呕痞噫气。寒能降虚阳，平眩晕耳鸣。

《汤液本草·卷下·玉石部·代赭石》：气寒，味甘、苦。无毒……《圣济经》云，怯则气浮，重则所以镇之。怯者亦惊也。

《本草正·金石部·代赭石》：味微甘，性凉而降，血分药也，能下气降痰清火，除胸腹邪毒，杀鬼物精气，止反胃吐血衄血，血痹血痢，血中邪热，大人小儿惊痫，狂热入脏，肠风痔漏，脱精遗溺，及妇人赤白带下，难产胞衣不出，月经不止，俱可为散调服。亦治金疮，生肌长肉。

《神农本草经疏·卷之五·玉石部下品·代赭石》：其主五脏血脉中热，血痹，血瘀，贼风及女子赤沃漏下，带下百病，皆肝心二经血热所致。甘寒能凉血，故主如上诸证也。

《本经逢原·卷一·石部·代赭石》：赭石之重，以镇逆气，入肝与心包络二经血分。

《长沙药解·卷一·代赭石》：味苦，气平，入足阳明胃经……代赭重坠之性，驱浊下冲，降摄肺胃之逆气，除哕噫而泄郁烦，止反胃呕吐，疗惊悸哮喘。

（五）玄明粉

《本草纲目·金石部第十一卷·玄明粉》：一切热毒风冷，痃癖气胀满，五劳七伤，骨蒸传尸，头痛烦热，五内气塞，大小肠不通，三焦热淋，疰忤，咳嗽呕逆，口苦舌干，咽喉闭塞，惊悸健忘，营卫不调，中酒中鲙，饮食过度，腰膝冷痛，手足酸痹，久冷久热，四肢壅塞，背膊拘急，目昏眩运，久视无力，肠风痔病，血澼不调，妇人产后，小儿疳气，阴毒伤寒，表里疫疠。

（六）戎盐

《本草述钩元·卷六·卤石部·戎盐》：（诸本草）方书治眩晕胀满，腰痛遗精，白浊劳淋，小便不禁。

（七）青礞石

《本草汇言·卷之十二·土石类·青礞石》：《方脉正宗》，治大人小儿食积成痰，胃实多眩晕者。

（八）铅（黑铅）

《本草纲目·金石部第八卷·铅》：得汞交感，即能治一切阴阳混淆，上盛下虚，气升不降，发为呕吐眩运、噎膈反胃危笃诸疾，所谓镇坠之剂，有反正之功。

《本草汇言·卷之十二·金石部（金类）·黑铅》：得汞交感，即能治一切阴阳混淆，上盛下虚，气升不降，发为呕吐、眩晕、噎膈、反胃危笃诸疾，所谓镇坠之剂，有反正逐邪之功……但气性带阴毒，不可多服，恐伤人心胃耳。

《本草通玄·卷下·金石部·铅》：甘寒。属水入肾。秉北方癸水之气，阴极之精，其体重实，其性濡滑。故黑锡丹得汞交感，治上盛下虚，气升不降，发为眩晕、噎膈反胃，镇坠之性，有反正之功。

《得配本草·卷一·金部·铅》：甘，寒……治一切阴阳混淆，上盛下虚，气升不降，发为呕逆、眩晕、噎膈反胃，危笃诸疾。所谓镇坠之剂，有反正之功。

《本草求真·卷一·补剂·滋水》：黑铅（专入肾）。甘寒，禀北方极阴之气，为水中之金，金丹之母，八石之祖。专主下降，力能入肾补水，功有过于地黄，是以昔人有云水精之说。凡一切水亏火炽，而见噎膈反胃，呕吐眩晕，痰气上逆等症，服此立能见效。但必煅制得宜，不令渗入压膀胱，以致又生他变。

（九）雄黄

《本草纲目·金石部第九卷·雄黄》：治疟疾寒热，伏暑泄痢，酒饮成癖，惊痫，头风眩运，化腹中瘀血，杀劳虫疳虫……（雄黄，乃治疮杀毒要药也，而入肝经气分，故肝风肝气、惊痫痰涎、头痛眩运、暑疟泄痢、积聚诸病，用之有殊功。又能化血为水）

《本草择要纲目·寒性药品·雄黄》：苦平寒，有毒。杀百毒，辟百邪，杀蛊毒，人佩之鬼神不敢近，入山林虎狼伏，涉川水毒物不敢伤，佩入丛草即不畏蛇，大抵雄黄入肝经气分，故肝风、肝气、惊痫、痰涎、头痛、眩晕、暑疟、泄痢、积聚诸病，用之有殊功。

（十）磁石

《名医别录·中品·卷第二·磁石》：主养肾脏，强骨气，益精，除烦，通关节，消痈肿，鼠瘘，颈核，喉痛，小儿惊痫。

《日华子本草·玉石部中品·卷第三·磁石》：治眼昏，筋骨羸弱，补五劳七伤，除烦躁，消肿毒。

《本草汇言·卷之十二·金石类·磁石》：薛氏（宜生）曰，肾为水脏，磁石色黑而滋水，故能养肾而强骨益髓。镇重以象金，故能平肝而主风湿痛痹，善通肢节者也。如古方之治耳聋、明目昏、安惊痫、消鼠瘘痈肿，亦莫非肝肾虚火之为眚耳。此药色黑味咸，体重而降，有润下以制阳光之意。

《神农本草经疏·卷之四·玉石部中品·磁石》：小儿惊痫，心气怯，痰热盛也，咸能润下，重可去怯，是以主之。

《药性切用·金石部·活磁石》：引肺金之气入肾而补肾益精，镇坠虚热；为阴虚火炎镇坠之专药。

第二节
方剂

一、眩晕通治方

（一）三光散（《医心方·卷第三·治头风方第七》引《耆婆方》）

治人一切风气、风眩病。

秦艽（十二分） 茯神（十二分） 独活（八分）

三味，切，捣筛为散，以酒服方寸匕，日三。

（二）防风当归饮子（《黄帝素问宣明论方·卷十二补养门·补养总论》）

治脾肾真阴损虚，肝心风热郁甚，阳胜阴衰，邪气上逆，上实下虚，怯弱不耐，或表热而身热恶寒，或里热而躁热烦渴；或邪热半在表、半在里，进退出入不已，而为寒热往来；或表多则恶寒，里多则发热；或表之阳分，阳和正气与邪相助，并甚于里，蓄热极深，而外无阳气，里热极甚，阳极似阴而寒战，腹满烦渴者；或里之阴分，正气反助邪气，并甚于表，则躁热烦渴而汗出也；或邪热壅塞而烦热痛者；或热结极甚，阳气不通，而反觉冷痛；或中外热郁烦躁，而喜凉畏热者，或热极闷塞，不得宣通，阳极似阴，中外喜热而反畏寒者；或躁热烦渴者，或湿热极甚，而腹满不渴者；或一切风热壅滞，头目昏眩，暗风眼黑，偏正头疼，口干鼻塞，耳鸣及聋，咽嗌不利；或目赤肿痛，口疮舌痹；或上气痰嗽，心胁郁痞，肠胃燥涩，便溺淋闷；或是皮肤瘙痒，手足麻痹；或筋脉拘急，肢体倦怠；或浑身肌肉跳动，心忪惊悸；或口眼㖞斜，语言謇涩，或狂妄昏惑，健忘失志，及或肠胃燥热怫郁，而饥不欲食，或湿热内余，而消谷善饥，然能食而反瘦弱；或误服燥热毒药，及妄食热物过多，而耗损脾肾，则风热郁甚，而多有如此，不必全见也。无问自病及中燥热毒药所使者，并宜宣通气血，调顺饮食，久服之，旧病除去，新病不生，设虚人常服，补益功验，自可知矣。

防风　当归　大黄　柴胡　人参　黄芩　甘草（炙）　芍药（各一两）　滑石（六两）

上为末，每服三钱至五钱，水一大盏、生姜三片，同煎至七分，去渣，温服。

（三）加味坎离丸（《摄生众妙方·卷之二·补养门》）

世人或因酒色过度，劳心费力，精耗神衰，心血少而火不能下降，肾气衰而水不能上升，脾土无所滋养，渐至饮食少进，头目昏花，耳作蝉声，脚力酸软，肌肤黄瘦，遍身疼痛，吐痰咳嗽，胃脱停积，梦遗、盗汗、泄泻，手足厥冷。

人参（二两）　五味子（去梗，一两）　麦门冬（二两）　牛膝（酒浸，二两）　黄芪（蜜炙，一两）　菟丝子（酒浸成饼用，二两）　小茴香（盐炒，二两）　当归（酒浸，二两）　白茯苓（去皮，二两）　木香（一两）　川椒（去目合口，微炒，一两）　黄柏（酒浸、炒，四两）　天门冬（去心，五两）　肉苁蓉（酒浸，二两）　山茱萸（去核，二两）　杜仲（炒、断去丝，二两）　巴戟（去皮，酒浸，二两）

上为细末，秋冬酒糊为丸，春夏蜜为丸，如梧桐子大，每服五七十丸，空心盐汤或好酒任下。

（四）薯蓣酒（《本草纲目·谷部第二十五卷·酒》）

治诸风眩运，益精髓，壮脾胃。

用薯蓣粉同曲、米酿酒。或同山茱萸、五味子、人参诸药浸酒煮饮。

（五）白芷丸（《东医宝鉴·外形篇·卷之一·头》引《本事》）

治沐浴后眩晕头痛，或头风眩痛，服之令人目明。凡暴寒乍暖，神思不清，头目昏晕，并宜服之。

新白芷不拘多少，锉，以萝卜汁浸，晒干为末，蜜丸弹子大。每一丸细嚼，以茶清或荆芥汤下。一名都梁元。

（六）茯苓佐经汤（《外科正宗·卷之三·下部痈毒门·附骨疽第二十七》）

治足少阳经为四气所乘，以致腰腿发热疼痛，头目昏眩，呕吐不食，胸膈不利，心烦热闷。

茯苓　陈皮　半夏　白术　苍术（各一钱）　藿香　泽泻　甘草　葛根　柴胡　厚朴　木瓜（各五分）

水二钟，姜三片，煎八分，食前服。

（七）天麻饼子（《外科正宗·卷之四·杂疮毒门·头痛第六十六》）

治头痛因风、火、湿、痰上攻，及杨梅疮毒所致。兼治头目昏眩，项背拘急，肢体烦痛，肌肉蠕动，耳哨蝉鸣，鼻塞多嚏，皮肤顽麻，瘙痒瘾疹。又治妇人头风作痛，眉棱骨疼，牙齿肿痛，痰逆恶心。

天麻　草乌（汤泡，去皮）　川芎　细辛　苍术　甘草　川乌（汤泡，去皮）　薄荷　甘松　防风　白芷　白附子（去皮。各五钱）　雄黄　全蝎（各三钱）

上为细末，寒食面打糊捣稠，如寒豆大，捻作饼子。每服二三十饼，食后细嚼，葱头汤送下。属火热痰痛者，茶汤下。甚者日进二服。忌诸般发物。

（八）加减人参养营汤《医方一盘珠·卷之三·眩晕门》

治虚痰虚火，心虚眩晕。

当归　熟地黄　白芍　白苓（各一钱）　人参　甘草（各七分）　麦冬（去心）　五味（九粒）　陈皮　半夏　枣仁　志肉（去骨，甘草水炒。各一钱）　肉桂　附子　制南星　天麻（煨。各八分）

（九）回元饮《古方汇精·卷一·内症门》

治经年头疼，终朝眩晕，诸虚百损，火嗽潮热。

熟地（十两）　黄肉（四两）　北五味　麦冬　甘菊（各二两）　川芎　元参　山药　当归（各三两）　玉竹（八两）　鸱枭脑（一个，酒蒸炙，研）

各取末，蜜丸，每服三钱，盐汤下。

（十）通用防眩汤《医学集成·卷三·眩晕》

熟地　当归　白芍　焦术（各一两）　川芎　枣皮　半夏（各五钱）　人参（三钱）　天麻（一钱）　陈皮（五分）

二、治风头眩晕方

（一）鲁王酒《备急千金要方·卷第八·诸风·诸风第二》

治风眩心乱，耳聋目暗泪出，鼻不闻香臭，口烂生疮，风齿瘰痹，喉下生疮，烦热厥逆上气，胸胁肩胛痛，手不上头，不自带衣，腰脊不能俯仰，脚酸不仁，难以久立，八风十二痹，五缓六急，半身不遂，四肢偏枯，筋挛不可屈伸，贼风咽喉闭塞，哽哽不利，或如锥刀所刺，行人皮肤中，无有常处，久久不治，入人五脏，或在心下，或在膏肓，游走四肢，偏有冷处，如风所吹，久寒积聚，风湿五劳七伤，虚损百病，悉主之方。

茵芋　乌头　踯躅（各三十铢）　天雄　防己　石斛（各二十四铢）　细辛　柏子仁　牛膝　甘草　通草　桂心　山茱萸　秦艽　黄芩（《胡洽》作黄芪）　茵陈　附子　瞿麦　杜仲　泽泻　王不留行（《胡洽》作天门冬，《千金翼》作王荪）　石楠　防风　远志　干地黄（各十八铢）

上二十五味，㕮咀，以酒四斗，渍之十日。一服一合，加至四五合，以知为度。

（二）人参汤（《备急千金要方·卷第十三·心脏·头面风第八》）

治头眩屋转，眼不得开。

人参　当归　防风　黄芪　芍药　麦门冬（各二两）　独活　白术　桂心（各三两）

上九味，㕮咀，以水一升，煮取三升，分三服。

（三）鸱头酒（《备急千金要方·卷第十三心脏·头面风第八》）

治风头眩转，面上游风。

飞鸱头（五枚）　防风　芎䓖　薯蓣　茯神（各四两，一方无）　葛根　桂心　细辛　人参　天雄　干姜　枳实　贯众　蜀椒（各二两）　麦门冬（一作天门冬）　石楠（各五两，一作石膏）　山茱萸（一升）　独活（二两）

上十八味，㕮咀，绢囊盛，清酒四升渍六宿。初服二合，日再服，稍加，以知为度。

（四）大三五七散（《备急千金要方·卷第十三·心脏·头面风第八》）

治头风眩，口㖞目斜，耳聋。

天雄　细辛（各三两）　山茱萸　干姜（各五两）　薯蓣　防风（各七两）

上六味，治下筛，清酒服五分匕，日再，不知稍加。（《翼》云：亦治面骨疼）

（五）小三五七散（《备急千金要方·卷第十三·心脏·头面风第八》）

治头风目眩耳聋。

天雄（三两）　山茱萸（各五两）　薯蓣（七两）

上三味，治下筛，以清酒服五分匕，日再，不知稍增，以知为度。

（六）茯神汤（《备急千金要方·卷第十三·心脏·头面风第八》）

治风眩倒屋转，吐逆，恶闻人声。

茯神　独活（各四两）　黄芪　远志　防风（五两）　生姜（各三两）　甘草　人参　当归　牡蛎　白术　苁蓉　附子（各二两）

上十三味，㕮咀，以劳水一斗三升，煮取三升。服五合，昼夜尽。

（七）防风散（《备急千金要方·卷第十三·心脏·头面风第八》）

治头面风在眉间，得热如虫行，或头眩，目中泪出。

防风（五两）　桂心　天雄　细辛　朱砂　干姜　人参　乌头　附子（各三两）　莽草　茯苓　当归（各二两）

上十二味，治下筛。酒服方寸匕，日三。

（八）**防风散**（《备急千金要方·卷第十三·心脏·头面风第八》）

治风头眩恶风，吐冷水，心闷。

防风（二两）　泽泻（一本作泽兰）　细辛　附子　薯蓣　茯苓　天雄（各一两，《翼》作人参）　白术（二两半）　桂心（一两半）　干姜（半两）

上十味，治下筛，酒服方寸匕，当令酒气相接，则脱巾帽，解发梳头百过，复投一升酒，便洗手足，须臾自热，解发以粉粉之，快然便熟眠愈，亦可洗头面汗出。（《翼》云：如服寒食散法）

（九）**薯蓣汤**（《备急千金要方·卷第十四·小肠腑·风眩第四》）

薯蓣　人参　麦门冬（各四两）　前胡　芍药　生地黄（各八分）　枳实　远志　生姜（各三分）　茯苓（六分）　半夏（五分）　甘草　黄芩　竹叶（各一分）　茯神（六分）　秫米（三合）

上十六味，㕮咀，取江水，高举手扬三百九十下，量取三斗煮米，减一斗，纳半夏，复减九升，去滓下药，煮取四升，分四服。无江水处，以千里东流水代之，抧手令上头也。秦中无江，泾渭可用，诸旧灌剑，曰尚取之。

（十）**防风汤**（《备急千金要方·卷第十四·小肠腑·风眩第四》）

服薯蓣汤后，四体尚不凉冷，头目眩动者，防风汤主之。此汤大都宜长将服，但药中小小消息之，随冷暖耳，仍不除瘥者，依此方。

防风　赤石脂　石膏　人参　生姜　白石脂　寒水石　龙骨　茯苓（各三分）　桂心（二分）　紫石（一分）

上十一味，㕮咀，以水八升，煮取三升，分三服。凡用井华水者，取清净也。今有江水，无泥又无砂秽。源泉远涉，顺势归海，不逆上流，用以治头，必归于下故也。

（十一）**薯蓣丸**（《备急千金要方·卷第十四·小肠腑·风眩第四》）

治头目眩冒，心中烦郁，惊悸狂癫。

薯蓣（二十八分）　桂心　大豆黄卷　鹿角胶（各七分）　当归　神曲　人参　干地黄（各十分）　防风　黄芩　麦门冬　芍药　白术（各六分）　甘草（二十分）　柴胡　桔梗　茯苓　杏仁　芎䓖（各五分）　白蔹　干姜（各三分）　大枣（一百枚，取膏）

上二十三味，末之，合白蜜、枣膏丸如弹丸。先食服一丸，日三服。

（十二）**薯蓣酒**（《外台秘要·第十五卷·风头眩方九首》引《延年秘录》）

主头风眩不能食，补益气力。

薯蓣　白术　五味子（碎）　丹参（各八两）　防风（十两）　山茱萸（二升，碎）　人参（二两）　生姜（屑，六两）

上八味，切，以绢袋盛，酒二斗五升，浸五日，温服七合，日二，稍加。忌桃李、雀肉等。

（十三）独活散（《外台秘要·第十五卷·风头眩方九首》引《古今录验》）

疗风眩厥逆，身体疼痛，百节不随，目眩心乱，反侧若癫，发作无常。

独活（四分） 白术（十二分） 防风（八分） 细辛 人参 干姜（各四分） 蜀天雄（炮） 桂心（各一分） 瓜蒌（六分）

上九味，捣合，细筛。旦以清酒服半方寸匕，日再。忌桃李、雀肉、猪肉、冷水、生菜、生葱等物。

（十四）防风汤（《外台秘要·第十五卷·风头眩方九首》引《古今录验》）

疗风眩呕逆，水浆不下，食辄呕，起即眩倒，发作有时，手足厥。

防风 白术 防己 干姜 甘草（炙。各一两） 附子（炮） 桂心（各半两） 蜀椒（一百枚，汗）

上八味，切，以水四升，煮取一升半，分为三服。忌猪肉、冷水、生葱、海藻、菘菜、桃李、雀肉等。

（十五）松花酒（《元和纪用经·汤酒散三方》）

疗风眩，头旋，肿痹，皮肤瘙急。

松树始抽花心（状如鼠尾者佳，蒸，细切二升）

上用绢囊裹，入酒五升，浸五日，空腹饮三合。再服，大妙。

（十六）四时散（《医心方·卷第三·治头风方第七》引《耆婆方》）

治人风气，风眩，头面病。

秦艽 独活 茯神 薯蓣

四味，切，捣筛为散，以酒服一方寸匕，日二。依日月法。春各四分，夏各二分，秋各八分，冬各十二分。

（十七）五脏散（《医心方·卷第三·治头风方第七》引《耆婆方》）

治人风气，风眩，头面风病。

秦艽 独活 茯神 薯蓣 山茱萸（分两依四时散）

五味，切，捣筛为散，以酒服一方寸匕，日二。依日月散法。

（十八）六时散（《医心方·卷第三·治头风方第七》引《耆婆方》）

治人风气，风眩，头面风，头中风病。

秦艽 独活 茯神 薯蓣 山茱萸 藁本（依四时散分两）

六味，切，捣筛为散，以酒服一方寸匕，日二。依日月散法。

（十九）桃花散（《医心方·卷第三·治头风方第七》引《古今录验》）

治风头眩倒，及身体风痹，走在皮肤中。

石楠（五两）　薯蓣（四两）　黄芪（三两）　山茱萸（三两）　桃花（半升）　菊花（半升）真朱（半两）　天雄（一两，炮）

凡八物，合治下筛，食竟酒服半钱匕，日三，稍增之。

（二十）防风枳实汤（《医心方·卷第三·治头风方第七》引《集验方》）

治风头眩欲倒，眼旋屋转，头脑痛。

防风（三两）　枳实（三两，炙）　茯神（四两）　麻黄（四两，去节）　细辛（二两）　芎䓖（三两）　前胡（四两）　生姜（四两）　半夏（四两，洗）　杏仁（三两）　竹沥（三升）

十一物，切，以水六升，合竹沥煮取二升七合，分三服，频服两三剂尤良。

（二十一）汉防己散（《太平圣惠方·卷第二十二·治风头旋诸方》）

治上焦痰攻。头目旋晕，心神烦乱。

汉防己（一两）　羚羊角屑（三分）　人参（三分，去芦头）　荆芥（二分）　芎䓖（三分）半夏（半两，汤洗七遍去滑）　赤茯苓（三分）　旋覆花（半两）　防风（半两，去芦头）　前胡（一两，去芦头）　细辛（半两）　麦门冬（一两，去心，焙）　枳实（三分，麸炒微黄）　甘草（半两，炙微赤，锉）

上件药，捣粗罗为散，每服三钱，以水一中盏，入生姜半分，煎至六分，去滓，不计时候温服，忌饴糖、羊肉。

（二十二）甘菊花散（《太平圣惠方·卷第二十二·治风头旋诸方》）

治风头旋，忽忽如醉，痰逆，不下饮食。

甘菊花（三分）　天麻（一两）　石膏（二两）　芎䓖（三分）　独活（二分）　防风（三分，去芦头）　白术（三分）　杏仁（半两，汤浸，去皮尖双仁，麸炒微黄）　茯神（一两）　羚羊角屑（三分）　杜若（三分）　黄芩（三分）　甘草（半两，炙微赤，锉）

上件药，捣粗罗为散。每服三钱，以水一中盏，入生姜半分，煎至六分，去滓，不计时候温服。

（二十三）川芎散（《太平圣惠方·卷第二十二·治风头旋诸方》）

治风头旋，发则心腹满急，眼晕欲倒。

川芎（三分）　独活（半两）　防风（半两，去芦头）　赤茯苓（三分）　杏仁（半两，汤浸，去皮尖双仁，麸炒微黄）　白术（半两）　枳壳（三分，麸炒微黄，去瓤）　黄芩（半两）　羚羊角

屑（半两）

上件药，捣粗罗为散，每服三钱，以水一中盏，入生姜半分，煎至六分，去滓，不计时候温服。

（二十四）山茱萸散（《太平圣惠方·卷第二十二·治风头旋诸方》）

治风，头旋目疼，身体痛。

山茱萸（一两）　防风（一两，去芦头）　薯蓣（半两）　芎䓖（半两）　细辛（半两）　甘菊花（半两）　天雄（半两，炮裂，去皮脐）

上件药，捣细罗为散。每服，不计时候，以温酒调下二钱。

（二十五）鸱头丸（《太平圣惠方·卷第二十二·治风头旋诸方》）

治风头旋，每发眩冒。

鸱头（一枚，炙令黄）　蜀茄（一两）　白术（一两）　川椒（一两，去目及闭口者，微炒去汗）

上件药，捣罗为末，炼蜜和捣五七百杵，丸如梧桐子大，每服食前，以温酒下二十丸。

（二十六）枳实散（《太平圣惠方·卷第二十二·治风头旋诸方》）

治风头旋，起倒无定。

枳实（三分，微炒令黄）　独活（一两半）　石膏（一两）　蒴藋（一两）

上件药，捣粗罗为散，每服三钱，以酒一中盏，煎至六分，去滓，不计时候温服。

（二十七）防风散（《太平圣惠方·卷第二十二·治头风目眩诸方》）

治头风，目眩眼旋欲倒，头痛。

防风（一两，去芦头）　枳壳（三分，麸炒微黄，去瓤）　麻黄（三分，去根节）　茯神（一两）　芎䓖（半两）　前胡（半两，去芦头）　细辛（半两）　石膏（二两）　虎掌（半两，汤浸洗七遍，生姜汁拌炒令黄）　黄芩（半两）　甘草（半两，炙微赤，锉）

上件药，捣粗罗为散，每服三钱，以水一中盏，煎至六分，去滓，入淡竹沥、荆沥各半合，更煎二三沸，不计时候温服。

（二十八）汉防己散（《太平圣惠方·卷第二十二·治头风目眩诸方》）

治头风目眩，水浆不下，食辄呕吐，起即眩倒。

汉防己（一两）　杜若（一两）　防风（一两，去芦头）　细辛（半两）　虎掌（半两，汤洗七遍，生姜汁拌炒令黄）　附子（半两炮裂，去皮脐）　桂心（半两）　甘草（一分，炙微赤，锉）芎䓖（三分）

上件药，捣粗罗为散，每服三钱，以水一中盏，煎至六分，去滓，不计时候温服。

（二十九）白芷散（《太平圣惠方·卷第二十二·治头风目眩诸方》）

治头风目眩，恶风冷，心闷，不下饮食。

白芷（半两）　防风（一两，去芦头）　白茯苓（一两）　细辛（一两）　芎䓖（一两）　天雄（一两，炮裂，去皮脐）　薯蓣（一两）　人参（一两，去芦头）　杜若（半两）　桂心（三分）　白术（一两）　前胡（一两，去芦头）

上件药，捣细罗为散，每服不计时候，以暖酒调下二钱。

（三十）茯神散（《太平圣惠方·卷第二十二·治头风目眩诸方》）

治头风目眩。

茯神（一两）　甘菊花（一两）　蔓荆子（一两）　白蒺藜（一两，微炒，去刺）　地骨皮（一两）　石膏（二两）　防风（三分，去芦头）　甘草（三分，炙微赤，锉）　枳壳（三分，麸炒微黄，去瓤）

上件药，捣细罗为散，每服不计时候以熟水调下二钱。

（三十一）独活散（《太平圣惠方·卷第六十九·治妇人风眩头疼诸方》）

治妇人风眩，头疼呕逆，身体时痛，情思昏闷。

独活（一两）　白术（三分）　防风（三分，去芦头）　细辛（三分）　人参（三分，去芦头）　石膏（二两）　半夏（半两，汤洗七遍去滑）　赤芍药（半两）　甘草（半两，炙微赤，锉）　芎䓖（三分）　荆芥（三分）

上件药，捣粗罗为散。每服三钱，以水一中盏，入生姜半分，薄荷七叶，煎至六分，去滓，不计时候温服。

（三十二）石膏散（《太平圣惠方·卷第六十九·治妇人风眩头疼诸方》）

治妇人风眩头疼，心神闷乱，肩背四肢烦疼，不欲饮食。

石膏（二两）　羌活（半两）　防风（半两，去芦头）　桑根白皮（三分，锉）　赤茯苓（三分）　枳壳（三分，麸炒微黄，去瓤）　赤芍药（三分）　芎䓖（三分）　黄芩（三分）　当归（三分，锉，微炒）　甘草（半两，炙微赤，锉）　柴胡（一两，去苗）　羚羊角屑（半两）　酸枣仁（半两，微炒）　甘菊花（半两）

上件药，捣粗罗为散。每服四钱，以水一中盏，入生姜半分，煎至六分，去滓，不计时候温服。

（三十三）人参荆芥散（《博济方·卷二·上焦证》）

治上焦壅滞，头目昏眩，涕唾稠黏，心胸烦懑。

人参　柴胡（去苗）　羌活　荆芥　旋覆花　甘菊　桑白皮（各等分）

上七味同杵为末。每服二钱，水一盏，煎七分，食后、临卧温服。

（三十四）香芎散 《《全生指迷方·卷三·眩晕》》

风眩，左手关脉虚弦。

芎䓖 独活 旋覆花 藁本（去苗） 细辛（去苗） 蔓荆子（各一两） 石膏（研） 甘草（炙） 荆芥穗（各半两）

上为末。每服三钱，水一盏，姜三片，同煎至七分，去滓温服，不拘时。

（三十五）桃红散 《《全生指迷方·卷三·眩晕》》

风眩，左手关脉虚弦。

白附子（新罗者） 黄丹（等分）

上同炒，候黄丹深紫色，筛出黄丹不用，只将白附子为末，茶清调下一钱匕。

（三十六）川芎散 《《普济本事方·卷第二·头痛眩晕方》引庞先生方）

治风眩头晕。

山茱萸（一两） 山药 甘菊花（去蒂梗） 人参 茯神（去木） 小川芎（各半两）

上细末。每服二钱，酒调下，不拘时候，日三服，不可误用野菊。

（三十七）白菊花酒 《《重修政和经史证类备急本草·第六卷·菊花》引《本草图经》）

治丈夫、妇人久患头风眩闷，头发干落，胸中痰结，每风发即头旋，眼昏暗，不觉欲倒者。

菊花 无灰酒

春末夏初收软苗，阴干，捣末。空腹取一方寸匕，和无灰酒服之，日再，渐加三方寸匕。若不欲饮酒者，但和羹、粥、汁服之亦得。秋八月合花收，曝干，切，取三大斤，以生绢囊盛贮三大斗酒中，经七日服之，日三，常令酒气相续为佳。

（三十八）雄黄丸 《《三因极一病证方论·卷之十六·头痛证治》》

治八般头风，及眩晕，恶心吐逆，诸药不治。

通明雄黄（一两） 川乌头（生，去皮尖，一两半）

上二味为末。滴水丸如梧子大，每服十丸。煨葱白茶清下，即用后药搐鼻。

搐鼻药：荜茇 良姜（各一分） 白芷（一钱） 细辛（半钱）

上为末。每服一小字，先含水一口，分搐鼻内，吐水即止。

（三十九）芎黄汤 《《儒门事亲·卷十五·头面风疾第四》》

治头目眩晕。

大黄 荆芥穗 贯芎 防风（各等分）

上为粗末，大作剂料，水煎，去滓服之。以利为度。

（四十）太白丹（《御药院方·卷之一·治风药门》）

治诸风头目旋运，偏正头痛，肢体拘倦，痰盛气壅，鼻塞声重，咽膈不利，清爽神志，解利四时邪气。

天南星（二十两，炮） 细辛（去土） 附子（炮去皮脐。各二两） 芎䓖 天麻（各二两半） 半夏（一十五两，汤浸，洗去滑，切作片子，焙干） 白附子（五两，炮） 蝎梢（一两，炒） 青皮（去白） 木香（各三两） 寒水石（烧一十两，一半为衣） 白僵蚕（去丝，炒，三两）

上为细末，生姜汁、面糊和丸，如梧桐子大，用寒水石为衣。每服三十丸，生姜汤下，不拘时候。

（四十一）神清散（《卫生宝鉴·卷九·头面诸病》）

治头昏目眩，脑痛耳鸣，鼻塞声重，消风壅，化痰涎。

檀香 人参 羌活 防风（各十两） 薄荷 荆芥穗 甘草（各二十两） 石膏（研，四十两） 细辛（五两）

上为末，每服二钱，沸汤点服。

（四十二）必效丸（《普济方·卷四十六头门·首风》引王氏博济方）

治头风眩晕者。由气血虚为风邪所乘也。诸阳经脉，上走于头面，因运动劳役，阳气发泻，腠理开疏，而受风邪。头风之状，面多汗恶风，甚则头疼心烦闷，或因新沐发中风，亦为此病，久不瘥。眩运因风邪流入于脑，转而目系急，目系急故成眩运也。其脉寸口洪大而长是也。宜服此大效。

巴豆（去皮，出油，一分） 丹砂（研） 乳香（研） 细辛（去苗叶） 当归（切，焙） 槟榔（各半两） 丁香 桂（去粗皮） 龙脑（研，各一钱）

上捣研为末，蒸饼为丸，如梧桐子大。每发日，用好茶清下一丸。须是当门齿嚼，冷茶下之。十年病只用一粒，额上汗出即瘥。一方有麝香。

（四十三）细辛散（《普济方·卷四十六头门·首风》引海上方）

治八般头风，及眩晕恶心吐逆。

细辛（半两，去叶） 川芎 白芷（各一分）

上为末，嗜鼻中。仍以薄荷汤，调川芎、细辛、甘草为末，服之。

（四十四）茵陈汤（《普济方·卷四十七头门·风头眩》）

治风头眩眼暗。

茵陈（一分）　人参　甘草　苁蓉　黄芪　茯苓　秦艽　厚朴　乌喙（各二两）　防风（六两）　山茱萸　松实（各三两）

上㕮咀。以水一斗，煮取二升半，分五服，强者一日夜尽，赢劣分五服，二日尽。

（四十五）菊花散（《普济方·卷八十五眼目门·一切眼疾杂治》引海上方）

如头目眩，亦宜服之。

甘草（一两半）　川芎　苍术　甘菊（各一两）　防风　白蒺藜　羌活　木贼　麻黄　黄连（各三钱）

上为细末。每服三钱，食后、临卧，酒茶吞下，日进三四服。

（四十六）荆黄汤（《袖珍方·卷之二行·眩晕》引张子和方）

治头目眩晕。

大黄　荆芥穗　防风（各等分）

上为粗末，大作剂料，水煎，去滓服，以利为度。

（四十七）松花浸酒方（《奇效良方·卷之二十五·眩晕门》）

治风头旋，脑皮肿痹。

松花并台（春三月取五六寸如鼠尾者，不拘多少）

蒸细切一升，用生绢囊贮，以酒三升浸五日，每日空心暖饮五合，晚食前再服。

（四十八）天麻丸（《本草纲目·草部第十二卷·赤箭、天麻》引《普济方》）

治心忪烦闷，头运欲倒，项急，肩背拘倦，神昏多睡，肢节烦痛，皮肤瘙痒，偏正头痛，鼻衄，面目虚浮，并宜服之。

天麻（半两）　芎䓖（二两）

为末，炼蜜丸如芡子大。每食后嚼一丸，茶酒任下。

（四十九）人参散（《医学六要·治法汇·七卷》）

主治头眩惊恐多畏惧，脉弦无力。属胆虚。

人参　甘家菊　柏子仁　熟地黄　枳壳　五味子　枸杞子　山茱萸　桂心

上为细末。每服二钱，温酒调下。

（五十）定眩饮（《丹台玉案·卷之四·头眩门》）

治头眩眼花。

明天麻　青皮　薄荷　柴胡　半夏（各二钱）　山茱萸　龙胆草　枳壳　黄连（各二钱）

（五十一）巨胜丸（《医灯续焰·卷十八·须发》）

治风眩。能返白发为黑。

巨胜子　白茯苓　甘菊花（等分）

炼蜜丸如桐子大。每服三钱，清晨白汤送下。

（五十二）一味鹿茸酒（《医学实在易·卷五·眩晕》）

主治头晕。

鹿茸（半两）

酒煎去滓，入麝香少许服。

三、治风虚眩晕方

（一）《近效方》术附汤（《金匮要略·卷上·中风历节病脉证并治五》）

治风虚头重眩，苦极，不知食味，暖肌补中，益精气。

白术（二两）　附子（一枚半，炮去皮）　甘草（一两，炙）

上三味锉，每七钱匕，姜五片，枣一枚，水盏半，煎七分，去滓温服。

（二）茵芋汤（《备急千金要方·卷第十三心脏·头面风第八》）

治风虚眩眼暗。

茵陈（一分）　人参　甘草　苁蓉　黄芪　茯苓　秦艽　厚朴（各一两）　防风（十两）　乌喙（二两）　松实　山茱萸（各三两）

上十二味，㕮咀，以水一斗，煮取二升半。分三服，强人令日夜尽，劣人分五服，二日尽。

（三）十善散（《医心方·卷第三·治头风方第七》）

治人风气，风眩，头面风，中风脚弱，风湿痹，弱房少精，伤寒，心痛中恶，冷病。

秦艽　独活　茯神　薯蓣　山茱萸　藁本　天雄　钟乳（研七日）　芍药　干姜

十味，切，捣筛为散，以酒服一方寸匕，日二。依四时散分两。

（四）芎䓖散（《太平圣惠方·卷第二十·治风邪诸方》）

治风虚邪气所攻，发即腹满急，头旋眼晕欲倒。

芎䓖（三分）　独活（三分）　防风（三分，去芦头）　白术（半两）　杏仁（三分，汤浸，去皮尖，双仁，麸炒微黄）　汉防己（半两）　枳壳（三分，麸炒微黄，去瓤）　茯神（一两）　羚羊角屑（三分）　甘草（半两，炙微赤，锉）　桂心（半两）

上件药，捣粗罗为散，每服三钱，以水一中盏，入生姜半分，煎至六分，去滓，不计时候温服。

（五）流气饮子（《全生指迷方·卷三·眩晕》）

但晕而不眩，发则伏地昏昏，食顷乃苏，脉虚大而涩。

紫苏叶　青皮　当归（洗）　芍药　乌药　茯苓　桔梗　川芎　半夏（汤洗七遍，焙干，为末，姜汁和，阴干）　黄芪　枳实（麸炒，去瓤）　防风（各半两）　甘草（炙）　橘皮（洗，各三分）　木香（一分）　连皮大腹（锉，姜汁浸一宿，焙，一两）

上为散。每服五钱，水二盏，生姜三片，枣一个，同煎至一盏，去滓温服。

（六）独活散（《三因极一病证方论·卷之二·中风治法》）

治男子妇人气虚感风，或惊恐相乘，肝胆受邪，使上气不守正位，致头招摇，手足颤掉，渐成目昏。

独活　地骨皮　细辛　芎䓖　菊花　防风（去叉）　甘草（炙）

上等分为末。每服三钱，水盏半，煎一盏，去滓，取六分清汁，入少竹沥，再煎，食后温，日两服。又法，不用独活，有旋覆花。

（七）乳香消风散（《御药院方·卷之一·治风药门》）

治诸风眩，偏正头疼，项背拘急，肢体烦疼，肌肉蠕瘈，巨阳风虚，耳作蝉鸣，目涩多睡，鼻塞声重，清涕不止。

乳香（研）　细辛（去叶。各一分）　川芎（半两）　吴白芷（好者二两）　熟白天南星（一两，捣为细末，以生姜一两去皮细切，与天南星一处捣为泥，焙干，如此制三次讫，焙干，杵碎，炒令微黄为度）

上为细末。每服一钱，或加二钱，擦生姜，热茶点服。消风并服出汗。

（八）乳香寻痛丸（《世医得效方·卷第十三·风科·通治》）

治中风瘫痪不遂手足蝉曳，口眼㖞斜，或旋运僵卧，涎潮搐搦，卒中急风，不省人事，每服二十丸，黑豆淋酒下。风虚眩冒，项筋拘急，太阳穴疼痛，亦用生地黄汁调酒下。腰脚疼重，行步艰辛，筋脉挛促，俯仰不利，贼风所中，痛如锥刺，皮肤顽厚，麻痹不仁，或血脉不行，肌拘干瘦，生葱酒下，或生葱、茶亦可。风湿脚气，脚膝无力，或肿或疼，不能举步，两脚生疮，脓血浸渍，痒痛无时，愈而又发，温盐酒下。打扑闪肭，筋骨内损，已经多年，每遇天寒，时发疼痛，没药酒下。

乳香　川乌　没药　五灵脂　白胶香　地龙　白姜　半夏　五加皮　赤小豆（各等分）

上为末。糊丸，随证汤引如前，并空心服。

四、治风毒眩晕方

（一）踯躅散（《太平圣惠方·卷第二十二·治头风目眩诸方》）

治风毒气上攻，头痛目眩。

踯躅花（一两，酒拌，微炒） 白花蛇肉（一两，酒浸，炙令微黄） 天雄（一两，炮裂，去皮脐） 甘菊花（半两） 天麻（一两） 肉桂（一两，去皱皮） 藁本（一两） 细辛（三分） 羌活（一两） 秦艽（一两，去苗） 防风（三分，去芦头） 羚羊角屑（三分） 甘草（半两，炙微赤，锉）

上件药，捣细罗为散，每服不计时候，以温酒调下二钱。

（二）青莲摩顶膏（《太平圣惠方·卷第二十二·治头风目眩诸方》）

治头风目眩，风毒冲脑户留热，及脑中诸疾，或脑脂流入目中，致令昏暗，往往头痛旋闷，脑疼兼眼诸疾，及发生白屑，目中风泪，宜用生发明目去诸疾。

生油（一升） 真酥（三两） 莲子草汁（一升） 吴蓝（一两） 大青（一两） 葳蕤（一两） 槐子仁（一两，微炒） 山栀子仁（一两） 淡竹叶（一握，以上六味细锉，绵裹） 长理石（一两） 盐花（二两） 曾青（一两） 川朴硝（二两）

上件药先取油、酥、莲子草汁三味，于铜锅中，以慢火熬令如鱼眼沸，即入绵袋内药煎之半日，去药，别用绵滤过，又净拭铛，却入药油，煎令微沸，即下长理石等四味，以柳木篦轻搅十余沸，膏成，收于不津器中。每用涂顶及无发处匀涂，以铁匙摩之，令膏入脑即止，亦不得频，每二三夜一度摩之。摩膏后，头稍垢腻，任依寻常洗之，用桑柴灰洗头，更益眼矣。

（三）犀角散（《太平圣惠方·卷第三十六·治暴热耳聋诸方》）

治风毒壅热，胸心痰滞，两耳虚鸣，头重目眩。

犀角屑（半两） 甘菊花（半两） 前胡（半两，去芦头） 枳壳（半两，麸炒微黄，去瓤） 菖蒲（半两） 麦门冬（一两，去心） 泽泻（半两） 羌活（半两） 木通（半两，锉） 生干地黄（半两） 甘草（一分，炙微赤，锉）

上件药，捣筛为散，每服三钱，以水一中盏，煎至五分，去滓，食后服。

（四）羚羊角汤（《金匮翼·卷五·眩晕》）

治热毒风上冲，头目旋晕，耳内虚鸣。

羚羊角（二两） 菊花（三两） 防风 藁本 元参 黄芩 杏仁（去皮尖） 石菖蒲 炙甘草（各一两）

每服五钱，水煎，食后温服。一方有羌活、前胡。

五、治风热眩晕方

（一）旋覆花散（《太平圣惠方·卷第二十二·治头风目眩诸方》）

治风热上攻，头旋晕闷，喜卧怔忡，起即欲倒，项背急强。

旋覆花（半两） 蔓荆子（半两） 白术（三分） 麦门冬（一两，去心，焙） 前胡（一两，去芦头） 枳壳（三分，麸炒微黄，去瓤） 甘菊花（三分） 半夏（半两，汤洗七遍去滑） 防风（半两，去芦头） 川大黄（一两，锉碎，微炒） 独活（半两） 甘草（半两，炙微赤，锉）

上件药，捣粗罗为散，每服三钱，以水一中盏，入生姜半分，煎至六分，去滓，不计时候温服。

（二）茯神散（《太平圣惠方·卷第六十九·治妇人风眩头疼诸方》）

妇人风眩头疼，心神烦热，恍惚不得睡卧，少思饮食。

茯神（一两） 黄芪（三分，锉） 赤芍药（三分） 麦冬（三分，去心） 石膏（一两半） 蔓荆子（三分） 人参（一两，去芦头） 防风（半两，去芦头） 酸枣仁（三分，微炒） 羚羊角屑（三分） 柴胡（一两，去苗） 甘草（半两，炙微赤，锉）

上件药，捣粗罗为散，每服四钱，以水一中盏，入生姜半分，煎至六分，去滓，不计时候温服。

（三）消毒麻仁丸（《太平惠民和剂局方·卷之六·治积热》）

治诸般风气上壅，久积热毒，痰涎结实，胸膈不利，头旋目运；或因酒、面、炙煿、毒食所伤，停留心肺，浸渍肠胃，蕴蓄不散，久则内郁血热，肠风五痔，外则发疮疡痈疽，赤斑游肿，浑身燥闷，面上皯赤，口干舌裂，咽喉涩痛，消中引饮；或伤寒时疫，口鼻出血烦躁者；及风毒下注，疮肿疼痛，脚气冲心闷乱，一切风热毒气，并皆主之。

杏仁（生，去皮、尖，二两） 大黄（生，五两） 山栀子仁（十两）

上三味，炼蜜为丸。每服三十丸至五十丸，夜卧，温汤吞下，利下赤毒胶涎为效，服时随意加减。此药甚稳善，不损脏腑，常服搜风顺气解毒。治小儿惊热，以蜜汤化下三五丸，极效。

（四）搜风丸（《黄帝素问宣明论方·卷三风门·药证方》）

治邪气上逆，以致上实下虚，风热上攻，眼目昏，耳鸣，鼻塞，头痛。眩运，燥热上壅，痰逆涎嗽，心腹痞痛，大小便结滞。清利头面，鼻聪耳鸣，宣通血气。

人参 茯苓 天南星（半两） 干生姜 藿香叶（各一分） 白矾（生，二两） 蛤粉（二两） 寒水石（一两） 大黄 黄芩（各二两） 牵牛（四两） 薄荷叶（半两） 滑石（四两） 半夏（四两）

上为末，滴水为丸，如小豆大，每服十丸，生姜汤下，加至二十丸，日三服。

（五）芎辛煎（《杨氏家藏方·卷第二·诸风下·头面风方》）

治风热上攻，肌肉瞤动，头昏旋运，鼻塞声重。

桔梗（二两，微炒）　川芎（一两半）　甘草（七钱，微炒）　防风（去芦头，半两）　细辛（去叶土，一钱）　麝香（半钱，别研）

上件为细末，入麝香研匀，炼蜜为丸，每一两作一十丸，朱砂为衣。每服一圆，细嚼，温酒或茶清送下，食后。

（六）一品丸（《传信适用方·卷上·治诸风》）

治风热上攻，头目昏眩及疗偏正头疼。

大香附子（去皮毛，用水煮一时久，细切焙干）

上为细末，炼蜜丸如弹子大。每服一丸，水一盏，煎至八分，通口服。妇人用醋汤煎。

（七）川芎散（《素问病机气宜保命集·卷下·眼目论第二十五》）

治风热上冲，头目眩热肿，及胸中不利。

川芎　槐子（各一两）

上细末三钱，如胸中气滞不利，生姜汤调，目疾茶调。风热上攻，㕮咀一两，水煎食后服。

（八）灵砂丹（《医学启源·卷之中·六气方治·风》）

治风热郁结，血气蕴滞，头目昏眩，鼻塞清涕，口苦舌干，咽嗌不利，胸膈痞闷，咳嗽痰实，肠胃燥涩，小便赤；或肾水阴虚，心火炽甚，及偏正头风痛，发落齿痛，遍身麻木，疥癣疮疡，一切风热。

独活　羌活　细辛　石膏　防风　连翘　薄荷（各三两）　川芎　山栀　荆芥　芍药　当归　黄芩　大黄（生）　桔梗（以上各一两）　全蝎（微炒，半两）　滑石（四两）　菊花　人参　白术（各半两）　寒水石（一两，生用）　砂仁（一钱）　甘草（三两，生）　朱砂（一两，为衣）

上为细末，炼蜜为丸，每两作十丸，朱砂为衣。每服茶清嚼一丸，食后服。

（九）仙术芎散（《袖珍方·卷之一文·风》引《宣明方》）

治风热壅塞，头目昏眩。明耳目，消痰饮，清神。

川芎　连翘　黄芩　山栀子　菊花　防风　大黄　当归　芍药　桔梗　藿香叶（各五钱）苍术（一两）　石膏（二两）　甘草　滑石（各三两）　荆芥穗　薄荷叶　缩砂仁（各二钱半）

上㕮咀，每服三钱，水一盏，煎至七分，去滓，通口食后服。细末点眼亦得。

（十）仙术通神散（《古今医鉴·卷七·眩晕》）

治风热上壅，头旋目眩，起则欲倒。

眩

晕

防风通圣散去麻黄、芒硝，加藿香、砂仁、甘菊花、苍术。

如风热上攻，头目昏眩闷痛，痰饮咳嗽，依本方去麻黄、芒硝，加甘菊花、人参、砂仁、寒水石。

（十一）天麻防风丸 （《医林绳墨大全·卷之五·头痛》）

治风湿麻痹，肢节走痛注痛，中风偏枯，或内外风热壅滞昏眩。

防风　天麻　川芎　羌活　白芷　草乌头　白附子　荆芥　当归　甘草（炙，各五钱）　白滑石（二两）

上为末，蜜丸酒下。

（十二）芎芷石膏汤 （《医宗金鉴·卷四十三·头痛眩晕死证》）

头风嚏鼻热莘荑，湿盛瓜蒂入茶茗，风盛日久三圣散，内服芎芷石膏灵。芎芷石膏菊羌藁，苦加细辛风防荆，热加栀翘芩薄草，便秘尿红硝黄攻。

川芎　白芷　石膏　菊花　羌活　藁本

头风风盛时发，日久不愈，则多令人目昏，以三圣散嚏之，方在中风门内。用芎芷石膏汤，即芎、芷、石膏、菊花、羌活、藁本也。苦痛者加细辛，风盛目昏加防风、荆芥穗，热盛加栀子、连翘、黄芩、薄荷、甘草，大便秘、小便赤加硝、黄，攻之自愈也。

六、治风气上攻眩晕方

（一）皂角丸 （《太平惠民和剂局方·卷之一·治诸风》）

治风气攻注，头面肿痒，遍身拘急，痰涎壅滞，胸膈烦闷，头痛目眩，鼻塞口干，皮肤瘙痒，腰脚重痛，大便风秘，小便赤涩，及咳嗽喘满，痰唾稠浊，语涩涎多，手足麻痹，暗风痫病，偏正头痛，夹脑风。妇人血风攻注，遍身疼痛，心忪烦躁，隐疹瘙痒。

皂角（捶碎，以水十八两六钱揉汁，用蜜一斤，同熬成膏）　干薄荷叶　槐角（煨。各五两）　青橘皮（去瓤）　知母　贝母（去心，炒黄）　半夏（汤洗七次）　威灵仙（洗）　白矾（枯过）　甘菊（去枝。各一两）　牵牛子（煨，二两）

上为末，以皂角膏搜和为丸，如梧桐子大。每服二十丸，食后，生姜汤下。痰实咳嗽，用蛤粉齑汁下。手足麻痹，用生姜薄荷汤下。语涩涎盛，用荆芥汤下。偏正头疼、夹脑风，用薄荷汤下。

（二）消风散 （《太平惠民和剂局方·卷之一·治诸风》）

治诸风上攻，头目昏痛，项背拘急，肢体烦疼，肌肉蠕动，目眩旋运，耳啸蝉鸣，眼涩好睡，鼻塞多嚏，皮肤顽麻，瘙痒隐疹。又治妇人血风，头皮肿痒，眉棱骨痛，旋运欲倒，痰逆恶心。

荆芥穗　甘草（炒）　芎劳　羌活　白僵蚕（炒）　防风（去芦）　茯苓（去皮，用白底）蝉壳（去土，微炒）　藿香叶（去梗）　人参（去芦。各二两）　厚朴（去粗皮，姜汁涂，炙熟）陈皮（去瓤，洗，焙。各半两）

上为细末。每服二钱，茶清调下。如久病偏风，每日三服，便觉轻减。如脱着沐浴，暴感风寒，头痛身重，寒热倦疼，用荆芥茶清调下，温酒调下亦得，可并服之。小儿虚风，目涩昏困，及急、慢惊风，用乳香荆芥汤调下半钱，并不计时候。

（三）八风散（《太平惠民和剂局方·卷之一·治诸风》）

治风气上攻，头目昏眩，肢体拘急烦疼，或皮肤风疮痒痛，及治寒壅不调，鼻塞声重。

藿香（去土，半斤）　白芷　前胡（去芦。各一斤）　黄芪（去芦）　甘草（煨）　人参（去芦。各二斤）　羌活（去芦）　防风（去芦。各三斤）

上为细末。每服二钱，水一中盏。入薄荷少许，同煎至七分，去滓，食后温服。腊茶清调一大钱亦得。小儿虚风，乳香腊茶清调下半钱，更量儿大小加减服。

（四）新补菊叶汤（《黄帝素问宣明论方·卷三风门·药证方》）

治一切风，头目昏眩，呕吐，面目浮肿者。

菊花（去梗）　羌活　独活　旋覆花　牛蒡子　甘草（各等分）

上为末。每服二钱，水一盏、生姜三片，同煎至七分，去滓，温服，食后。

（五）当归川芎散（《黄帝素问宣明论方·卷十一妇人门·药证方》）

治风壅头目，昏眩痛闷，筋脉拘倦，肢体麻痹，保护胎气，调和荣卫。

当归　川芎（各半两）　甘草（二两）　黄芩（四两）　薄荷（一两）　缩砂仁（一分）

上为末。温水调下，渐加至二钱，食后，日进三服。

（六）大防风丸（《杨氏家藏方·卷第二·诸风下·头面风方》）

治风邪上攻，头目昏眩，鼻塞耳鸣，项背拘急。

防风（去芦头）　山药　甘草（炙。以上三味各二两半）　川芎　蔓荆子　香白芷　独活（去芦头）　藁本（去土。五味各一两半）　天麻（去苗）　肉桂（去粗皮）　白附子（炮。以上三味各一两）　全蝎（去毒，微炒）　细辛（去叶土）　大豆黄卷（炒）　雄黄（以上四味各半两）

上件为细末。炼蜜为丸。每一两作一十丸，朱砂一分为衣。每服一丸，细嚼，茶酒任下，食后。

（七）天麻除风丸（《杨氏家藏方·卷第二·诸风下·头面风方》）

治一切风气上壅，头昏目涩，鼻塞耳鸣，项背拘急，肢体倦怠。常服疏风顺气，清利头目。

天麻（去苗）　防风（去芦头）　细辛（去叶土）　藁本（去土）　川芎　香白芷　干山药

黄芪（蜜炙） 蝎梢（略炒，去毒） 当归（洗，焙。以上一十味各一两） 甘草（八钱，炙） 附子（半两，炮）

上件为细末，炼蜜和丸。每一两作一十丸。每服一丸，茶酒任下，食后。

（八）化风丸（《杨氏家藏方·卷第二·诸风下·头面风方》）

治风气上攻，头目旋晕，项背拘急，鼻塞不通，神志不爽。

藁本（去土） 川芎 荆芥穗 细辛（去叶土） 甘草（炙） 草乌头（炮，去皮尖） 香白芷（七味各一两）

上件为细末，汤浸蒸饼为丸，每一两作一十丸，朱砂为衣，阴干。每服一丸，细嚼，茶清送下，食后。

（九）荆芥丸（《杨氏家藏方·卷第二·诸风下·头面风方》）

治一切风邪，上攻头面，旋运痰多，咽膈不利，口目瞤动，偏正头疼。或伤风头痛，发热鼻塞、声重。

荆芥穗（一十二两） 天麻（去苗） 附子（炮，去皮脐） 白附子（炮） 乌药 当归（洗焙） 川芎（以上六味各一两）

上为细末，炼蜜为丸，每一两作一十丸，朱砂为衣。每服一丸，细嚼，茶酒任下，食后。

（十）都梁丸（《是斋百一选方·卷之九·第十二门》引杨吉老方）

治诸风眩晕，妇人产前产后，乍伤风邪，头目昏重，及血风头痛，服之令人目明。暴寒乍暖，神思不清，伤寒头目昏晕，并宜服之。

香白芷（大块，择白色新洁者，先以棕刷刷去尘土，用沸汤泡洗四五遍）

上为细末，炼蜜和丸，如弹子大，每服一丸，多用荆芥点腊茶细嚼下，食后。常服诸无所忌，只干嚼咽亦可。

（十一）省风汤（《魏氏家藏方·卷第一·中风》引姜居士方）

治头目眩，或游风，或口眼瞤动，非痰乃风之渐。

天南星（一枚，半两，重者生用）

上切片子，用水三大盏，入生姜三大片同煎至一大盏，去滓稍热服，不拘时候。

（十二）蒺藜散（《仁斋直指方·卷十九·肾脏风痒》）

癞风上攻，耳鸣目眩，下注阴湿疮痒。

蒺藜（炒，去刺） 草乌头（水浸三日，逐日换水，去皮，晒。各半两） 白芷 白附 生苍术（炒） 荆芥穗（各二钱半）

上晒，末，米糊丸桐子大。每三十丸，上则茶清，下则盐酒服。

（十三）清神散（《御药院方·卷之一·治风药门》）

治当风眩运，面目眴动，神志不清，鼻塞声重。

王瓜（细碎，炒令黑色，一两）　川芎（一两）　香附子（二两，炒）　防风　薄荷叶　白芷　荆芥穗　羌活　细辛（去叶）　甘草（炙，以上各一两）

上件捣罗为细末。每服一大钱，食后茶清点服，或温水亦得。

（十四）加味败毒散（《普济方·卷一百五诸风门·风气》引余居士选奇方）

治风气上攻头目，咽燥舌涩，心胸烦满，痰涎不利，头旋目眩，兼解伤寒阳证，脚气，踝上赤肿疼痛，寒热如疟，自汗恶风，或无汗恶风，服此。

前胡（去芦）　柴胡（银州者，去苗）　人参　甘草（冬服用炙，夏月不用）　羌活　独活　桔梗　茯苓（去皮）　枳壳（汤浸，去瓤，麸炒令香）　川芎（各一两）　半夏（汤洗七次）　苍术（米泔浸炒，等分）

上为细末。每服二钱，水一盏，入生姜、薄荷，同煎至八分去滓，温服。如觉着风，即并热进三两服。微汗出立瘥。热甚者，加大黄。又方加地骨皮，兼治骨热病。

七、治风痰眩晕方

（一）二乌丸（《中藏经·卷第八·治风痰眩晕二乌丸》）

治风痰眩晕。

川乌头　草乌头（各四两）　青盐（四两）　黑豆（半斤）

上用水二升，同煮四味，水耗即以温水添之。候川乌头半软，四破之，更煮，以透烂为度。去皮，同煎乌头并黑豆，于石臼或木臼内捣，令极烂，不见白星即就丸，干即以煮药水添湿同捣。煮时留一盏以下水，以备添，勿令煮干也。丸如梧子大。每服三二十丸，盐酒、盐汤任下，食前。

（二）旋覆花散（《太平圣惠方·卷第二十·治风痰诸方》）

治风痰气壅，不下饮食，头目昏闷，四肢烦疼。

旋覆花（半两）　半夏（半两，汤洗七遍，去滑）　白附子（半两，炮裂）　防风（三分，去芦头）　羚羊角屑（三分）　前胡（一两，去芦头）　枳壳（三分，麸炒微黄，去瓤）　枇杷叶（三分，拭去毛，炙微黄）　甘草（半两，炙微赤，锉）　川大黄（三分，锉碎，微炒）　赤茯苓（三分）

上件药，捣粗罗为散，每服三钱，以水一中盏，入生姜半分，煎至六分，去滓，不计时候温服。

（三）半夏散（《太平圣惠方·卷第二十·治风痰诸方》）

治风痰呕逆，汤饮不下，起则旋倒。

半夏（半两，汤洗七遍去滑） 芎䓖（三分） 甘草（半两，炙微赤，锉） 汉防己（半两） 干姜（半两，炮裂，锉） 防风（三分，去芦头） 桂心（半两） 川椒（五十枚，去子及闭口者，微炒去汗） 附子（三分，炮裂，去皮脐）

上件药，捣筛罗为散，每服三钱，以水一中盏，煎至六分，去滓，不计时候温服。

（四）天南星丸（《太平圣惠方·卷第二十·治风痰诸方》）

治风痰，头目旋晕，肢节拘急。

天南星（半两，炮裂） 细辛（半两） 附子（半两，炮裂，去皮脐） 防风（半两，去芦头） 天麻（一两） 半夏（半两，汤浸七遍，去滑） 白附子（半两，炮裂） 旋覆花（半两） 芎䓖（半两）

上件药，捣罗为末，炼蜜和捣三二百杵，丸如绿豆大，每服不计时候，以荆芥薄荷汤下十丸。

（五）前胡散（《太平圣惠方·卷第二十二·治风头旋诸方》）

治上焦风痰，头旋目晕，不欲饮食。

前胡（一两，去芦头） 白术（一两） 防风（一两，去芦头） 枳壳（一两，麸炒微黄，去瓤） 茯神（一两） 细辛（半两） 蔓荆子（三分） 半夏（三分，汤洗七遍去滑） 甘草（半两，炙微赤，锉）

上件药，捣粗罗为散，每服三钱，以水一大盏，入生姜半分，薄荷三七叶，煎至六分，去滓，不计时候，温服。

（六）羚羊角散（《太平圣惠方·卷第二十二·治风头旋诸方》）

治风头旋，上膈多痰。

羚羊角屑（一两） 防风（半两，去芦头） 枳壳（三分，麸炒微黄，去瓤） 半夏（半两，汤洗七遍，去滑） 茯神（一两） 白芷（半两） 甘草（半两，炙微赤，锉） 附子（三分，炮裂，去皮脐） 芎䓖（三分）

上件药，捣粗罗治风头旋诸方为散，每服三钱，以水一中盏，入生姜半分，煎至六分，去滓，不计时候温服。

（七）旋覆花丸（《太平圣惠方·卷第二十二·治风头旋诸方》）

治肺脾风痰攻，心膈烦满，头目旋晕，不纳饮食。

旋覆花（半两） 枳壳（一两，麸炒微黄，去瓤） 石膏（二两） 川椒（半两） 前胡（一两，去芦头） 防风（一两，去芦头） 羚羊角屑（三分） 赤茯苓（三分） 黄芩（三分） 白蒺藜（三分，微炒，去刺） 川大黄（三分，锉碎，微炒） 甘草（半两，炙微赤，锉）

上件药，捣罗为末，炼蜜和捣三二百杵，丸如梧桐子大。每服于食后，煎竹叶汤下三十丸。

（八）杜若散（《太平圣惠方·卷第二十二·治头风目眩诸方》）

治头风目眩，心胸痰壅，不下饮食，及四肢不利。

杜若（一两） 防风（一两，去芦头） 赤茯苓（一两） 山茱萸（一两） 蔓荆子（三分）茵芋（三分） 天雄（三分，炮裂，去皮脐） 飞廉（三分） 石膏（一两） 藁本（半两） 甘草（半两，炙微赤，锉） 芎䓖（半两）

上件药，捣粗罗为散，每服三钱，以水一中盏，入生姜半分，煎至六分，去滓，不计时候，温服。

（九）前胡散（《太平圣惠方·卷第二十二·治头风目眩诸方》）

治头风目眩，痰逆头痛，水浆不下。

前胡（一两半，去芦头） 旋覆花（三分） 防风（一两，去芦头） 甘草（半两，炙微赤，锉） 飞廉（半两） 黄芩（半两） 杜若（半两） 防己（半两） 赤茯苓（一两） 石膏（二两）芎䓖（半两）

上件药，捣粗罗为散，每服三钱，以水一中盏，入甜竹茹一分，煎至六分，去滓，不计时候温服。

（十）汉防己散（《太平圣惠方·卷第五十一·治风痰诸方》）

治风化痰，利胸膈，除头目旋眩，令思饮食。

汉防己（一两） 羚羊角屑（一分） 人参（三分，去芦头） 桂心（三分） 芎䓖（三分）半夏（半两，汤洗七遍去滑） 赤茯苓（三分） 旋覆花（半两） 防风（半两，去芦头） 白术（半两） 细辛（半两） 麦门冬（半两，去心） 赤芍药（三分） 羌活（三分） 枳实（三分，麸炒微黄） 甘草（半两，炙微赤，锉）

上件药捣粗罗为散，每服三钱，以水一中盏，入生姜半分，煎至六分，去滓，不计时候温服。

（十一）旋覆花散（《太平圣惠方·卷第五十一·治风痰诸方》）

治肺脾风壅痰膈，不下食饮，头目昏闷，四肢烦疼。

旋覆花（三分） 半夏（半两，汤浸七遍去滑） 白附子（半两，炮裂） 防风（三分，去芦头） 羚羊角屑（三分） 前胡（三分，去芦头） 枳壳（三分，麸炒微黄，去瓤） 枇杷叶（三分，拭去毛，炙微黄） 川大黄（三分，锉碎，微炒） 赤茯苓（三分） 甘草（半两，炙微赤，锉） 赤芍药（二分）

上件药，捣粗罗为散，每服三钱，以水一中盏，入生姜半分，煎至六分，去滓，不计时候温服。

（十二）旋覆花散（《太平圣惠方·卷第六十九·治妇人风眩头疼诸方》）

妇人风眩头疼，痰壅烦闷，不下饮食。

旋覆花（半两） 白芷（半两） 芎䓖（半两） 藁本（半两） 蔓荆子（半两） 赤茯苓（一两） 防风（半两，去芦头） 枳壳（半两，麸炒微黄，去瓤） 独活（半两） 细辛（半两） 羌活（半两） 石膏（二两） 半夏（半两，汤洗七遍去滑） 前胡（一两，去芦头） 羚羊角屑（二分） 杜若（三分） 甘草（半两，炙微赤，锉） 甘菊花（半两）

上件药，捣粗罗为散，每服三钱，以水一中盏，入生姜半分，薄荷七叶，煎至六分，去滓，不计时候温服。

（十三）羚羊角散（《太平圣惠方·卷第六十九·治妇人风眩头疼诸方》）

治妇人风眩头疼，四肢烦热疼痛，痰逆不思饮食。

羚羊角屑（半两） 人参（三分，去芦头） 茯神（二分） 半夏（半两，汤洗七遍，去滑） 防风（半两，去芦头） 犀角屑（半两） 赤箭（一两） 枳壳（半两，麸炒微黄，去瓤） 蔓荆子（半两） 石膏（二两） 芎䓖（三分） 杜若（三分） 细辛（半两） 前胡（一两，去芦头） 甘草（半两，炙微赤，锉）

上件药，捣粗罗为散，每服三钱，以水一中盏，入生姜半分，煎至六分，去滓，不计时候温服。

（十四）金乌散（《太平圣惠方·卷第六十九·治妇人风眩头疼诸方》）

治妇人风眩头旋，卒倒，痰涎壅滞，四肢拘急。

乌鸦（一只，去嘴足） 狐肝（一具，以上同入罐子内，用细泥固济候干，烧令稍赤，抽火，以土内罯定罐子候冷取出，捣罗为末，入后药） 天麻（半两） 白附子（半两，炮裂） 天南星（半两，炮裂） 白僵蚕（半两，微炒） 桑螵蛸（半两，微炒） 甘菊花（半两） 麝香（一分，细研）

上件药，捣细罗为末，入前烧了药末，及麝香，更研令匀，每服不计时候，以豆淋薄荷酒调下一钱。

（十五）赤茯苓散（《太平圣惠方·卷第六十九·治妇人风痰诸方》）

治妇人风痰，心胸不利，头目昏重，时欲呕吐，不下饮食。

赤茯苓（一两） 蔓荆子（半两） 细辛（半两） 人参（三分，去芦头） 白术（半两） 前胡（一两，去芦头） 枇杷叶（二分，拭去毛，炙微黄） 芎䓖（三分） 半夏（半两，汤洗七遍去滑） 防风（半两，去芦头） 陈橘皮（半两，汤浸，去白瓤，焙） 甘草（半两，炙微赤，锉）

上件药捣筛为散，每服三钱，以水一中盏，入生姜半分，煎至六分，去滓，不计时候温服。

（十六）定风饼子（《普济本事方·卷第一·中风肝胆筋骨诸风》）

治风客阳经，邪伤腠理，背脊强直，口眼㖞斜，体热恶寒，痰厥头痛，肉瞤筋惕，辛颏鼻渊，及酒饮过多，呕吐涎沫，头目眩晕，如坐车船。

天麻　川乌（去皮尖）　南星　半夏　川姜　川芎　白茯苓　甘草（各等分，并生）

上细末，生姜汁为丸，如龙眼大，作饼子，生朱为衣。每服一饼，细嚼，热生姜汤下，不拘时候。

（十七）牛黄生犀丸（《太平惠民和剂局方·卷之一·治诸风》）

治风盛痰壅，头痛目眩，咽膈烦闷，神思恍惚，心怔面赤，口干多渴，睡卧不安，小便赤涩，大便多秘。

黄丹（研）　雄黄（研，飞）　腻粉（研）　羚羊角（镑。各五两）　铅　水银（与铅同结成沙子）　朱砂（研，飞）　龙齿（研，飞。各十两）　天麻（去苗）　牙硝（研）　半夏（白矾制。各二十两）　生犀（镑）　龙脑（研。各二两半）　牛黄（研，二钱半）

上为末，炼蜜为丸，每两作二十九。每服一丸，温薄荷汤化下。中风涎潮，牙关紧急，昏迷不省，用腻粉一钱，药三丸，生姜自然汁七点，薄荷水同化下，得吐或利，逐出痰涎即愈。小儿风热痰壅，睡卧不安，上窜龈齿，每服半丸。如急惊风，涎潮搐搦，眼目戴上，牙关紧急，用腻粉半钱，生姜自然汁三五点，薄荷水同化下一丸。更看岁数大小加减。

（十八）辰砂天麻丸（《太平惠民和剂局方·卷之一·治诸风》）

治诸风痰盛，头痛目眩，旋运欲倒，呕哕恶心，恍惚健忘，神思昏愦，肢体疼倦，颈项拘急，头面肿痒，手足麻痹。常服除风化痰，清神思，利头目。

川芎（二两半）　麝香（研）　白芷（各一两一分）　辰砂（研，飞，一半入药，一半为衣）　白附子（炮。各五两）　天麻（去苗，十两）　天南星（斋汁浸，切，焙干，二十两）

上末，面糊为丸如梧桐子大。每服二十丸，温荆芥汤下，不拘时。

（十九）天南星丸（《太平惠民和剂局方·卷之一·治诸风》）

治风化痰，清神爽气，利胸膈，消酒毒，止痰逆恶心，中酒呕吐。

天南星（一斤，每个重一两上下者，用温汤浸洗，刮去里外浮皮并虚软处，令净。用法：酒浸一宿，用桑柴蒸，不住添热汤，令釜满，甑内气猛，更不住洒酒，常令药润，七伏时满，取出，用铜刀切开一个大者，嚼少许，不麻舌为熟，未即再炊，候熟，用铜刀切细，焙干）　辰砂（研飞，二两，一半为衣）　丁香　麝香（研。各一两）　龙脑（研，一两半）

上为细末，入研药匀，炼蜜并酒搜和为丸，每两作五十丸，以朱砂末为衣。每服一丸，烂嚼，浓煎生姜汤送下，不计时候。酒后含化，除烦渴，止呕逆。

（二十）羌活散（《太平惠民和剂局方·卷之一·治诸风》）

治风气不调，头目昏眩，痰涎壅滞，遍身拘急，及风邪寒壅，头痛项强，鼻塞声重，肢节烦疼，天阴风雨，预觉不安。

前胡（去芦）　羌活（去芦）　麻黄（去根、节）　白茯苓（去皮）　川芎　黄芩　甘草（煨）蔓荆子（去白皮）　枳壳（去瓤，麸炒）　细辛（去苗）　石膏（别研）　菊花（去梗）　防风（去芦。各一两）

上为末。入石膏研匀。每服二钱，水一大盏，入生姜三四片，薄荷三两叶，同煎至七分，稍热服，不拘时候。

（二十一）清神散（《太平惠民和剂局方·卷之一·治诸风》）

消风壅，化痰涎。治头昏目眩，心忪面热，脑痛耳鸣，鼻塞声重，口眼瞤动，精神昏愦，肢体疼倦，颈项紧急，心膈烦闷，咽嗌不利。

檀香（锉）　人参（去芦）　羌活（去苗）　防风（去苗，各一十两）　薄荷（去土）　荆芥穗甘草（煨。各二十两）　石膏（研，四十两）　细辛（去苗，洗，焙，五两）

上为末，每服二钱，沸汤点服，或入茶末点服亦得，食后服。

（二十二）化痰玉壶丸（《太平惠民和剂局方·卷之四·治痰饮》）

治风痰吐逆，头痛目眩，胸膈烦满，饮食不下，及咳嗽痰盛，呕吐涎沫。

天南星（生）　半夏（生。各一两）　天麻（半两）　头白面（三两）

上为细末，滴水为丸，如梧桐子大。每服三十丸，用水一大盏，先煎令沸，下药煮五七沸，候药浮即熟，漉出放温。别用生姜汤下，不计时候服。

（二十三）抱龙丸（《太平惠民和剂局方·卷之六·治积热》）

治风壅痰实，头目昏眩，胸膈烦闷，心神不宁，恍惚惊悸，痰涎壅塞，及治中暑烦渴，阳毒狂躁。

雄黄（研，飞，四两）　白石英（研，飞）　生犀角　麝香（研）　朱砂（研，飞，各一两）藿香叶（二两）　天南星（牛胆制，十六两）　牛黄（研，半两）　阿胶（碎，炒如珠，三两）　金箔（研）　银箔（研。各五十片）

上件为细末，入研者药令匀，用温汤搜和为丸，如鸡头实大。每服一丸，用新汲水化破，入盐少许服，食后。

（二十四）秘方茶酒调散（《黄帝素问宣明论方·卷二诸证门·首风证》）

治一切诸风，痰壅目涩，昏眩头疼，心愦烦热，皮肤瘙痒，并风毒壅滞，清爽神志，通和关窍，消恶汗。

石膏（另为细末）　香附（去须，炒）　菊花　细辛（去苗。各等分）

上为末。每服二钱，温茶、酒调下，食后，日三服。

（二十五）瓜蒂神妙散（《黄帝素问宣明论方·卷三风门·药证方》）

治头目昏眩，偏正头痛等。

瓜蒂　焰硝　雄黄　川芎　薄荷叶　道人头　藜芦（各一分）　天竺黄（一钱半，如无以郁金代之）

上为末。研细，含水，鼻中嗜一字，神验。

（二十六）十珍丸（《杨氏家藏方·卷第二·诸风下·头面风方》）

治诸风掉运，痰厥头旋，项背拘急，肢体疼痛，麻木不仁。

草乌头（八两，半生，去皮脐、尖，半炮）　天南星（五两三钱，河水浸三日，炮）　缩砂仁（一两）　肉桂（去粗皮）　川芎　防风（去芦头）　香白芷　桔梗（去芦头。以上五味各二两七钱）　细松烟墨（二两，烧留性）　麻黄（去根节，七两）

上件为细末，炼蜜为丸，每一两作三十丸。每服一丸，细嚼，茶酒任下，食后。

（二十七）愈风丸（《杨氏家藏方·卷第二·诸风下·头面风方》）

治风运气滞，头目不清，痰多上壅。

天麻（去苗）　白附子（炮）　羌活（去芦头）　天南星（炮）　川芎　细辛（去叶土）　香白芷　槟榔子（以上八味各一两）　白蒺藜（微炒，去刺，二钱半）　肉桂（去粗皮）　半夏（汤洗七次）　陈橘皮（去白。以上三味各七钱半）

上件为细末，生姜自然汁煮糊为丸如梧桐子大。每服三十丸，生姜汤下，食后。

（二十八）拒风丸（《杨氏家藏方·卷第二·诸风下·头面风方》）

治风虚痰厥，头疼旋运，如在舟车之上。

天南星　半夏（汤洗七次，切焙。二味各二两）　藁本（去土）　细辛（去叶土）　川芎　防风（去芦头）　羌活（去芦头）　独活（去芦头。以上六味各一两）

上件为细末，生姜自然汁煮糊丸如梧桐子大。每服三十丸，生姜汤下，食后。

（二十九）独活散（《杨氏家藏方·卷第二·诸风下·头面风方》）

消风化痰。治头目旋运。

川芎　独活（去芦头）　防风（去芦头）　藁本（去土）　旋覆花　蔓荆子　细辛（去叶土。七味各一两）　石膏（研）　甘草（炙。二味各半两）

上件为细末。每服二钱，水一大盏，生姜三片，煎至七分，热服，食后。

眩
晕

（三十）祛涎丸（《杨氏家藏方·卷第八·痰饮方》）

治风痰壅盛，头目昏痛，旋晕欲倒，呕哕恶心，恍惚健忘，神思昏愦，肢体烦疼，颈项拘急，头面肿痒，手足不举，或时麻痹。

天南星（四两）　半夏（九两半）　白附子（二两六钱）　川乌头（七钱半）

以上四味并生为细末，用生绢袋盛，以井花水揉洗、澄滤，有滓更研，再入袋摆洗尽，瓷盆中日晒夜露，每至晓澄去宿水，别换井花水，搅匀晒。春五日，夏三日，秋七日，冬十日。去水晒干如玉片，方入后诸药：

白花蛇（酒浸，去皮骨，焙干，称一两）　剑脊乌梢蛇（酒浸一宿，去皮骨，焙干，称一两）　白僵蚕（一两，炒，去丝嘴）　全蝎（一两，去毒，微炒）　川芎（二两）　天麻（二两）

上件同为细末，生姜自然汁煮糊为丸如绿豆大。以飞研细朱砂一两、麝香末二钱为衣，风干，密器中盛之。每服三十丸，食后，生姜薄荷汤送下。

（三十一）五生丸（《杨氏家藏方·卷第八·痰饮方》）

消风化痰。治头目旋运，呕吐涎沫。

天南星（生姜汁浸一宿，焙干）　半夏（汤洗七次）　附子（炮，去皮脐）　白附子　天麻　白矾（枯。六味各一两）　朱砂（二钱，别研为衣）

上为细末，生姜自然汁煮面糊为丸如梧桐子大，朱砂为衣。每服三十丸，食后，生姜汤送下。

（三十二）天麻白术丸（《杨氏家藏方·卷第八·痰饮方》）

治风湿痰饮，攻冲头目，昏运重痛，咽膈壅滞不利，应一切痰饮，悉皆主之。

天麻（去苗）　白术　天南星（炮）　半夏（汤洗净）　白附子（炮）　川芎　白僵蚕（炒，去丝嘴）　寒水石（煅过）　薄荷叶（去土）　赤茯苓（去皮）　旋覆花（以上一十味各等分）

上件为细末，以生姜自然汁煮面糊为丸如梧桐子大，细研雄黄为衣。每服四十丸。温生姜、紫苏汤送下，食后。

（三十三）白附子化痰丸（《杨氏家藏方·卷第八·痰饮方》）

治风痰积于胸膈，头疼目运。

半夏（汤洗七次，生姜自然汁制）　天南星（炮）　石膏　细辛（去叶土）　白茯苓（去皮）　肉桂（去粗皮）　白僵蚕（炒，去丝嘴）　白附子（炮）　川芎（以上九味各等分）　香白芷（一分）　麝香（一钱，别研）

上件为细末，同麝香研匀，取生姜汁煮面糊为丸如梧桐子大。每服三十丸，食后，熟水送下。

（三十四）太一丹（《传信适用方·卷上·治诸风》）

治诸风及瘫痪偏风，手足顽麻，肢节缓弱，骨肉疼痛。并治头风，偏正头痛，项颈拘急，头旋目运，呕吐痰水；或耳鸣聋，风痰上盛，及疗伤风、伤寒头痛不可忍者。

川芎　川乌（去皮尖）　草乌（去皮尖）　白芷　白附子　黑附子（去皮脐）　细辛（去叶，洗）　半夏（洗）　天南星（洗）　天麻

上等分，并生用细末。如药二十两即入面二十两白者，同拌匀，滴水和丸如弹子大，日中晒干，每服一粒，茶酒任嚼下，荆芥薄荷茶亦得。如伤风伤寒头目昏疼，用生葱白一茎同嚼，热茶清送下，不计时候，此药予家常合用之，甚效。

（三十五）半夏橘皮汤（《伤寒直格·卷下·诸证药石分剂》）

治伤寒杂病，呕哕风眩，痰逆咳喘，头痛并风热，反胃吐食诸证。

半夏（泡如法）　陈皮（汤浸洗，去瓤）　甘草（炙）　人参　茯苓　黄芩（去腐心，各一分）　葛根（半两）　厚朴（去皮，各一分）

上锉，麻豆大。用水三盏，生姜一分切，煎至一盏半，绞取汁，分四服作一日，食后温服。

（三十六）薛氏桂辛汤（《是斋百一选方·卷之五·第六门》引邓左丞方）

下痰饮，散风邪，止涎嗽，聪耳鼻，宣关窍，利咽膈，清头目，解冒眩，进饮食。

桂（去粗皮）　细辛（去苗土）　干姜（炮）　人参（去芦）　白茯苓（去皮）　甘草（炙。各二两）　五味子　陈皮（去白）　白术　半夏（汤浸，洗七遍，细切如豆，不捣。各三分）

上件除半夏外，捣罗为粗末，再同拌匀，每服二钱，水二盏，同煎至一盏，去滓，食前温服。

（三十七）醉头风饼儿（《女科百问·卷上·第十七问妇人多头眩而冒者，何也？》）

治妇人头运，夹痰多呕吐者，状若醉头风。

僵蚕（去丝嘴）　天南星

上件各等分，细末，生姜自然汁和，作饼，如折二钱大，厚五分，阴干。每服一饼，同平胃散四味者三钱重，水三大盏，姜五片，枣二个，先煎平胃散一沸，次下饼子，槌碎入，同煎一二沸，通口服。

（三十八）桃红散（《女科百问·卷上·第十七问妇人多头眩而冒者，何也？》）

治男子妇人气虚，攻注头目昏眩，偏正头疼，夹脑风，两太阳穴疼，眉棱骨痛，及治风痰恶心，头运欲倒，小儿伤风鼻塞，痰涎咳嗽。

川乌（一两）　草乌（八钱）　天南星（半两，以上三味，水洗三次）　麝香脑子（各一钱）朱砂（半两，别研细）

上为细末。每服半钱，薄荷茶调下，温酒亦得。

（三十九）白附子丸（《仁斋直指方·卷十一·眩运》）

风痰上厥，眩运头疼。

白附子（炮）　南星（炮）　半夏（汤七次）　旋覆花　甘菊　天麻　川芎　橘红　僵蚕（炒，去丝嘴）　干姜（生。各一两）　全蝎（焙，半两）

上末，用生姜半斤取汁，打面糊小丸。每五十丸，食后荆芥汤下。

（四十）人参前胡汤（《仁斋直指方·卷十一·眩运》）

风痰头运目眩。

前胡　橘红　半夏曲　木香　枳壳（制）　紫苏叶　赤茯苓　南星（炮）　甘草（炙。各半两）　人参（三钱）

上粗末。每三钱，姜七厚片，慢火熟煎服。

（四十一）上清白附子丸（《御药院方·卷之一·治风药门》）

治诸风痰甚，头痛目眩，旋运欲倒。呕哕恶心，恍惚不宁，神思昏愦，肢体倦疼，颈项强硬，手足麻痹。常服除风化痰，清利头目。

白附子（炮）　半夏（汤洗七次）　川芎　天南星（炮）　白僵蚕（炒）　菊花　陈皮（去白）　旋覆花　天麻（各一两）　全蝎（炒，半两）

上件十味为细末，生姜汁浸，蒸饼为丸，如梧桐子大。每服三十丸，食后生姜汤下。

（四十二）石膏丸（《御药院方·卷之一·治风药门》）

治诸风痰涎，头痛目眩，旋运欲倒，心忪悸动，恍惚不宁，神思昏愦，肢体倦疼，颈项强硬，手足麻痹。常服除偏正头疼。

石膏（别研）　白附子（炮）　半夏（汤洗七次）　川芎　天南星（炮）　白僵蚕（炒，去丝）　菊花（拣净）　陈皮（去白）　旋覆花　天麻（以上各一两）　全蝎（炒，半两）

上件一十一味为细末，生姜汁浸，蒸饼为丸，如梧桐子大。每服五十丸，渐加一百丸，食后生姜汤下。忌黏滑生硬等物。

（四十三）生朱丹（《御药院方·卷之一·治风药门》）

治诸风痰甚，头痛目眩，旋运欲倒，肺气郁滞，胸膈不利，呕哕恶心，恍惚健忘，颈项强直，偏正头痛，面目浮肿，筋脉拘急，涕唾稠黏，咽喉不利，常服清神爽。

白附子（炮制，去皮脐，半斤）　石膏（烧通红放冷，半斤）　龙脑（一字）　朱砂（一两二钱半，为衣）

上件三味为细末。烧粟米饭为丸，如小豆大，朱砂为衣。每服三十丸，食后茶酒任下。

（四十四）通顶散（《御药院方·卷之一·治风药门》）

治风痰旋运，头目大痛及偏正不定发作，神志昏愦；或冒风寒，鼻塞声重。

藜芦（去苗土，半两）　踯躅花（去土，一钱）　藿香叶（去土，二钱）

上为细末。每用纸捻蘸药鼻内嗗，不拘时。

（四十五）旋覆花丸（《御药院方·卷之一·治风药门》）

治诸风痰实，头目昏眩，旋运欲倒，呕哕恶心，恍惚不宁，神志昏愦，肢体倦怠，颈项强硬，手足麻痹。常服除风化痰，清利头目及偏正头痛，并宜服之。

旋覆花（二两）　防风（去头芦）　吴白芷　甘菊花　天麻　天南星（炮）　白附子（炮）半夏（汤洗）　陈皮（去白）　芎䓖　蝎梢（去毒，炒）　僵蚕（炒，去丝）　石膏（研，以上各一两）

上件捣罗为细末，生姜汁煮面糊和丸，如梧桐子大。每服三四十丸，温生姜汤下，或茶清亦得，食后服。

（四十六）芎䓖天麻丸（《御药院方·卷之一·治风药门》）

清利头目，消风化痰，宽胃利膈。心忪烦闷，旋运欲倒，颈项紧急，肩背拘倦，神昏多睡，肢体烦痛，皮肤瘙痒，偏正头痛，鼻塞声重，面目浮肿，并宜服之。

芎䓖（二两）　天麻（半两）

上二味为细末，炼蜜为丸，每一两半作二十丸。每服一丸，食后细嚼，茶酒任下。

（四十七）半夏利膈丸（《御药院方·卷之五·治痰饮门》）

治风痰郁甚，头疼目眩，咽膈不利，涕唾稠黏，胸中烦满，酒癖停饮，呕逆恶心，胁下急痛，腹中水声，神思昏愦，心忪面热，止嗽化痢。

白术　人参　白茯苓（去皮）　白矾（生）　滑石　贝母（各一两）　天南星（生用，一两半）　白附子（生二两）　半夏（汤洗，三两）

上为细末，水面糊为丸，如梧桐子大。每服三十丸，食后生姜汤送下。

（四十八）皂白丸（《御药院方·卷之五·治痰饮门》）

治诸风痰、酒痰、茶痰、食痰，头痛目眩、旋运欲倒，手足顽麻，痰涎壅塞，并一切诸风病他药所不能疗者，此药并皆主之。常服宽利胸膈，进美饮食，不生一切风痰，大有神效。

天南星（生，三两）　半夏（生，七钱）　白附子（生，二两）　川乌头（半两，生用，去皮脐）　生姜（二斤，取汁）　皂角（肥者二斤，去皮子，水升浸一宿，三次，约水一煮药）

上㕮咀，以皂角同煮干，为细末，以生姜汁煮面糊为丸，如梧桐子大。每服三十丸，食后生姜汤下。

（四十九）遇明丸（《御药院方·卷之十·治眼目门》）

治风痰，头目昏眩，视物眊眊，目见黑花飞蝇。常服清神水，行滞气，下流饮。

皂角（三斤，二斤烧成灰，几在新瓷碟内，用瓷碟罐盖口，勿令出烟，不用碟子，后用纸二张，水湿过盖罐口，纸干罐冷为度） 何首乌（去粗皮，六两） 牵牛头末（三两，黑白各半） 薄荷叶（去土，三两）

上件为细末，后用皂角一斤，热水浸软，去皮弦子，用穰酒二升，搓揉成浓汁，用新布滤去滓，入面一匙，同熬成膏子，入上四味为丸，如小豆大。每服二十丸。煎生姜汤下，日进一服，食后渐加至三十丸。

（五十）天麻半夏汤（《卫生宝鉴·卷二十二·风痰治验》）

治风痰内作，胸膈不利，头旋眼黑，兀兀欲吐，上热下寒，不得安卧。

天麻 半夏（各一钱） 橘皮（去白） 柴胡（各七分） 黄芩（酒制，炒） 甘草 白茯苓（去皮） 前胡（各五分） 黄连（三分，去须）

上九味㕮咀，都为一服，水二盏，生姜三片，煎至一盏，去滓，温服，食后。忌酒面生冷物。

（五十一）白附子丸（《普济方·卷四十七头门·膈痰风厥头痛》）

治风虚痰盛，头目昏眩。

天南星（生） 天麻 半夏（汤洗七遍） 川乌头（生，去皮脐） 白附子（生用）

上等分为细末，入脑、麝少许，瓷盒内闭一两宿，清水为丸，如梧桐子大，朱砂为衣。每服五七粒，加至十粒，食后，茶清或姜汤送下。服时微以齿碎之。

（五十二）半夏利膈丸（《普济方·卷一百四诸风门·风痰》）

治风痰壅甚，头疼目眩，咽膈不利，涕唾稠黏，胸中烦满，酒辟停饮，呕逆恶心，胁下急痛，肠中水声，神思昏愦，心忪面热。止嗽化痰。

防风（去芦头） 半夏（汤洗七遍去滑，各一两）

上为末，入膏中，和捣百余杵，丸如梧桐子大。每服不计时候，以荆芥、薄荷汤下十丸。

（五十三）祛痰三生丸（《普济方·卷一百四诸风门·风痰》）

治中风后，痰涎壅塞胸膈之间，令人头目昏眩，手臂肩背腰腿疼痛，麻痹不仁，不能动止者。又治风痫不时发作。服后，次晚早从大便中出。是其应也。

皂角（半斤，去皮弦） 牵牛（一斤） 白矾（四两） 萝卜子（四两，合研） 木香（二两） 朱砂（一两，另研为衣）

一方无朱砂为衣。

上为细末，用萝卜熬水打面糊为丸，如梧桐子大。每服三四十丸，加至五十丸，温水，食后临卧服。量气虚实加减丸数。此药大便实、痰盛者可服。

（五十四）附子汤（《普济方·卷一百十五诸风门·诸风杂治》）

治一切风疾痰眩。

生附子（六七钱）

上用半个切碎，以水二盏，姜十片，煎至一盏以下，滤过盏盛，水中沉微冷服。若不去皮脐，及临服入少盐效，尤速。

（五十五）半夏白术天麻汤（《奇效良方·卷之二十五·眩晕门》）

治头眩恶心烦闷，气喘短促，心神颠倒，兀兀欲吐，目不敢开，如在风云中，苦头痛眩晕，身重如山，不得安卧。

半夏（一钱半） 白术（二钱） 天麻 茯苓（去皮） 橘皮 苍术 人参 神曲（炒） 麦蘖（炒） 黄芪 泽泻（各一钱） 干姜 草果（各半钱）

上作一服。水二钟，加生姜三片，煎至一钟，食远服。

（五十六）半夏白术天麻汤（《古今医鉴·卷七·眩晕》）

治头旋眼黑，恶心烦闷，气促上喘，心神颠倒，目不敢开，头痛如裂，身重如山，四肢厥冷，不能安睡。此乃胃气虚损停痰所致。

半夏（制，一钱半） 白术（炒，二钱） 天麻（一钱半）

上锉一剂，生姜三片，水二盅，煎八分，食后温服。

（五十七）驱风化痰汤（《寿世保元·卷五·癫狂》）

癫狂、五痫、眩晕，时作时止，痰涎壅盛，心神昏愦，此属气血虚而夹风痰郁火也。

人参 白术（去芦） 白茯苓（去皮） 半夏（姜炒） 陈皮 枳实（酒炒） 当归（酒洗）川芎 白芍（酒炒） 桔梗（去芦） 南星 远志（甘草水泡，去心） 瓜蒌仁 白附子 僵蚕 天麻 黄连（酒炒） 黄芩（酒炒） 甘草 怀生地

上锉一剂，生姜五片，水煎，温服。

（五十八）半夏南星白附丸（《医钞类编·卷十·吞酸吐酸门》）

治风痰眩冒，头痛，恶心，吐酸水。

半夏 南星 白附

三味生用，等分为末，滴水丸，以生面为衣，阴干。姜汤下。

（五十九）香茸六味丸（《重订通俗伤寒论·第九章伤寒夹证·夹痰伤寒》）

如抬头屋转，眼常黑花，见物飞动，猝然晕倒者，此风痰上冲头脑也，名曰痰晕。因于内风者。

鹿茸血片（一钱）　生地　熟地（各一两）　山萸肉（四钱）　淮山药　茯神（各八钱）　桑叶　丹皮（各四钱）　定风草（三钱）　真麝香（五厘）

共细末，豆淋酒捣糊为丸，每服三钱，细芽茶五分，杭茶菊五朵，泡汤送下。

八、治风湿眩晕方

蠲痹汤（《魏氏家藏方·卷第八·脚气》）

治气弱当风饮啜，风邪客于外，饮湿停于内，风湿内外相搏，体倦舌麻，甚则恶风多汗，头目昏眩，遍身不仁。

当归（去芦，酒浸）　羌活　甘草（炙，各半两）　白术（炒）　芍药　附子（生，去皮脐，各一两）　黄芪（蜜炙）　防风（去芦）　姜黄　薏苡仁（各三钱）

上㕮咀，每服三钱，水两盏，生姜五片，枣子一枚，慢火煎至一盏，取清汁服，不拘时候。

九、治风寒眩晕方

（一）干葛防风汤（《症因脉治·卷二·外感眩晕·风寒眩晕》）

治风寒眩晕，右脉浮数，阳明风热者。

干葛　石膏　知母　甘草　防风　天麻　升麻

（二）柴胡羌活汤（《症因脉治·卷二·外感眩晕·风寒眩晕》）

治风寒眩晕，左脉弦紧，少阳寒邪者。

柴胡　羌活　防风　川芎　天麻　川芎

十、治火气上攻眩晕方

（一）知柏戊己汤（《症因脉治·卷二·内伤眩晕·火冲眩晕》）

治火冲眩晕，右关细数，脾阴不足者。

知母　黄柏　甘草　白芍药

（二）知柏导赤散（《症因脉治·卷二·内伤眩晕·火冲眩晕》）

治火冲眩晕，左尺数大，膀胱小肠实热者。治热结中焦，小便不利。

生地　木通　甘草　知母　黄柏

（三）知柏补血汤（《症因脉治·卷二·内伤眩晕·火冲眩晕》）

治火冲眩晕，右关细数，脾阴不足者。

知母　黄柏　黄芪　当归身

（四）干葛清胃散（《症因脉治·卷二·内伤眩晕·火冲眩晕》）

治火冲眩晕，脾胃有火，右关数大者。

升麻　丹皮　生地　当归　石膏　川黄连　干葛　甘草

十一、治湿热眩晕方

壮脑散（《眼科锦囊·卷四·汤液之部》）

治头痛眩晕，眼常带赤色，视物濛濛，时吐黄水者。

胡椒　丁子（各五分）　肉豆蔻（一钱）　干姜（五分）　胡荽子　小茴香（各五钱）

上六味为末。白汤送下。

十二、治热盛眩晕方

（一）摩顶膏（《太平圣惠方·卷第三十二·治眼摩顶膏诸方》）

治脑热，眼睛头旋，发落，心中烦热。

青盐　莲子草　牛酥（各三两）　吴蓝　葳蕤　栀子仁　槐子　犀角屑　络石　玄参　川朴消（别研）　大青　空青（细研入，以上各二两）　竹叶（两握）　石长生（一两）

上件药，以油三升先微火煎熟，次下诸药，添火煎炼三十余沸，布绞去滓，拭铛更文火炼之，入酥及盐、朴消、空青等末炼如稀饧，又以绵绞，纳瓷器中盛，欲卧时，用摩顶上。

（二）独黄散（《方症会要·卷三·眩运》）

治眩运不可当。实人服下立愈，虚者不可轻用。

大黄（酒炒）

上为末，茶酒调下三钱即愈。

十三、治冒湿眩晕方

（一）曲术散（《三因极一病证方论·卷之七·眩晕证治》）

治冒湿头眩晕，经久不差，呕吐涎沫，饮食无味，主之。

神曲（二两，炒）　白术（三两）

上为末。每服二钱，生姜煎汤调下，或以酒糊为丸，如梧子大。每服三五十丸，汤饮任下。

（二）芎术汤（《三因极一病证方论·卷之十六·头痛证治》）

治着湿，头重，眩晕，苦极不知食味，暖肌，补中，益精气。

川芎（半两）　白术（半两）　附子（生去皮尖，半两）　甘草　桂心（一分）

上为锉散。每服四大钱，水二盏，姜七片，枣一个，煎七分，去滓，食前服。

（三）芎术除眩汤（《易简方·校正注方真本易简方论》）

治着湿，头重眩晕。

川芎　白术　生附（各等分）　官桂　甘草（减半）

每服四钱，姜十片，煎服。

（四）止旋饮（《丹台玉案·卷之四·头眩门》）

治冒雨中湿，实火上炎，头眩不可当者。

大黄（酒炒，五钱）　芥茶（八钱）　枳实（三钱）

生姜七片，煎服。

十四、治血虚眩晕方

（一）芎䓖汤（《备急千金要方·卷第四·赤白带下崩中漏下第三》）

妇人产乳去血多，伤胎去血多、崩中去血多、金疮去血多、拔牙齿去血多，未止，心中悬虚，心闷眩冒，头重目暗，耳聋满，举头便闷欲倒。

当归　芎䓖（各三两）

以水四升，煮取二升，去滓，分二服，即定。辗转续次合诸汤治之。

（二）红花胜金散（《鸡峰普济方·第十五卷·妇人》）

治血虚寒热，头目昏眩，手足疼，心腹痛。

红花　菊花　枳壳　茯苓　川芎　羌活　羚羊角　当归　款冬花　茂红　芍药　乌蛇　桂

上为细末。每服二钱，炒，小麦酒调下，不以时。

（三）二生散（《鸡峰普济方·第十七卷·妇人》）

治妇人血晕至急。

生地黄　生姜（各三两）

上药相拌和匀，同炒干，研为末。每服二钱，研木香酒一盏，同煎三两沸，通口服之，压下血立愈。木香不须多用。

（四）四神散（《妇人良方·卷之四·妇人虚风头目眩晕及心眩方论》）

治妇人血风，眩晕头痛。

菊花　当归　旋覆花　荆芥穗（各等分）

上为细末。每服一钱，水一盏，葱白三寸，茶末一钱，煎至七分，通口服。良久，去枕仰卧少时。

（五）风六合汤（《医垒元戎·卷十一·厥阴证》）

治风眩运。

四物汤加秦艽、羌活。

（六）川芎汤（《普济方·卷四十七头门·风头眩》）

治一切失血多，眩晕不苏。

川芎　当归（去芦头，酒浸）　白芷　甘草（各等分）

上㕮咀。每服四钱，水一盏半，煎至八分，去滓温服，不拘时候。

（七）茯神汤（《古今医统大全·卷之二十三·内伤门》）

治劳心思虑伤损精神，头眩目昏，心虚气短，惊悸烦热。

茯神（去心）　酸枣仁（炒研）　人参　当归（各一钱）　麦门冬（去心，八分）　五味子（十五粒）　芍药　生地黄　川芎　陈皮　山栀仁（炒）　甘草（各六分）

上水钟半，姜三片，煎八分，温服。

（八）补肝养荣汤（《赤水玄珠·第十六卷·眩晕门》）

吐衄崩漏，肝家不能收摄荣气，使诸血失道妄行，此眩晕生于血虚也。

当归　川芎（各二钱）　芍药　熟地　陈皮（各一钱半）　甘菊（一钱）　甘草（五分）

水煎，食前服。若肾气不降者，去菊花如煎补肾汤。

（九）补血祛风汤（《古今医鉴·卷九·头痛》）

治妇人头风，十居其半，每发必掉眩，如立舟车之上。盖因肝血虚损，风邪乘虚而袭之耳。

当归　川芎　生地黄　防风　荆芥　细辛　藁本　蔓荆子　半夏　石膏　甘草　旋覆花

上锉，姜、枣煎，食后服。一方加羌活。

（十）加减八物汤（《仁术便览·卷之三·虚损》）

治男子妇人肌体消瘦，气血俱虚，头眩目昏，脚腿软弱，四肢无力，效。

人参　川芎　白术　白茯　白芍　陈皮　当归　甘草　香附　黄连　黄芩　山栀（各等

眩晕

水煎服。

（十一）加味四物汤 （《万病回春·卷之二·中风》）

治血虚眩晕卒倒，不可艾灸、惊哭叫动，动则乘虚而死。

当归　川芎　白芍（炒）　生地黄　熟地黄　黄芪（蜜炙）　人参　白术（去芦）　陈皮　白茯苓（去皮）　荆芥　甘草（炙，各等分）

上锉，枣二枚，乌梅一个，水煎服。饱闷，加香附、砂仁，去黄芪、白术。

（十二）驱风四物汤 （《鲁府禁方·卷三·妇人》）

治血虚头目眩晕，头风头痛，或时头面作痒，或肌肤痒，皆治。

生地黄（酒洗，一钱）　川芎（一钱）　赤芍（八分）　当归（酒洗，一钱）　荆芥（七分）防风（去芦，七分）　羌活（八分）　独活（八分）　白芷（七分）　藁本（八分）

上锉，水煎，量疾食前后温服。

（十三）除眩四物汤 （《鲁府禁方·卷三·妇人》）

治头目昏眩。

当归身（酒洗）　川芎　赤芍　生地黄（各一钱）　羌活（八分）　细辛（五分）　藁本（七分）　蔓荆子（一钱）　白芷（一钱）　甘草（三分）

上锉，水煎服。

（十四）六合汤 （《杏苑生春·卷六·眩晕》）

治失血过多，眩晕不苏。

羌活　秦艽　白芍药　防风（各一钱）　当归　川芎　熟地黄（各一钱五分）

上㕮咀，水煎熟，食前服。

（十五）天王补心丹 （《陈素庵妇科补解·产后众疾门卷之五·产后恍惚方论》）

产后恍惚，由心血虚惶惶无定也，心在方寸之中，有神守焉，失血则神不守舍，恍惚无主，似惊非惊，似悸非悸，欲安而惚烦，欲静而反扰，甚或头旋目眩，坐卧不常，夜则更加，饥则尤剧。

白芍　当归　生地　熟地　丹参　远志　麦冬　天冬　元参　枣仁　杜仲　丹皮　菖蒲茯苓　茯神　桔梗　柏子仁　石莲肉

辰砂为衣。

（十六）六合汤 （《郑氏家传女科万金方·杂症门·杂症问答》）

治头风眩晕。

四物汤加茶、膏、羌活。

（十七）荆穗四物汤《医宗金鉴·卷四十三·头痛眩晕总括》

头晕头痛同一治，血虚物穗气补中，气血两虚十全补，上盛下虚黑锡灵。

注：头晕之虚实寒热诸证，同乎头痛一治法也。其有因血虚，宜用荆穗四物汤，即当归、川芎、白芍、熟地黄、荆芥穗也。

当归　川芎　白芍　熟地黄　荆芥穗

（十八）血虚眩晕汤《方氏脉症正宗·卷之一·拟类诸方》

生地（二钱）　当归（一钱）　川芎（八分）　藁本（六分）　丹参（一钱）　麦冬（六分）陈皮（八分）　升麻（三分）

（十九）归鳢饮《医级·杂病类方卷之八·三字方》

治血虚夹风成痉，或厥气肝风眩晕，及破损经风。

当归（三五钱）　熟地（四钱）　川芎　乌药（各一钱）　红花（五七分）　女贞子　钩藤（各三钱）　全蝎（二个）　鳢鱼头（一个）

指甲灰调服，水、酒各半煎。

（二十）二陈四物去熟地加天麻汤《证因方论集要·卷一·眩运》

治血少痰多眩晕。

陈皮　半夏　茯苓　当归　白芍（炒）　天麻　川芎　甘草（炙）

姜、枣煎。

二陈汤化痰神剂也，四物汤养血要药也，去熟地之滞，加天麻之润，故能治眩晕而效。

十五、治气虚眩晕方

（一）香橘饮《仁斋直指方·卷十一·眩运》

气虚眩运。

木香　白术　半夏曲　橘皮　白茯苓　缩砂（各半两）　丁香　甘草（炙，各一分）

上锉散。每服三钱，姜五厚片同煎，吞苏合香丸。本方加当归、川芎各三分，官桂半两，治血虚眩运。

（二）川芎散《世医得效方·卷第三·大方脉杂医科·眩晕》

治眩晕，恶风自汗，或身体不仁，气上冲胸，战摇如在舟船之上。

川芎（一两）　北细辛（三分）　白茯苓（一两）　白术（一两）　粉草（半两）　桂枝

（三分）

上锉散。每服四钱，水一盏半，生姜三片煎，不拘时服。有痰，兼服青州白丸子。

（三）加味六君子汤（《古今医统大全·卷之五十三·眩运门》）

治气虚痰甚，风邪眩运不休者。

人参　白术　茯苓（各一钱）　甘草（五分）　陈皮　半夏（各钱半）　荆芥穗（五分）

上水二盏，姜三片，枣二枚，煎一盏去滓，入竹沥二匙，温服。

（四）益气补肾汤（《赤水玄珠·第十六卷·眩晕门》）

淫欲过度，肾家不能纳气归元，使诸气逆奔而上，此眩晕出于气虚也。

人参　黄芪（蜜炙，各一钱二分）　白术（二钱）　山药　山茱萸肉（各一钱半）　白茯苓（一钱）　甘草（炙，五分）　枣（二枚）

水煎服。

（五）四君子汤（《万病回春·卷之四·眩晕》）

治气虚湿痰头眩。

人参（去芦）　白术（去芦）　茯苓（去皮）　黄芪（蜜炒）　川芎　陈皮　半夏（姜制）　天麻　桔梗（去芦）　白芷　当归（各等分）　甘草（减半）

上锉一剂，加生姜一片，大枣一枚，水煎，温服。

（六）清阳除眩汤（《寿世保元·卷五·眩晕》）

一论肥白人，日常头眩目花，卒时晕倒者，名曰痰晕。

人参（六分）　白术（去芦，一钱）　白茯苓（一钱）　陈皮（一钱）　半夏（汤泡，一钱）　明天麻（八分）　槟榔（八分）　旋覆花（八分）　甘草（四分）

上锉一剂，生姜三片，水煎服。

（七）固本理眩汤（《冯氏锦囊秘录杂症大小合参·卷六·方脉头眩晕合参》）

治气虚头眩。

人参（一钱五分）　天麻（煨，一钱二分）　当归（一钱）　白术（炒，一钱）　橘红（盐汤煮，五分）　白芍（酒炒，一钱五分）　茯神（一钱二分）　半夏（一钱）　五味子（四分）

姜、大枣，水煎。

（八）加味四物汤（《幼科直言·卷五·头晕》）

病后元气有亏而作晕者宜用。

熟地黄　川芎（少许）　白芍（炒）　当归　白茯　白扁豆（炒）

白水煎。

（九）气虚眩晕汤（《方氏脉症正宗·卷之一·拟类诸方》）

黄芪（二钱） 玉竹（三钱） 白术（一钱） 香附（一钱） 川芎（八分） 半夏（八分） 山药（一钱） 吴茱萸（八分）

（十）加味益气汤（《罗氏会约医镜·卷之六·论耳病》）

治劳苦太过，气虚耳聋，或耳鸣眩运，倦怠等症。

人参 当归 甘草（炙，各一钱） 白术（钱半） 陈皮（八分） 川芎（六分） 黄芪（蜜炙，二钱） 升麻（蜜炒） 柴胡（酒炒，各三分） 石菖蒲（六分）

姜、枣引。无参者，以淮山药三钱代之，或以时下生条参三钱代之。

（十一）补中益气加减汤（《不知医必要·卷二·眩晕》）

治气虚眩晕。

炙芪（一钱五分） 党参（去芦，米炒） 归身 白术（饭蒸） 天麻 钩藤（各一钱五分） 陈皮（七分） 炙草（六分）

加生姜二片，红枣二枚煎。

（十二）天麻六君子汤（《不知医必要·卷二·眩晕》）

治眩晕兼有痰或呕。

党参（去芦，米炒，二钱） 白术（净，二钱） 半夏（制） 天麻 茯苓（各一钱五分） 陈皮 炙草（各一钱）

加生姜二片，红枣二枚煎。

十六、治气血两虚眩晕方

（一）滋阴健脾汤（《万病回春·卷之四·眩晕》）

此治气血虚损，有痰作眩晕之仙剂也。

当归（酒洗，一钱） 川芎（五分） 白芍 生地黄（酒炒，八分） 人参（七分） 白术（一钱五分） 白茯苓（去皮，一钱） 陈皮（盐水洗，去白，一钱） 半夏（姜制） 白茯神（去皮木） 麦门冬（去心） 远志（去心，各七分） 甘草（炙，四分）

上锉一剂。姜、枣水煎，早晚服。

（二）和荣汤（《丹台玉案·卷之四·头眩门》）

治气血两虚头眩。

人参　当归　白术　生地　天门冬　麦门冬　五味子（各二钱）

水煎，温服。如有痰，加生姜汁、竹沥。

（三）六龙固本丸（《女科指掌·卷一·白浊、白淫》）

固本培元，治头晕心嘈气血亏，四肢乏力属于脾，时常麻木精神少。

山药　巴戟　萸肉（各四两）　人参　黄芪　莲肉　川楝　补脂（各二两）　小茴　川芎　木瓜（各一两）　青盐（三钱）

炼蜜加猪羊脊髓蒸熟，同捣为丸。饮下五十丸。

十七、治气血逆乱头眩方

（一）草乌头汤（《全生指迷方·卷三·眩晕》引《指南方》）

但晕而不眩，发则伏地昏昏，食顷乃苏，由荣卫错乱，气血溷浊，阳气逆行。

草乌头（去皮尖，生用）　细辛（去苗）　茶芽（各等分）

上为散。每服五钱，水二盏，煎至一盏，去滓，缓缓服尽。

（二）抑气散（《严氏济生方·妇人门·求子论治》）

治妇人气盛于血，所以无子，寻常头晕膈满，体痛怔忡，皆可服之。香附子乃妇人之仙药，不可谓其耗气而勿服。

香附子（炒，杵净，四两）　茯神（去根，一两）　甘草（炙，一两）

上为细末，每服二钱，食前，用沸汤调服，仍兼进紫石英丸。

（三）建瓴汤（《医学衷中参西录·医论·论脑充血证可预防及其证误名中风之由》）

治脑充血，头目时常眩晕，或觉脑中昏愦，多健忘，或常觉疼，或耳聋目胀；胃中时觉有气上冲，阻塞饮食不能下行，或有气起自下焦，上行作呃逆；心中常觉烦躁不宁，或心中时发热，或睡梦中神魂飘荡；或舌胀、言语不利，或口眼歪斜，或半身似有麻木不遂，或行动脚踏不稳，时欲眩仆，或自觉头重脚轻，脚底如踏棉絮，脉弦硬而长，或寸盛尺虚，或大于常脉数倍，而毫无缓和之意。

生怀山药（一两）　怀牛膝（一两）　生赭石（八钱，轧细）　生龙骨（六钱，捣细）　生牡蛎（六钱，捣细）　生怀地黄（六钱）　生杭芍（四钱）　柏子仁（四钱）

磨取铁锈浓水以之煎药。

十八、治气郁头眩方

（一）檀香汤（《太平惠民和剂局方·卷之十·治小儿诸疾》）

治精神不爽，头目昏眩，心忪烦躁，志意不定。调中顺气，安神定志，清爽头目。

川芎（不见火） 白芷（不见火，各二两） 桔梗（焙，三十两） 檀香（不见火，三两） 甘草（炒，六两）

上为细末。每服一钱，入盐少许，沸汤点服。

（二）薯蓣汤（《三因极一病证方论·卷之七·眩晕证治》）

治七情致脏气不行，郁而生涎，涎结为饮，随气上厥，伏留阳经，心中忪悸，四肢缓弱，翕然面热，头目眩晕，如欲摇动。

薯蓣 人参 麦门冬（去心，各四两） 前胡 白芍药 熟地黄（各二两） 枳壳（麸炒，去瓤） 远志（去心，姜汁制炒，各三分） 白茯苓 茯神（各一两半） 半夏（汤洗去滑，一两一分） 甘草（半两，炙） 黄芪（一两，炙）

上为锉散。用千里流水一盏半，姜七片，秫米一撮，煎七分，去滓，食前服。

（三）白术茯苓丸（《御药院方·卷之五·治痰饮门》）

治三焦气涩，停痰不消，胸膈痞闷，腹胁胀满，咳嗽涎甚，咽嗌干痛，心忪悸动，头目眩运，寒热时作，肢节疼痛，呕吐清水，神昏多倦，不欲饮食。

白茯苓 白术（各半两，白者） 天南星 白附子（各一两） 白矾（三分） 半夏（三两，并生用）

上为细末，白面糊和丸，如梧桐子大。每服二三十丸，生姜汤下，不拘时候。

（四）玉液汤（《医方类聚·卷之一百九·眩晕门》引《严氏济生方》）

治七情伤感，气郁生涎，随气上逆，头目眩晕，心嘈忪悸，眉棱骨痛。

大半夏（洗净，汤泡七次，切作片子）

上件，每服四钱，水二盏，生姜十片，煎至七分，去滓，入沉香水，一呷温服，不拘时候。

（五）加味二陈汤（《古今医统大全·卷之五十三·眩运门》）

治气郁痰火眩运。

陈皮 半夏 人参 茯苓 黄芩 川芎（各一钱） 甘草 木香（各五分，磨汁）

上水二盏，姜三片，煎七分，食后服。

眩晕

（六）加味参夏汤（《赤水玄珠·第十六卷·眩晕门》）

七情相干，眩晕欲倒者。

人参　半夏（各一两半）　肉桂（一两）　甘草（炙，五钱）　乳香（三钱）

每五钱，姜五片，水煎服。

（七）加味半硫丸（《医学入门·卷之六·杂病用药赋》）

治忧思过度，脾肺气闭，结聚痰饮，留滞肠胃，吐利交作，四肢厥冷，头目眩晕，或复发热。

硫黄一两，入猪脏内缚定，以米泔、童便、水酒各一碗，煮干一半，取出洗净晒干，入半夏、人参、白茯各一两，石膏一分，为末，姜汁浸，蒸饼丸梧子大。每五十丸至百丸，空心米汤下。

十九、治痰饮眩晕方

（一）前胡汤（《外台秘要·第八卷·疗诸痰饮方四首》引《延年方》）

主胸背气满，膈上热，口干，痰饮气，头风旋。

前胡（三两）　枳实（炙）　细辛　杏仁（去皮尖，碎）　川芎　防风　泽泻　麻黄（去节）　干姜　芍药（各三两）　茯苓（一作茯神）　生姜（各四两）　桂心　甘草（炙，各二两）

上十四味，切，以水九升，煮取二升六合，分三服，微汗。忌生冷、油滑、猪牛肉、面、海藻、菘菜、生葱、生菜、酢物。

（二）白雪丸（《苏沈良方·卷六》）

治痰壅胸膈，嘈逆，及头目昏眩，困倦，胀痛。

天南星（炮）　乌头（炮，去皮）　白附子（生）　半夏（洗，各二两）　滑石（研）　石膏　龙脑（研）　麝香（研，各一分）

上面和为丸，极稀为妙，如绿豆大。每服三十丸，姜腊茶或薄荷茶送下。

（三）甘松香丸（《鸡峰普济方·第十八卷·痰饮》）

治痰眩。

半夏曲　天南星（各二两）　甘松（一两）　陈橘皮（一两半）

上为细末，水煮面糊为丸，如梧桐子大。每服二十丸，食后生姜汤送下。

（四）白术茯苓汤（《鸡峰普济方·第十八卷·痰饮》）

治饮积胸痞，痰停膈上，头痛目眩，噫醋吞酸，嘈烦怔悸，喘咳呕逆，体重胁痛，腹痛肠鸣，倚息短气，身形如肿。及时行若吐若下后，心下逆满，气上冲胸，起则头眩，振振身摇。

白术（四两）　茯苓　甘草（各二两）

上为粗末。每服三钱，水一盏半，煎至八分，去滓，稍热服，不以时。

（五）前胡半夏汤（《鸡峰普济方·第十八卷·痰饮》）

痰气客于上焦，呕逆不思饮食，头目昏眩。

前胡　人参（各三分）　陈橘皮　半夏曲　枳壳　甘草　木香（各半两）　紫苏叶　茯苓（各三分）

上为细末。每服三钱，水一盏半，生姜七片，煎至一盏，去滓，取七分热服，日二三服。

（六）二陈汤（《太平惠民和剂局方·卷之四·治痰饮》）

治痰饮为患，或呕吐恶心，或头眩心悸，或中脘不快，或发为寒热，或因食生冷，脾胃不和。

半夏（汤洗七次）　橘红（各五两）　白茯苓（三两）　甘草（炙，一两半）

上为㕮咀。每服四钱，用水一盏，生姜七片，乌梅一个，同煎六分，去滓、热服，不拘时候。

（七）㵎白丸（《太平惠民和剂局方·卷之四·治痰饮》）

治膈脘痰涎不利，头目昏晕，吐逆涎沫。

附子（一枚，六钱重者，生，去皮、脐）　生硫黄（别研）　天南星（生用）　半夏（生用，各一两）　盆硝　玄精石（各半两）

上为细末，入细面三两令停，水和为丸，如梧桐子大。每服三十丸，沸汤内煮令浮，漉出，食后生姜汤送下，食后。

（八）清风散（《黄帝素问宣明论方·卷三风门·药证方》）

治头目昏眩，咽膈不利，痰涎壅塞。

石绿（一钱）　朱砂　牙硝　雄黄（各三字）　龙脑（一字）　瓜蒂（二钱）　滑石　赤小豆（各半钱）　皂角（一字，去皮，炙黄，取末）

上为极细末。每服半钱，新汲水调下。如噤不省人事，滴水鼻中，或嚏者可治，为验。

（九）旋覆花汤（《严氏济生方·呕吐翻胃噎膈门·呕吐论治》）

治中脘伏痰，吐逆眩晕。

旋覆花（去梗）　半夏（汤泡七次）　橘红　干姜（炮，各一两）　槟榔　人参　甘草（炙）　白术（各半两）

上㕮咀，每服四钱，水一盏半、生姜七片煎至七分，去滓，温服，不拘时候。

眩晕

（十）化痰铁刷丸（《御药院方·卷之五·治痰饮门》）

治男子妇人风痰、酒痰、茶痰、食痰、气痰，一切痰逆呕吐，痰厥头痛，头目昏眩，肺痿咯脓，声如拽锯，并皆治之。常服此药，化痰堕痰，止嗽定喘。

白附子（炮） 南星（炮） 半夏（汤洗） 白矾（生用，各半两） 寒水石（一两，烧） 干生姜（七钱半） 硇砂 轻粉（各一钱） 皂角（一两，去皮子）

上件捣罗为细末，水面糊和丸，如梧桐子大。每服二三十丸，食后生姜汤下。

（十一）白云丸（《御药院方·卷之五·治痰饮门》）

治痰实，胸膈嘈逆及头昏眩困倦，头目胀痛。

天南星（炮） 川乌（炮，去皮） 白附子（生） 半夏（洗，各二两） 滑石（研） 石膏（研，各三两） 麝香 龙脑（各一分）

上件稀面糊为丸，极稀为妙，如绿豆大。每服五十丸，姜酒茶或薄荷茶下。每遇头目昏困，精神懵冒，胸中痰逆，愤怖如中酒痫，服此药，良久间如搴去重装，豁然清爽，颜色夷畅。食后服为佳。

（十二）加味二陈汤（《世医得效方·卷第三·大方脉杂医科·眩晕》）

治痰晕，或因冷食所伤。

陈皮 半夏 白茯苓（各一两） 甘草（五钱） 丁香 胡椒（各三钱）

上锉散。每服四钱，姜三片、乌梅一个同煎，不拘时热服。体虚甚者顺元散。

（十三）加味磁朱丸（《世医得效方·卷第十六·眼科·虚证》）

脾胃有痰饮渍侵于肝，久则昏眩。

神曲（四两） 辰砂（一两） 磁石（二两，煅，醋淬七次）

上为末，炼蜜为丸，梧桐子大，每服五十丸，食前米饮，日进三服。

（十四）祛风导气化痰丸（《普济方·卷九十四·中风半身不遂》）

治男子妇人咳嗽气积，呕吐痰涎，头目昏晕，半身不遂，偏废，口眼㖞斜，他药不疗者。

大川乌头（半两重，炮，去皮脐用） 乌叠泥 天南星 白附子（各三两，生用） 天麻（酒浸，焙，一两） 全蝎（一两，不去毒，用薄荷叶炒） 半夏（七两）

上各取净末，除南星、半夏生取末，以绢袋盛，安瓷器中，新水浸，日晒夜露三昼夜，每早换水，三日取出，晒干为细末，各依分两称，相和重罗，用苏合香油三两，如无苏合香丸，膏子亦可。如不敷，入糯米粉打薄糊为丸，如梧桐子大。每服五七十丸，食后临卧用姜汤送下，日进二服。药只阴干，不要晒干及焙。

（十五）加味导痰汤（《伤寒六书·杀车槌法卷之三·秘用三十七方就注三十七槌法》）

治有患憎寒壮热，头痛，昏沉迷闷，上气喘急，口出涎沫。

茯苓　半夏　南星　枳实　黄芩　白术　陈皮　甘草　桔梗　黄连　瓜蒌仁　人参

年力壮盛，先用吐痰法，次服此汤。水二钟，姜三片，枣二枚，煎之。临服槌法入竹沥、姜汁温服。

（十六）苏青丸（《万氏家传保命歌括·卷之二十九·头痛头风头眩》）

治因气因痰成眩运者，中气等证。

真苏合香丸　真青州白丸子（各三十九）　全蝎一枚（炙，为末）

上三件，研和，每服一钱，用紫苏、橘皮煎汤，入姜汁少许调服。

（十七）清空化痰汤（《摄生众妙方·卷之六·痰嗽门》）

治头目虚暗浮晕。

防风　川芎　人参　柴胡　羌活（各一钱）　天麻　白术　橘红　半夏　茯苓　桔梗　枳实（各一钱五分）

上用水二钟，姜三片，煎至八分，空心温服。

（十八）枯矾散（《赤水玄珠·第十六卷·眩晕门》）

治痰晕。

枯矾

为末，姜汤调下一钱，吐之立愈。

（十九）清气化痰丸（《古今医鉴·卷四·痰饮》引刘少保方）

一切痰饮咳嗽，头旋目眩，胸膈痞闷气滞、食积酒积，呕吐恶心。

天南星　半夏　白矾　牙皂（不锉）　生姜（各二两）

上先将南星、半夏、牙皂、生姜，用水浸一宿，将星、半、姜锉作粗片，入白矾同煮至南星无白点，去皂，不用余者，晒干入后药。

（二十）清晕化痰汤（《万病回春·卷之四·眩晕》）

治头目眩晕。

陈皮（去白）　半夏（姜汁炒）　茯苓（去皮，各一钱半）　甘草（三分）　川芎（八分）　白芷　羌活（各七分）　枳实（麸炒，一钱）　南星（姜汁炒）　防风　细辛（各六分）　黄芩（酒炒，八分）

上锉一剂。加生姜三片，水煎，温服。以此作丸亦可。

（二十一）滚痰丸（《证治准绳·类方·第二册·痰饮》引《养生主论》）

痰之为病，成偏头风，成雷头风，成太阳头痛，眩晕如坐舟车，精神恍惚。或口眼眴动，或眉棱耳轮俱痒，或颔腮四肢游风肿硬，似疼非疼；或浑身燥痒，搔之则隐疹随生，皮毛烘热，色如锦斑。或齿颊似痒似痛，而疼无定所，满口牙浮，痛痒不一。或嗳气吞酸，鼻闻焦臭，喉间豆腥气，心烦鼻塞，咽嗌不利，咯之不出，咽之不下，或因喷嚏而出，或因举动而吐，其痰如墨，又如破絮，或如桃胶，或如蚬肉；或心下如停冰铁，闭滞妨闷，嗳噫连声，状如膈气；或寝梦刑戮，刀兵剑戟，或梦入人家，四壁围绕，暂得一窦，百计得出，则不知何所；或梦在烧人，地上四面烟火，枯骨焦气扑鼻，无路可出；或不因触发，忿怒悲啼，雨泪而瘄；或时郊行，忽见天边两月交辉，或见金光数道，回头无有；或足膝酸软，或骨节腰肾疼痛，呼吸难任；或四肢肌骨间痛如击戳，乍起乍止，并无常所；或不时手臂麻疼，状如风湿，或卧如芒刺不安；或如毛虫所螫；或四肢不举，或手足重滞；或眼如姜蜇，胶黏痒涩，开阖甚难；或阴晴交变之时，胸痞气结，闭而不发，则齿痒咽痛，口糜舌烂，及其奋然而发，则喷嚏连声，初则涕唾稠黏，次则清水如注。或眼前黑暗，脑后风声，耳内蝉鸣，眼眴肉惕。治之者，或曰腠理不密，风府受邪，或曰上盛下虚，或曰虚，或曰寒，或曰发邪，病势之来，则胸腹间如有二气交纽，噎塞烦郁，有如烟火上冲，头面烘热，眼花耳鸣，痰涎涕泪，并从肺胃间涌起，凛然毛竖，喷嚏千百，然后遍身烦躁，则去衣冻体，稍止片时。或春秋乍凉之时，多加衣衾，亦得暂缓，或顿饮冰水而定，或痛一醉而宁，终不能逐去病根。

大黄（蒸少顷，翻过再蒸少顷，即取出，不可过） 黄芩（各八两） 青礞石（硝煅如金色） 沉香 百药煎（此用百药煎，乃得之方外秘传，盖此丸得此药，乃能收敛周身顽涎聚于一处，然后利下，甚有奇功，曰倍若沉者，言五倍子与沉香，非礞倍于沉之谓也。以上各五钱）

上为末，水丸如梧桐子大。白汤食后空心服。

一切新旧失心丧志，或癫或狂等证，每服一百丸，气盛能食狂甚者，加二十丸，临时加减消息之。一切中风瘫痪，痰涎壅塞，大便或通或结者，每服八九十丸，或加至百丸，永无秘结之患。一切阳证，风毒脚气，遍身游走疼痛，每服八九十丸，未效加至百丸。一切无病之人，遍身筋骨疼痛不能名者，或头疼，牙痛，或摇或痒，风蛀等证，风寒鼻塞，身体或疼或不疼，非伤寒证者，服八九十丸，痰盛气实者加之。一切吞酸嗳逆膈气，及胸中疼闷，腹中气块冲上，呕沫吐涎，状如反胃，心下恍惚，如畏人捕，怵惕不安，阴阳关格，变生乖证，食饥伤饱，忧思过虑，心下嘈杂，或痛或哕，或昼夜虚饱，或饥不喜食，急慢喉闭，赤眼，每用加减服。

一切新旧痰气喘嗽，或呕吐头运目眩，加减服之。一切腮颔肿硬，若瘰疬者，及口糜舌烂，咽喉生疮者，每服六七十丸，加蜜少许，一处嚼碎噙化，睡时徐徐咽之；曾有口疮者，服二三十丸，依前法噙之，二三夜瘥。一切男妇大小虚实，心疼连腹，身体羸瘦，发时必呕绿水黑汁冷涎，乃至气绝，心下温暖者，量虚实加减服之；若事属不虞之际，至于百丸，即便回生，未至颠危者，虚弱疑似之间，只服三十丸或五十丸，立见生意，然后续续进之，以愈为度，兼服生津化痰，温中理气之药。一切荏苒疾病，凡男妇患非伤寒内外等症，或酒色过度，或吐血，或月事愆期，心烦志乱，或腹胀胁痛，劳倦痰眩，或暴行日中，因暑伏痰，口眼㖞斜，目痛耳愦鼻塞，骨节酸疼，干呕恶心，诸般内外疼痛，百药无效，众医不识者，依前法加减服之。

大抵服药，须临卧在床，用熟水一口许咽下便卧，令药在喉膈间徐徐而下；如日间病出不测，疼痛不可忍，必欲急除者，须是一依前卧法服，大半日不可食汤水，及不可起身行坐言语，直候药丸除逐上焦痰滞恶物过膈入腹，然后动作，方能中病，每夜须连进二次，次日痰物既下三五次者，仍服前数，下五七次，或直下二三次，而病势顿已者，次夜减二十丸；头夜所服，并不下恶物者，次夜加十丸，人壮病实者，多加至百丸，唯候虚实消息之。

或服过仰卧，咽喉稠黏，壅塞不利者，痰气泛上，乃药病相攻之故也。少顷，药力即胜，自然宁贴。往往病久结实于肺胃之间，或只暴病全无泛滥者，服药下咽即仰卧，顿然百骸安静，五脏清宁。次早先去大便一次，其余遍数皆是痰涕恶物，看什么粪，用水搅之，尽是痰片黏涎。或稍稍腹痛，腰肾拘急者，盖有一种顽痰恶物，闭气滑肠，里急后重者，状如痢疾，片饷即已。若有痰涎易下者，快利不可胜言，顿然满口生津，百骸爽快。间有片时倦怠者，盖因连日病苦不安，一时为药力所胜，气体暂和，如醉得醒，如浴方出，如睡方起。此药并不洞泄，刮肠大泻，但取痰积恶物自肠胃次第而下，腹中糟粕，并不相伤。其推下肠腹之粪，则药力所到之处，是故先去其粪。其余详悉，不能备述者，当自知之。

（二十二）清痰祛眩汤（《寿世保元·卷五·眩晕》）

一论虚体之人，一时为寒所中，口不能言，眩晕欲倒，手足厥冷。

天南星（姜泡） 半夏（姜汁制） 天麻 苍术（米泔浸） 川芎 陈皮 茯苓（去皮） 桔梗 枳壳（去穰） 乌药 酒芩 羌活（各八分） 甘草（三分）

上锉一剂，生姜水煎，临服入竹沥、姜汁同服。

（二十三）二仙丹（《济阳纲目·卷二十四痰饮·治五饮方》）

治痰饮上气，不思饮食，小便不利，头目昏眩。

吴茱萸 白茯苓（各等分）

上为末，炼蜜丸如桐子大。每服三十丸，熟水、温酒任下。

（二十四）十味导痰汤（《张氏医通·卷十六祖方》）

治痰湿上盛，头目不清。

导痰汤加羌活、天麻、蝎尾。

临服入雄黄末少许。

（二十五）青黛胆星汤（《症因脉治·卷二·内伤眩晕·痰饮眩晕》）

治痰饮眩晕，左关滑数，肝胆有痰。

眩
晕

胆星汤　青黛

（二十六）桔梗汤（《伤寒大白·卷二·头眩》）

治痰结饱闷眩运者。

桔梗　半夏　陈皮　枳实

若恶寒发热，加羌活、防风；里有积热，加栀、连；阳明见证，加白芷、天麻；少阳见证，加柴胡、川芎。

（二十七）一味大黄散（《医学实在易·卷五·眩晕》）

丹溪云：眩晕不可当者，此方主之。

大黄（酒制三次）

上为末，茶调下，每服一钱至二三钱。

（二十八）清晕化痰汤（《医学集成·卷三·眩晕》）

陈皮　半夏　茯苓　川芎　白芷　羌活　防风　枳实　南星　黄芩　天麻（二味酒炒）　细辛　生姜

火盛，加黄连、炒栀；痰盛，加姜汁、竹沥；血虚，去羌、防、星、芷，加归、地；气虚，去羌、防、白芷，加参、术。

二十、治寒痰眩晕方

对姜丸（《鸡峰普济方·卷第十八卷·痰饮》）

治膈有寒痰，呕逆眩运。

半夏　天南星（各半斤）　干姜（一斤）

上为细末，姜汁糊为丸，如梧桐子大。每服三五十丸，米饮送下，不以时。

二十一、治痰热眩晕方

（一）旋覆花散（《太平圣惠方·卷第五十一·治痰热诸方》）

心胸痰热，头目旋痛，饮食不下。

旋覆花（半两）　石膏（二两，细研入）　枳壳（一两，麸炒微黄，去瓤）　赤茯苓（一两）　人参（一两，去芦头）　麦门冬（一两，去心）　黄芩（三分）　柴胡（一两，去苗）　犀角屑（三分）　甘草（半两，炙微赤，锉）　防风（三分，去芦头）

上件药捣筛为散，每服五钱，以水一大盏，入生姜半分，煎至五分，去滓，食后良久温服。

（二）防风丸（《太平惠民和剂局方·卷之一·治诸风》）

治一切风，及痰热上攻，头痛恶心，项背拘急，目眩旋运，心怔烦闷，手足无力，骨节疼痹，言语謇涩，口眼㖞动，神思恍惚，痰涎壅滞，昏愦健忘，虚烦少睡。

防风（洗）　川芎　天麻（去苗，酒浸一宿）　甘草（炙，各二两）　朱砂（研为衣，半两）

上为末，炼蜜为丸，每两作十九，以朱砂为衣。每服一丸，荆芥汤化服，茶、酒嚼下亦得，不拘时候。

（三）金珠化痰丸（《太平惠民和剂局方·卷之四·治痰饮》）

治痰热，安神志，除头痛眩运，心怔恍惚，胸膈烦闷，涕唾稠黏，痰实咳嗽，咽嗌不利。

皂荚仁（炒）　天竺黄　白矾（光明者，放石、铁器内熬汁尽，放冷，研）　铅白霜（细研，各一两）　半夏（汤洗七次，用生姜二两洗，刮去皮，同捣细，作饼子，炙微黄色，四两）　生白龙脑（细研，半两）　辰砂（研，飞，二两）　金箔（为衣，二十片）

上以半夏、皂荚子仁为末，与诸药同拌研匀，生姜汁煮曲糊为丸，如梧桐子大。每服十丸至十五丸，生姜汤送下，食后、临卧服。

（四）木香万安丸（《黄帝素问宣明论方·卷四热门·药证方》）

治一切风热怫郁，气血壅滞，头目昏眩，鼻塞耳鸣，筋脉拘倦，肢体焦痿，咽嗌不利，胸膈痞塞，腹胁痛闷，肠胃燥涩，淋闭不通，腰脚重痛，疝瘕急结，痃癖坚积，肠滞胃满，久不了绝，走注疼痛，暗风痫病，湿病腹胀水肿。

木香　楝桂　甘遂（各一分）　牵牛（二两）　大戟（半两）　大黄　红皮　槟榔（各一两）　皂角（二两，要得肥好者，洗净，水三盏，煮三二沸，取出，捶碎，揉取汁，再煮成稠膏，下蜜，熬二沸便取出）　半夏　蜜（各一两）

上膏丸，小豆大，每服十丸至十五丸，生姜汤下，小儿丸如麻子大，水肿、痫病、诸积，快利为度。

（五）开结妙功丸（《黄帝素问宣明论方·卷七积聚门·药证方》）

治怫热内盛，痃癖坚积，肠垢癥瘕，积聚疼痛胀闷，作发有时，三焦壅滞，二肠闭结，胸闷烦心，不得眠，咳喘哕逆，不能食，或风湿气两腿为肿胀黄瘦，眼涩昏暗，一切所伤，心腹暴痛，神思烦郁，偏正头痛，筋脉拘痪，肢体麻痹，走注疼痛，头目昏眩，中风偏枯，邪气上逆，上实下虚，脚膝麻木，不通气血。

京三棱（炮）　茴香（各一两，炒）　川乌头（四两）　神曲　麦芽　大黄（各一两，好醋半升，熬成稠膏，不破坚积，不须熬膏，水丸）　干姜　巴豆（二个，破坚积用四个）　半夏（半两）　桂（二钱）　牵牛（三两）

上为末，膏丸，小豆大，生姜汤下十九、十五丸，温水，冷水亦得。或心胃间稍觉药力暖

眩晕

性，却减丸数，以加至快利三五行，以意消息，病去为度。

（六）羌活汤（《兰室秘藏·卷中·头痛门》）

治风热壅盛上攻，头目昏眩。

炙甘草（七分）　泽泻（三钱）　瓜蒌根（酒洗）　白茯苓　酒黄柏（各五钱）　柴胡（七钱）防风　细黄芩（酒洗）　酒黄连　羌活（各一两）

上为粗末。每服五钱，水二中盏，煎至一盏，取清，食后临卧，通口热服之。

（七）加减薄荷煎丸（《御药院方·卷之一·治风药门》）

治头目昏眩，口舌生疮，痰涎壅塞，咽喉肿痛，除风热消疮疹。

薄荷叶（八两）　川芎（一两）　桔梗（二两）　防风（一两）　甘草（半两）　缩砂仁（半两）　脑子（半两）　白豆蔻仁（一两）

上件为细末，炼蜜和，每两分作二十丸。每服一丸，嚼化服。

（八）白芥丸（《普济方·卷一六七痰饮门·热痰》）

治热痰烦闷，头晕眼花，四肢不用。

甘遂　朱砂　风化朴消　大戟　白芥子　黑芥子

上等分如前，每服二十丸，姜汤下。

（九）清眩化痰汤（《摄生众妙方·卷之六·痰嗽门》）

治头眩晕有痰，上焦有热。

橘红　半夏　茯苓　桔梗（各一钱五分）　天麻　薄荷　防风（各一钱）　甘草（五分）　川芎　黄连　黄芩　枳实（各二钱五分）

上用水二钟，姜三片，煎至八分温服。

（十）清上丸（《赤水玄珠·第十六卷·眩晕门》）

安神，治痰火眩晕。

石菖蒲　酸枣仁　胆星　茯苓　黄连　半夏　神曲　橘红（各一两）　僵蚕　青黛　木香（各五钱）　柴胡（七钱半）

竹沥打糊为丸，食后，茶下一钱五分。

（十一）清眩化痰汤（《赤水玄珠·第十六卷·眩晕门》）

痰火上攻作眩，及气不降，胸满者。

川芎　酒芩（各一钱半）　天麻（一钱）　半夏（汤泡，二钱）　白茯苓　橘红（各一钱二分）　桔梗　枳壳（各一钱）　甘草（四分）

（十二）**黑将军散**（《古今医鉴·卷七·眩晕》）

治因痰火太盛，眩晕难当。

大黄（酒炒）

上为末。清茶调下。或用大黄酒浸，九蒸九晒为末，水丸如绿豆大。每服百丸，食后临卧清茶送下，神效。

（十三）**将军九战丸**（《鲁府禁方·卷一·眩晕》）

治头目眩晕，多是痰火。

大黄不拘多少，酒拌九次，蒸九次，以黑为度，晒干为末，水丸。每五十丸，临卧白水送下。

（十四）**天麻二陈汤**（《杏苑生春·卷六·眩晕》）

治痰火眩晕。

防风　白术　茯苓　川芎（各一钱）　橘红　半夏（各一钱五分）　白芷（五分）　天麻（六分）　甘草（三分）

上㕮咀，用生姜五片，水煎熟，食后温服。

（十五）**葛花清脾汤**（《笔花医镜·卷二·脾部》）

治酒湿生热生痰，头眩头痛。

葛花（一钱）　枳椇子（三钱）　赤苓（三钱）　泽泻　茵陈　酒芩（各二钱）　山栀　车前子（各一钱五分）　甘草（五分）　橘红　厚朴（各一钱）

（十六）**羚角钩藤汤**（《重订通俗伤寒论·第九章伤寒夹证·夹痰伤寒》）

痰火烁肝，肝藏相火而主筋，轻则头晕耳鸣，嘈杂不寐，手足躁扰，甚发瘈疭。

冬桑叶　滁菊花（各二钱）　双钩藤　京川贝　茯神木　青蛤散（各四钱，绢包）　天竺黄（钱半）　竹沥　童便（各二瓢冲）

先用羚角片钱半，石决明一两，煎汤代水。

二十二、治心下支饮眩晕方

泽泻汤（《金匮要略·卷中·痰饮咳嗽病脉证并治第十二》）

心下有支饮，其人苦冒眩。

泽泻（五两）　白术（二两）

上二味，以水二升，煮取一升，分温再服。

二十三、治心中烦热眩晕方

藕羹（《太平圣惠方·卷第九十六·食治烦热诸方》）

治心中烦热，狂言目眩。

藕（半斤，去皮，薄切）　薄荷（一握）　莼菜（半斤）　豉（二合）

上以水浓煎，豉汁中作羹，入五味饱食之，饥即再作食之。

二十四、治肝经火热眩晕方

（一）半夏丸（《医方类聚·卷之十·五脏门》引《神巧万全方》）

治肝实热上攻，头目昏眩，兼治风化痰。

半夏（汤洗，去滑）　人参　白茯苓　麦门冬（去心）　酸枣仁（微炒）　甘菊花（以上各一两）　朱砂（三分，研入）　龙脑（一分，研入）

上件药，别研药外，同杵罗为末，入研了药，再研和匀，炼蜜为丸，如鸡头大。每服一丸，乳香汤嚼破，薄荷汤亦得。

（二）逍遥散（《医宗己任编·卷一·二十五方主症》）

治肝胆两经郁火，以致胁痛头眩，或胃脘当心而痛，或肩胛绊痛，或时眼赤痛，连及太阳。无论六经伤寒，但见阳证，妇人郁怒伤肝，致血妄行，赤白淫闭，沙淋崩浊等症，俱宜此方加减治之。易曰：风以散之。此方是也。

柴胡　白芍　归身　白术　茯苓　甘草　姜　枣（引）

（三）清肝膏（《理瀹骈文》）

治肝经血虚有怒火，或头晕头痛，眼花目赤，耳鸣耳聋，耳前后痛，面青口酸，寒热往来，多惊不睡，善怒，吐血，胸中痞塞，胁肋乳旁痛，大腹作痛，少腹作痛，阴肿阴疼，小儿发搐，肝疳。外症颈上生核。

鳖甲一个（用小磨麻油三斤，浸熬听用）　柴胡（四两）　黄连　龙胆草（各三两）　元参　生地　川芎　当归　白芍　郁金　丹皮　地骨皮　羌活　防风　胆南星（各二两）　薄荷　黄芩　麦冬　知母　贝母　黄柏　荆芥穗　天麻　秦艽　蒲黄　枳壳　连翘　半夏　花粉　黑山栀　香附　赤芍　前胡　橘红　青皮　瓜蒌仁　桃仁　胡黄连　延胡　灵脂（炒）　莪术（煨）　三棱（煨）　甘遂　大戟　红花　茜草（即五爪龙）　牛膝　续断　车前子　木通　皂角　细辛　蓖麻仁　木鳖仁　大黄　芒硝　羚羊角　犀角　山甲　全蝎　牡蛎　忍冬藤　甘草　石决明（各一两）　吴萸　官桂　蝉蜕（各五钱）　生姜　葱白　大蒜头（各二两）　韭白（四两）　槐枝　柳枝　桑枝　冬青枝　枸杞根（各八两）　凤仙（全株）　益母草　白菊花　干桑叶　蓉叶（各四两）

侧柏叶（二两） 菖蒲 木瓜（各一两） 花椒 白芥子 乌梅（各五钱）

两共用油二十四斤分熬，丹收。再入煅青礞石四两、明雄黄、漂青黛各二两，芦荟、青木香各一两，牛胶四两（酒蒸化，如清阳膏下法）。此方鳖甲改干甲四两，先研末听用。生姜至凤仙十味捣汁，亦听用。牛胶加十二两醋熬化，亦听用。其余群药共研末，并鳖甲末，以姜葱等汁合牛胶醋和药为锭备敷。或加青鱼胆。原有白芷、五倍。

二十五、治肝虚眩晕方

（一）追风散（《太平惠民和剂局方·卷之一·治诸风》）

治年深、日近偏正头痛；又治肝脏久虚，血气衰弱，风毒之气上攻头痛，头眩目晕，心松烦热，百节酸疼，脑昏目痛，鼻塞声重，项背拘急，皮肤瘙痒，面上游风，状若虫行，及一切头风。兼治妇人血风攻注，头目昏痛，并皆治之。常服清头目，利咽膈，消风壅，化痰涎。

川乌（炮，去皮、脐、尖） 防风（去芦、叉） 川芎（洗） 白僵蚕（去丝、嘴，微炒） 荆芥（去梗） 石膏（煅，烂研） 甘草（炙，各一两） 白附子（炮） 羌活（去芦，洗，锉） 全蝎（去尾针，微炒） 白芷 天南星（炮） 天麻（去芦） 地龙（去土，炙，各半两） 乳香（研） 草乌（炮，去皮、尖） 没药（研细） 雄黄（研细，各一分）

上为细末。每服半钱，入好茶少许同调，食后及临睡服。

（二）升麻前胡汤（《黄帝素问宣明论方·卷二诸证门·诸痹证 主风》）

治肝风虚所中，头痛目眩，胸膈壅滞，心烦痛，昏闷，屈伸不便。

升麻 前胡（各一两半） 玄参 地骨皮（各一两） 羚羊角 葛根（各二两） 酸枣仁（一钱）

上为末，每服三钱，水一盏半，煎至八分，去滓，再前三五沸，食后，温服，如行五六里，更进一服。

（三）荆芥汤（《普济方·卷十五肝脏门·肝劳》）

治一切男子肝受劳气，筋脉羸弱，目视昏暗，欲睡还觉，常多嗔怒，头旋目晕，面色青，浑身痿瘁，口中多涎，小便黄赤。即宜先服解利肺脏药。然后调治肝家劳气也。但人受得劳气，不能早早治之，至发嗽之极，传之于肝而后求药，亦已晚矣。今为此方，亦以明五行受病，相传之次序，若人肝脏壅热，血气昏滞，却因有所劳伤，而肝家自感风劳之气，即非五行相传之次序。若初受劳气，便由此病症，亦宜修合此方。

荆芥穗 牡丹皮（去心） 川芎 蔓荆子 柴胡（去毛） 羌活 鳖甲（醋炙） 天灵盖（酥炙，炒黑色） 沉香 甘草 当归（各一钱） 连翘子（半两） 秦艽（三铢）

上为细末。每服二钱，水一盏，先煎令沸后，入药末，一搅便泻出，食后、临卧时和滓吃。

一方，去滓温服。

（四）娄金丸（《医方类聚·卷之二一七·妇人门》引《仙传济阴方》）

凡妇人头晕眼花，不得起止，心中欲吐，是肝虚受痰饮所致，宜补肝行风化痰。

茴香（半钱）　香附子（半钱）　草乌（一个）　半夏曲（一两）　白茯苓（半两）　细辛（半两）

上酒面糊为丸，每服二十丸，食后酒下，仍以三五七散补之。

二十六、治胃虚停痰眩晕方

（一）附子半夏汤（《扁鹊心书·卷下·神方》）

治胃虚，冷痰上攻，头目眩晕，眼昏呕吐等证。

川附　生姜（各一两）　半夏　陈皮（去白，各二两）

上为末，每服七钱，加姜七片，水煎服。

（二）白术半夏汤（《杨氏家藏方·卷第八·痰饮方》）

治胃虚停饮，痰逆恶心，中满疠刺，胁肋疼痛，头目昏运，肢节倦怠，全不思食。

白术（一两）　丁香（一两）　赤茯苓（去皮，一两）　半夏（二两，汤洗七次，焙干）　肉桂（去粗皮，半两）　陈橘皮（去白，一两半）

上件咬咀。每服五钱，水二盏，加生姜一十片，同煎至一盏，去滓温服，不拘时候。

（三）四味理中汤（《传信适用方·卷上·治诸风》）

治头目眩晕吐逆。盖胃冷生痰，致有此疾。累用有效。

四味理中汤加防风、天麻。

等分同煎。

二十七、治肾虚眩晕方

（一）黄芪丸（《太平惠民和剂局方·卷之五·治诸虚》）

治丈夫肾脏风毒，上攻头面虚浮，耳内蝉声，头目昏眩，项背拘急；下注腰脚，脚膝生疮，行步艰难，脚下隐疼，不能踏地，筋脉拘挛，不得屈伸，四肢少力，百节酸痛，腰腿冷痛，小便滑数；及瘫缓风痹，遍身顽麻。又疗妇人血风，肢体痒痛，脚膝缓弱，起坐艰难，并宜服之。

黄芪　杜蒺藜（去圆）　川楝子　茴香（炒）　川乌（炮，去皮、脐）　赤小豆　地龙（去土，炒）　防风（去芦、叉，各一两）　乌药（二两）

上为细末，酒煮面糊为丸，如梧桐子大。每服十五丸，温酒盐汤亦得；妇人醋汤送下，空心服。

（二）定风去晕丹（《石室秘录·卷一·偏治法》）

主治肾水不足而邪火冲入于脑，终朝头晕，似头痛而非头痛。

熟地（一两）　山茱萸（四钱）　山药（三钱）　北五味（二钱）　麦冬（二钱）　元参（三钱）　川芎（三钱）　当归（三钱）　葳蕤（一两）

（三）香茸八味丸（《张氏医通·卷十六·祖方·崔氏八味丸〈金匮〉》）

治肾与督脉皆虚，头旋眼黑。

八味丸去桂、附　沉香（一两）　鹿茸（一具）

（四）鹿茸肾气丸（《医略六书·卷之二十一·眩晕方目》）

治肾虚不能纳气，眩晕脉虚者。

熟地（五两）　萸肉（三两）　鹿茸（锉，三两）　丹皮（两半）　山药（炒，三两）　茯苓（蒸，两半）　泽泻（半两）　菟丝（焙，三两）　龟板（盐水炙，三两）　巴戟（炒，三两）　石斛（焙，三两）

为末蜜丸。淡盐汤下三五钱。

（五）牛脑丸（《医级·杂病类方卷之八·三字方》）

治脑鸣眩晕，髓枯精涸。

熟地（四两）　杞子　萸肉　山药（各二两）　鹿胶　菟丝子（各两半）　龙齿（一两）　牛脑（一个，蒸）　黄芪（二两）

上为末，先将前地黄和牛脑捣烂，入末为丸。每服六七十丸，空心白汤送下。

（六）加味左归饮（《医学从众录·卷四·眩晕》）

治肾虚头痛如神，并治眩晕目痛。

熟地（七钱）　山茱萸　怀山药　茯苓　枸杞（各三钱）　肉苁蓉（酒洗，切片，四钱）　细辛　炙草（各一钱）　川芎（二钱）

水三杯，煎八分，温服。

（七）滋肾熄风汤（《医醇賸义·卷一·中风门诸方》）

主治头目眩晕，中心悬悬，惊恐畏人，常欲蒙被而卧。

熟地（四钱）　当归（二钱）　枸杞（三钱）　菟丝（四钱）　甘菊（二钱）　巴戟天（三钱）　豨莶（三钱）　天麻（八分）　独活（酒炒，一钱）　红枣（十枚）　姜（三片）

眩
晕

（八）小菟丝丸（《饲鹤亭集方·补益虚损》）

治肾气虚损，目眩耳鸣，四肢倦怠，夜梦泄精，小便不禁等症。

苁蓉（二两） 鹿茸 五味子 川附子 菟丝子 牡蛎（各一两） 鸡内金 桑螵蛸（各五钱）

酒糊为丸。

二十八、治肺气不和眩晕方

三才丸（《杨氏家藏方·卷第二·诸风下·头面风方》）

治肺气不和，上焦壅盛，头目昏重。

天麻（去苗） 人参（去芦头） 熟干地黄（洗、焙）

上各等分为细末，炼蜜为丸，每一两作一十丸。每服一丸，临睡含化。

二十九、治痰毒壅肺眩晕方

旋覆花散（《太平圣惠方·卷第六·治肺脏痰毒壅滞诸方》）

治肺脏痰毒壅滞，头旋目眩。

旋覆花（半两） 人参（半两，去芦头） 枇杷叶（半两，拭去毛，炙微黄） 赤茯苓（一两） 蔓荆子（一两） 前胡（一两，去芦头） 桔梗（半两，去芦头） 防风（半两，去芦头） 甘草（半两，炙微赤，锉） 枳壳（一两，麸炒微黄，去瓤） 半夏（三分，汤洗七遍去滑）

上件药捣筛为散，每服四钱，以水一中盏，入生姜半分，煎至六分，去滓，不计时候温服。忌炙煿、热面。

三十、治肺火眩晕方

贝母瓜蒌散（《证因方论集要·卷一·眩运》）

治肺火壅遏头眩。

贝母 瓜蒌霜 茯苓 橘红 桔梗

贝母、瓜蒌辛苦以宣肺壅，茯苓、橘红甘辛以通肺气，桔梗上开肺郁而痰饮自祛矣。

三十一、治脾寒眩晕方

六君子汤（《杨氏家藏方·卷第六·脾胃方》）

治胸膈痞塞，脾寒不嗜食，服燥药不得者，正宜服此。

枳壳（去瓤，麸炒）　陈橘皮（去白）　人参（去芦头）　白术　白茯苓（去皮）　半夏（汤洗七遍，切作片子）

各等分为粗末。每服五钱，水二盏，生姜五片，同煎至一盏去滓，温服，不拘时候。

三十二、治上热下寒眩晕方

（一）白术丸（《外台秘要·第十二卷·寒癖方五首》引《延年秘录》）

宿冷癖气，因服热药发热，心惊虚悸，下冷上热，不能食饮，频头风旋，喜呕吐。

白术（六分）　厚朴（两分，炙）　人参（五分）　白芷（三分）　橘皮（四分）　防风（五分）　吴茱萸（四分）　芎䓖（四分）　薯蓣（四分）　茯神（五分）　桂心（四分）　大麦蘖（四分，熬）　干姜（四分）　防葵（四分，炙）　甘草（五分，炙）

上十五味，捣筛，蜜和丸如梧桐子，酒服十五丸，日再，加至二十丸。忌桃李、雀肉、海藻、菘菜、酢物、生葱。

（二）黑锡丹（《三因极一病证方论·卷之七·眩晕证治》）

治阴阳不升降，上热下冷，头目眩晕，病至危笃，或服暖药，僭上愈甚者，当服此药。

硫黄（二两，椎如皂荚子大，候铅成汁，入硫黄在内，勿令焰起，候硫黄化，倾出于九重纸，纳入一地坑，以碗盖火出）　川楝子　黑铅（不夹锡者，先熔成汁，各二两）　阳起石（煅）　木香　沉香　青皮（炒，各半两）　肉豆蔻（一两）　茴香（炒）　官桂（去皮，不见火）　附子（炮，去皮、脐）　葫芦巴（炒）　破故纸（炒，各一两）　乌药（去木，锉，一分）

上为细末，酒糊为丸，如梧子大。每服三五十丸至一百丸，浓煎人参茯苓姜枣汤送下，食前服。

（三）增损黑锡丹（《世医得效方·卷第三·大方脉杂医科·眩晕》）

治阴阳不升降，上热下冷，头目眩晕，病至危笃，或暖药上僭愈甚者。

黑锡丹头（二两）　川楝子　阳起石　木香　沉香　青皮（炒，各半两）　肉豆蔻　茴香官桂（去粗皮，不见火）　绵附（炮，去皮脐）　葫芦巴　破故纸（炒，各一两）　乌药（去木，锉，一分）　磁石（火煅、醋淬七次，细研水飞）

上为末，酒糊丸，如梧子大。每服五十丸，加至七十丸，浓煎人参、茯苓、姜、枣汤，空心吞下。

三十三、治阳虚眩晕方

（一）三五七散（《世医得效方·卷第三·大方脉杂医科·眩晕》）

治阳虚眩晕，头痛恶寒，耳鸣或耳聋。

人参　附子　北细辛（各三钱）　甘草　干姜　山茱萸　防风　山药（各五钱）

上锉散。每服四钱，生姜五片，枣二枚煎，食前服。

（二）滋阴宁神汤（《医学入门·卷之六·杂病用药赋》）

治不时晕倒，搐搦痰壅。

当归　川芎　白芍　熟地　人参　茯神　白术　远志（各一钱）　酸枣仁　甘草（各五分）酒炒黄连（四分）

有痰加南星一钱，姜煎温服。

（三）石膏汤（《伤寒大白·卷二·身重》）

治阳虚寒湿之眩晕。

石膏　白芍药　柴胡　升麻　黄芩　甘草　白术　茯苓　附子

（四）建中汤（《伤寒大白·卷二·头眩》）

治阳虚眩运之症。

白芍药　桂枝　甘草

气虚，加人参、白术；血虚，加当归、黄芪。

（五）八味养血汤（《杂症会心录·上卷·眩晕》）

治眩晕阳亏者。

熟地（五钱）　当归（三钱）　山药（炒，二钱）　肉桂（五分）　茯苓（一钱五分）　白芍（炒，一钱五分）　附子（五分）　丹皮（一钱）　泽泻（五分）　山萸肉（一钱）

水二盅，煎七分，食远服。

三十四、治阴虚眩晕方

（一）六味生脉汤（《证因方论集要·卷一·眩运》）

治阴虚眩晕，壮水之主，以生精血。

熟地　茯苓　山药　萸肉　丹皮　泽泻　人参　麦冬　五味子

精不足者，补之以味，六味汤为补肾之圣药，复以生脉散，得金水相生之妙用也。

（二）清降汤（《医学衷中参西录·医方·治吐衄方》）

治因吐衄不止，致阴分亏损，不能潜阳而作热，不能纳气而作喘，甚或冲气因虚上干，为呃逆、为眩晕；心血因虚甚不能内荣，为怔忡、为惊悸不寐；或咳逆，或自汗，诸虚证蜂起之候。

生山药（一两）　清半夏（三钱）　净萸肉（五钱）　生赭石（六钱，轧细）　牛蒡子（二钱，炒、捣）　生杭芍（四钱）　甘草（钱半）

三十五、治虚热头眩方

（一）毗沙门丸（《鸡峰普济方·第七卷·补虚》）

治诸虚热，头昏眩运，耳鸣作声，口干微嗽，手足烦热，怔悸不安。

熟干地黄（二分）　阿胶（一分）　黄芪　五味子　天门冬　山药（各二分）　柏子仁　茯神　百部　丹参　远志　人参　麦门冬（各一分）　防风（二分）

上为细末，炼蜜为丸，如樱桃大。每服一丸，水八分，煎至五分，和滓热服临卧。

（二）养荣清热和中汤（《摄生众妙方·卷之四·热门》）

当归（酒洗，一钱）　白芍药（炒，八分）　生地黄（酒浸，一钱）　白术（一钱）　白茯苓（八分）　黄芩（炒，八分）　黄柏（炒，七分）　生甘草（五分）　香附（童便浸，四分）　陈皮（去白，四分）　贝母（五分）　山栀仁（炒，六分，小便清利去之）　麦门冬（去心，七分）

上用水一钟半，姜三片煎，食远服。

三十六、治胆腑虚寒眩晕方

温胆汤（《三因极一病证方论·卷之八·肝胆经虚实寒热》）

治胆虚寒，眩厥，足痿，指不能摇，躄不能起，僵仆，目黄，失精，虚劳烦扰，因惊胆慑，奔气在胸，喘满，浮肿，不睡。

半夏（汤洗去滑）　麦门冬（去心，各一两半）　茯苓（二两）　酸枣仁（三两，炒）　甘草（炙）　桂心　远志（去心，姜汁合炒）　黄芩　草薢　人参（各一两）

上为锉散。每服四大钱，用长流水一斗，糯米煮，如泻胆汤法。

三十七、治瘀血眩晕方

血府逐瘀汤（《医林改错·上卷·方叙》）

主治查患头疼者，无表证，无里证，无气虚、痰饮等症，忽犯忽好，百方不效。瞀闷，即小事不能开展，即是血瘀。三付可好。

当归（三钱）　生地（三钱）　桃仁（四钱）　红花（三钱）　枳壳（二钱）　赤芍（二钱）　柴胡（一钱）　甘草（二钱）　桔梗（一钱半）　川芎（一钱半）　牛膝（三钱）

水煎服。

眩晕

三十八、治燥火眩晕方

（一）归芍大黄汤（《症因脉治·卷二·燥火眩晕》）

治燥火眩晕，左手脉数，燥火伤血者。

当归身　白芍药　川大黄　丹皮

（二）竹叶石膏汤（《症因脉治·卷二·燥火眩晕》）

治燥火眩晕，右手脉数，燥火伤气者。

石膏　拣冬　竹叶　人参　半夏　知母　甘草

【评述】

本书共收载治疗眩晕病中药124味，其中植物药74味，动物药20味，矿物药10味。

从收集资料来看，古代治疗眩晕的中药以天麻论述最多。天麻既可以祛外风，又可以息内风。李时珍在《本草纲目》中写道："天麻，乃肝经气分之药。"《素问》云："诸风掉眩，皆属于木。"故天麻入厥阴之经而治诸病。按罗天益云："眼黑头旋，风虚内作，非天麻不能治。天麻乃定风草，故为治风之神药。"因此，古代医家论治眩晕从风与肝的角度论述者颇多。从现代药理研究发现天麻有效成分多糖及天麻素具有抗晕眩作用，并且通过临床实验发现天麻素注射液治疗眩晕症效果明显，症状改善良好，这与古籍中的记载是相符合的。除天麻之外，从古籍记载中发现菊花对于眩晕病也有较好的治疗效果。"凡头风眩晕，鼻塞热壅，肌肤湿痹，四肢游风，肩背疼痛，皆缘肺气热，以此清顺肺金，且清金则肝木有制。"又有记载："清金气，平木火……头目眩晕者，俱无不治。"从现代临床报道中也可以看到以菊花为君药治疗眩晕病的方剂，并且，菊花叶、菊花苗均可以治疗眩晕。另外，几种目前临床中已不再使用的药物，如阿芙蓉（即鸦片），以防风汤送服后能够治疗眩晕，芭蕉油以取吐的方式同样可以治疗眩晕。

从古籍记载来看，某些药物或者食物除治疗眩晕之外，还有导致眩晕的不良反应，一是能够直接致眩，如荞麦米，久食尤当忌之，动风令人眩晕；二是错误使用能够引起眩晕，如麻黄，"若发热不因寒邪所郁，而标阳自盛之证……血虚头痛，以致眩晕"。以上两个例子可以看出，眩晕不仅是一种内外因引起的疾病，也可以是由于不当的饮食及治疗引起。

从所收集到古代治疗眩晕的方剂类型来看，可以分为眩晕通治方、治风头眩晕方等38类；从治疗证型来看，以治风与治痰证最多；从方剂记载数量来看，以旋覆花汤数量最多，均出自《太平圣惠方》，分别主治风痰、痰毒、风热、痰热等证，其次川芎散、汉防己散、天南星丸、白附子丸、半夏白术天麻汤、独活散也有较好的疗效。还可以得见治疗虚证的方剂，如治疗风虚的术附子汤，治疗血虚的红花胜金散，治疗虚热的毗沙门丸等；治疗虚实夹杂证的有附子半夏汤等方剂。另外，方剂的剂型方面有汤剂、丸剂、散剂、膏剂等，既有内服之方，也有外用膏摩之方。可谓内外同治，共奏疗效。

从古籍所载中药方剂不仅可以总结出古人对于眩晕病用药与组方的经验，同时，古代常用而现代不常用的中药方剂可以为现代临床及科研拓展思路。

第六章

外治集萃

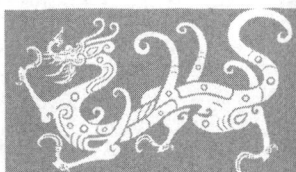

非药物疗法

一、针刺治疗

（一）辨症取经

《素问·卷第九·刺热篇第三十二》：肝热病者，小便先黄，腹痛多卧，身热。热争则狂言及惊，胁满痛，手足躁，不得安卧。庚辛甚，甲乙大汗，气逆则庚辛死。刺足厥阴、少阳。其逆则头痛员员，脉引冲头痛也……肾热病者，先腰痛骱酸，苦渴数饮，身热。热争则项痛而强，骱寒且酸，足下热，不欲言，其逆则项痛员员澹澹然；戊己甚，壬癸大汗，气逆则戊己死。刺足少阴、太阳……热病先眩冒而热，胸胁满，刺足少阴、少阳。

《素问·卷第十·刺疟篇第三十六》：肾疟者，令人洒洒然，腰脊痛宛转，大便难，目眴眴然，手足寒，刺足太阳、少阴。

《子午流注针经·卷下·（戊）足阳明胃之经》：膀胱（俞）。恶风目眩并背痛，针之必定有神功。

《子午流注针经·卷下·（己）足太阴脾之经》：肺（荥）。目眩少气咽干燥，呕吐同针有大功。

《子午流注针经·卷下·（庚）手阳明大肠之经》：小肠（经）。热病过时汗不出，耳聋齿痛目眩针。

《黄帝内经素问注证发微·卷之四·刺热篇第三十二》：热病先眩冒而热，胸胁满，刺足少阴少阳。热病始于眩冒而胸胁满，刺足少阴肾经、足少阳胆经也（王注以为两经之井荥穴主之）。

（二）辨症取穴

《灵枢经·卷之五·五邪第二十》：邪在肾，则病骨痛阴痹，阴痹者，按之而不得，腹胀腰痛，大便难，肩背颈项强痛，时眩。取之涌泉、昆仑，视有血者尽取之。邪在心，则病心痛，喜悲，时眩仆。视有余不足而调之其腧也。

《灵枢经·卷之五·寒热病第二十一》：暴聋气蒙，耳目不明，取天牖。暴挛痫眩，足不任身，取天柱。

《灵枢经·卷之六·卫气第五十二》：请言气街，胸气有街，腹气有街，头气有街，胫气有街。故气在头者，止之于脑；气在胸者，止之膺与背俞；气在腹者，止之背俞与冲脉于脐左右之动脉者；气在胫者，止之于气街与承山、踝上以下。取此者，用毫针，必先按而在久应于手，乃刺而予之。所治者，头痛眩仆，腹痛中满暴胀，及有新积。痛可移者，易已也；积不痛，难已也。

《针灸甲乙经·卷之七·六经受病发伤寒热病第一（中）》：头痛目眩痛，颈项强急，胸胁相引，不得倾侧，本神主之……风眩，头痛欲呕，烦心，承光主之……醉酒风热发，两角眩痛，不能饮食，烦满呕吐，率谷主之……风眩头痛，鼻衄不利，时嚏，清涕自出，风门主之……风眩喉痹，天牖主之……头眩病身热，汗不出，上脘主之。

《针灸甲乙经·卷之七·六经受病发伤寒热病第一（下）》：振寒寒热，肩臑肘臂痛，头眩痛不可顾，烦满身热，恶寒，目赤痛眦烂，生翳膜，暴痛，衄衊，发聋，臂重痛，肘挛痂疥，胸满引，泣出而惊，颈项强，身寒，后溪主之……头眩目痛，阳谷主之……风眩头痛，小海主之……目外眦赤痛，头眩，两颔痛，逆寒泣出，耳鸣聋，多汗，目痒，胸中痛，不可反侧，痛无常处，侠溪主之……眩，心痛与肩背相引，如从后触之状，身寒从胫起，京骨主之……逆气头眩痛，飞扬主之。

《针灸甲乙经·卷之七·足阳明脉病发热狂走第二》：热病汗不出，衄衊，眩，时仆面浮肿，足胫寒，不得卧，振寒，恶人与木音，喉痹，龋齿，恶风，鼻不利，多卧善惊，厉兑主之。

《针灸甲乙经·卷之七·太阳中风感于寒湿发痉第四》：痉，脊强互引，恶风，时振栗，喉痹，大气满，喘，胸中郁郁，身热，目䀮䀮，项强，寒热，僵仆，不能久立，烦满里急，身不安席，大杼主之……痉，脊强，头眩痛，脚如结，臑如裂，昆仑主之。

《针灸甲乙经·卷之七·阴阳相移发三疟第五》：头眩痛，解溪主之。

《针灸甲乙经·卷之八·五脏传病发寒热第一（下）》：咳而胁满急，不得息，不得反侧，腋胁下与脐相引，筋急而痛，反折，目上视，眩，目中循循然，眉头痛，惊狂，衄，少腹满，目䀮䀮，生白翳，咳引胸痛，筋寒热，唾血短气，鼻酸，肝俞主之……寒热，咳呕沫，掌中热，虚则肩背寒栗，少气不足以息，寒厥，交两手而瞀，为口沫出；实则肩背热痛，汗出，四肢暴肿，身湿摇，时寒热，饥则烦，饱则面色变，口噤不开，恶风泣出，列缺主之……胸中满，腋下肿，马刀瘘，善自啮舌颊，天牖中肿，淫泺胫酸，头眩，枕骨颔腮肿，目涩，身痹，洒淅振寒，季胁下支满寒热，胸胁、腰、腹、膝外廉痛，临泣主之。

《针灸甲乙经·卷之八·水肤胀鼓胀肠覃石瘕第四》：头眩痛，身尽热，关元主之。

《针灸甲乙经·卷之九·邪在心胆及诸脏腑发悲恐太息口苦不乐及惊第五》：眩，寒厥，手

眩
晕

臂痛，善惊妄言，面赤泣出，液门主之。

《针灸甲乙经·卷之九·脾胃大肠受病发腹胀满肠中鸣短气第七》：大肠实则腰背痛，寒痹转筋，头眩痛；虚则鼻衄，癫疾，腰痛，溅溅然汗出，令人欲食而走，承筋主之。

《针灸甲乙经·卷之十·阳受病发风第二（下）》：风眩，善呕，烦满，神庭主之。风眩引颔痛，上星主之，先取譩譆，后取天牖、风池。风眩目瞑，恶风寒，面赤肿，前顶主之。风眩目眩，颅上痛，后顶主之……头重顶痛，目不明，风则脑中寒，重衣不热，汗出，头中恶风，刺脑户。头痛项急，不得顾侧，目眩，鼻不得喘息，舌急难言，刺风府。头眩目痛，头半寒，玉枕主之。头痛，风眩目痛，脑空主之……眩，头痛重，目如脱，项似拔，狂见鬼，目上反，项直不可以顾，暴挛，足不任身，痛欲折，天柱主之……眩，头痛互引，目中赤眤眤，刺丝竹空……肘痛，不能自带衣，起头眩，颔痛面黑，风，肩头痛，不可顾，关冲主之。头眩，颔额颅痛，中渚主之。风眩，惊，手腕痛，泄风，汗出至腰，阳谷主之。风逆，暴四肢肿，湿则唏然寒，饥则烦心，饱则眩，大都主之。

《针灸甲乙经·卷之十·八虚受病发拘挛第三》：暴拘挛，痫眩，足不任身，取天柱。

《针灸甲乙经·卷之十·手太阴阳明太阳少阳脉动发肩背痛肩前臑皆痛肩似拔第五》：肘臂腕中痛，颈肿不可以顾，头项急痛，眩，淫泺，肩胛小指痛，前谷主之……肩背头痛时眩，涌泉主之。

《针灸甲乙经·卷之十一·阳厥大惊发狂痫第二》：癫疾，骨酸，眩，狂，瘛疭，口噤，羊鸣，脑户主之……惊狂，瘛疭，眩仆，癫疾，喑不能言，羊鸣沫出，听宫主之。

《针灸甲乙经·卷之十二·足太阳阳明手少阳脉动发目病第四》：目眩无所见，偏头痛，引目外眦而急，颔厌主之。目不明，恶风，目泣出，憎寒，头痛目眩瞀，内眦赤痛，目眤眤无所见，眦痒痛，淫肤白翳，睛明主之……目不明，泣出，目眩瞀，瞳子痒，远视眤眤，昏夜无见，目瞤动，与项口参相引，㖞僻，口不能言，刺承泣。

《针灸甲乙经·卷之十二·妇人杂病第十》：妇人产余疾，食饮不下，胸胁榰满，眩目足寒，心切痛，善噫闻酸臭，胀痹腹满，少腹尤大，期门主之。

《备急千金要方·卷第八诸风·论杂风状第一》：心中风者，其人但得偃卧，不得倾侧，闷乱冒绝汗出，心风之证也。若唇色正赤，尚可治，急灸心俞百壮，服续命汤。

《扁鹊心书·卷下·头痛》：若患头风兼头晕者，刺风府穴，不得直下针，恐伤大筋，则昏闷。向左耳横纹针下、入三四分，留去来二十呼，觉头中热麻是效。

《儒门事亲·卷十·风木肝酸》：诸风掉眩，皆属于肝，木主动。治法曰：达者，吐也。其高者，因而越之。可刺大敦，灸亦同。

《卫生宝鉴·卷十九·灸慢惊风》：小儿癫痫，惊风目眩，灸神庭一穴七壮，在鼻上入发际五分。

《卫生宝鉴·卷二十·流注指要赋》：头晕目眩，要觅于风池。

《扁鹊神应针灸玉龙经·磐石金直刺秘传》：口风头晕面赤，不欲人言：攒竹（泻）、三里

（泻）；未愈泻合谷、风池。

《医学纲目·卷之六阴阳脏腑部·治往来寒热》：[《甲》]咳而胁满急不得息，不得反侧，腋胁下与脐相引，筋急而痛，反折，目上视眩，耳中倏然，肩项痛，惊狂衄，少腹满，目䀮䀮生白翳，咳引胸痛，筋寒热，唾血短气，鼻酸，肝俞主之……下部寒热，病汗不出，体重，逆气，头眩痛，飞阳主之。肩背痛，寒热，瘰疬绕颈，有大气，暴聋，气蒙瞀，耳目不开，头颔痛，泪出目，鼻衄不得息，不知香臭，风眩喉痹，天牖主之……振寒寒热，颈项肿，实则肘挛，头眩痛狂易，虚则生疣，小者痂疥，支正主之。

《医学纲目·卷之六阴阳脏腑部·疟寒热》：[《甲》]疟瘛疭惊，股膝重，腨转筋，头眩痛，解溪主之。

《医学纲目·卷之十一肝胆部·癫痫》：[《灵》]：暴挛痫眩，足不任身，取天柱。气乱于头，则为厥逆，头重眩仆，取之天柱。天柱不知，取太阳荥输，于此义同……癫疾，互引反折，戴眼及眩，狂走不得卧，心中烦，攒竹主之……癫疾骨酸，眩，狂，瘛疭，口噤，羊鸣，刺脑户……癫疾狂，瘛疭眩仆，暗不能言，羊鸣沫出，听宫主之。

《医学纲目·卷之十一肝胆部·眩》：[《怪穴》]头目眩运：至阴……[《甲》]风眩善呕，烦满，神庭主之……风眩引颔痛，上星主之……风眩目瞑，恶风寒，面赤肿，前顶主之。风眩目眩，颅上痛，后顶主之。风眩惊，手腕痛，泄风，汗出至腰，阳谷主之。脑风目瞑头痛，风眩目痛，脑空主之。风逆暴，四肢肿，湿则唏然寒，饥则烦心，饱则眩，大都主之。头眩目痛，至阴主之。

《医学纲目·卷之十二肝胆部·诸痹》：[《甲》]肘臂腕中痛，颈肿不可以顾，头项急痛眩，淫泺肩胛，小指痛，前谷主之。肘痛不能自带衣起，头眩颔痛，面黑，恶风，肩痛不可顾，关冲主之……膝外廉痛，热病汗不出，目外眦赤痛，头眩两额痛，逆寒泣出，耳鸣，多汗，目痒，胸中痛不可反侧，痛无常处，侠溪主之。

《医学纲目·卷之十三肝胆部·目疾门》：[《甲》]目眩无所见，偏头痛引目外眦张急，颔厌主之。

《医学纲目·卷之十五肝胆部·头风痛》：[《甲》]醉酒风热，发两角眩（一云两目）痛，不能饮食，烦满呕吐，率谷主之……头痛目眩，颈项强急，胸胁相引，不得倾侧，本神主之……头眩痛重，目如脱，项似拔，狂见鬼，目上反，项直不可顾，暴挛足不任身，痛欲拆，天柱主之。风眩头痛，鼻不利，时嚏，清涕自出，风门主之……风眩头痛，少海主之。

《医学纲目·卷之十九心小肠部·痈疽所发部分名状不同》：[《甲》]胸中满，腋下肿，马刀瘘，善自啮舌颊，天牖中肿，淫泺胫酸，头眩，枕骨颔腮痛，目涩身痹，洒淅振寒，季胁支满，寒热，胁腰腹膝外廉痛，临泣主之。

《医学纲目·卷之二十四脾胃部·小腹胀》：[《甲》]石水，痛引胁下胀，头眩痛，身尽热，关元主之……妇人产后余疾，饮食不下，胸胁支满，目眩足寒，心切痛，善噫，闻酸臭，胀瘕，腹满，小腹尤大，期门主之。

《扁鹊神应针灸玉龙经·针灸歌》：偏正头疼及目眩，囟会神庭最亲切。

《扁鹊神应针灸玉龙经·针灸歌》：头眩风池吾语汝，风伤头急风府寻。

《神应经·耳目部》：目眩：临泣、风府、风池、阳谷、中渚、液门、鱼际、丝竹空。

《神应经·诸风部》：风眩：临泣、阳谷、腕骨、申脉。

《神应经·头面部》：头风眩晕：合谷、丰隆、解溪、风池，垂手着两腿，灸虎口内。头旋：目窗、百会、申脉、至阴、络却。头目眩疼、皮肿生白屑：灸囟会。

《针灸聚英·卷四下·八法八穴歌》：手足中风不举，痛麻发热拘挛，头风痛肿项腮连，眼肿赤痛头旋，齿痛耳聋咽肿，浮风瘙痒筋牵，腿疼胁胀肋肢偏，临泣针时有验。

《黄帝内经灵枢注证发微·卷之六·卫气第五十二》：气街：所治者，头痛眩仆，腹痛中满暴胀，及有新积。

《针灸大成·卷之二·席弘赋》：转筋目眩针鱼腹，承山昆仑立便消。

《针灸大成·卷之三·胜玉歌》：头痛眩晕百会好。

《针灸大成·卷之五·八脉图并治症穴》：冲脉治病：［西江月］九种心疼延闷，结胸翻胃难停，酒食积聚胃肠鸣，水食气疾膈病。脐痛腹疼胁胀，肠风疟疾心疼，胎衣不下血迷心，泄泻公孙立应。

《针灸大成·卷之八·头面门》：脑风而疼：少海。

《医宗金鉴·卷八十五·头部主病针灸要穴歌》：目眩头痛灸脑空……率谷酒伤吐痰眩。

《幼科指归·卷二·分辨惊风癫痫病名》：忆《内经》云：心脉满大，痫瘛筋挛。又云：肝脉小急，痫瘛疭筋挛。又云：暴挛眩痫，足不任身，取天柱穴是也。又云：痫癫瘛疭，不知所苦，两蹻主之，男阳女阴，是癫痫一证，男女大小皆有。

《针灸逢源·卷五证治参详·八穴主客证治歌》：头眩眼肿项腮牵，且向后溪穴针。

《神灸经纶·卷之三·身部诸病灸治》：痰眩：中脘。伤酒呕吐痰眩：率谷。

《伤寒论章句方解·卷六·伤寒针灸穴解》：又曰：太阳少阳并病，心下硬，头项强痛而眩者，当刺大椎、肺俞、肝俞。慎勿下之。此言太少并病在经脉也。凡病经脉者不宜汗下，皆宜刺。夫大椎之穴，三阳会于督脉之穴也。肺俞，太阳之合也。肝俞，少阳之合也。通督脉，则头项强痛愈；通肺俞，则心下如结胸除；通肝俞，则眩冒定矣。

（三）穴位主病

《备急千金要方·卷第三十针灸下·头面第一》：昆仑、曲泉、飞扬、前谷、少泽、通里，主头眩痛……天牖、风门、昆仑、关元、关冲，主风眩头痛……前顶、后顶、颔厌，主风眩偏头痛……大都，主目眩。

《备急千金要方·卷第三十针灸下·风痹第四》：天柱，主风眩。

《外台秘要·第三十九卷·膀胱人膀胱者肾之腑也》：（足）通谷，在足小指外侧，本节前陷者中，灸三壮。主身疼痛喜惊互引，鼻衄，癫疾，寒热，目𥍪𥍪，喜咳喘逆，狂疾，不呕沫，痓，善嚏，头眩项痛，烦满，振寒疟疟……付阳，足阳跻之郄，在外踝上三寸，太阳前，少阳后，筋骨间，灸三壮。主痿厥，风头重眩，顑痛，枢股端外廉骨痛，瘛疭，痹不仁，振寒，时有热，四肢不举……攒竹，一名员柱，一名始光，一名夜光，一名明光，在眉头陷者中，足太阳脉气所发，灸三壮。主风头痛，鼻衄衄，眉头痛，善嚏，目如欲脱，汗出恶寒，面赤，顑中痛，项椎不可左右顾，目系急，瘛疭，癫疾互引反折，戴眼及眩，狂不得卧，意中烦，目䀮䀮不明，恶风寒，痛发目上插，痔痛。

《太平圣惠方·卷第九十九·具列一十二人形共计二百九十六穴》：临泣二穴，在目上眦，入发际五分陷者中是穴。足太阳、少阳之会。理卒不识人，风眩鼻塞，针入三分，留七呼，得气即泻。

五处二穴，足太阳脉气所发。在头上督脉旁，去上星旁一寸半。主目不明，头眩风闷。针入三分，留七呼，灸五壮止。

神聪四穴，在百会四面，各相去同身寸一寸是穴。理头风目眩，狂乱风痫，左主如花，右主如果。针入三分。

当阳二穴，在当童人直上入发际一寸是穴。理卒不识人，风眩，鼻塞。入针三分。

前关二穴，在目后半寸是穴。亦名太阳之穴，理风赤眼头痛，目眩目涩。不灸，针入三分。

四白二穴，在目下一寸是穴。足阳明脉气所发。主头痛目眩，针入三分，先补后泻。主目晌不止，灸七壮。

完骨二穴，在耳后入发际四分是穴。足太阳、少阳之会。主风眩，项痛头强寒热。灸即依年壮，针入二分，留七呼。

风门二穴，一名热府，在第二椎下，两旁各一寸半是穴。督脉、足太阳之会。理伤寒项强，目眩（原作瞑）鼻塞风劳，呕逆上气，胸痛背痛，气短不安。针入五分，留七呼，灸五壮。

谚语穴，在肩膊内廉，在第六椎两旁三寸，其穴抱肘取之，是穴足太阳脉气所发。因以手痛，按之病者言谚语。针入六分，留三呼，泻五吸。主温疟、寒疟、病疟，背闷，气满腹胀，气眩。灸亦得，日灸二七壮，至一百止。忌苋、白酒。

天府二穴，在两腋下三寸宛宛中是穴。手太阴脉气所发。主理头眩目瞑，远视䀮䀮。针入四分，留七呼。灸二七壮不除，灸至一百壮罢。出《明堂经》，其《甲乙经》中禁不可灸，灸即使人逆气也。

束骨二穴者，木也。在足小指外，本节后陷者中是穴。足太阳脉之所注，为俞也，刺入三分，留三呼，灸三壮，主目眩头痛。

《太平圣惠方·卷第一百·四季人神不宜灸》：百会一穴，在头中心陷者中。灸七壮，主脑重，鼻塞，头目眩疼，少心力，忘前忘后，心神恍惚，及大人小儿脱肛也。

上星一穴，在直鼻上入发际一寸陷中。灸七壮，主头风目眩，鼻塞不闻香臭。

岐伯灸法，疗头旋目眩，及偏头痛不可忍，牵眼䀮䀮不远视。灸两眼小眦上发际，各一壮，立差。

攒竹二穴，在眉头陷者中。灸一壮。主头目风眩，眉头痛，鼻衄衄，目眈眈无远见。但是尸厥，癫狂病，神邪鬼魅皆主之。

后顶一穴，在百会后一寸五分，玉枕骨上陷者中。灸三壮。主目不明，恶风寒，头目眩痛。

前顶一穴，在囟会后一寸，直鼻中央陷者中。灸三壮。主头风目眩，头皮肿，小儿惊痫病也。

《铜人腧穴针灸图经·卷三·偃伏头部中行凡一十六穴》：强间一穴，一名大羽。在后顶后一寸五分，督脉气所发。治脑旋目运，头痛不可忍，烦心呕吐涎沫，发即无时，颈项强，左右不得回顾。可灸七壮，针入二分。

《铜人腧穴针灸图经·卷三·偃伏第二行左右凡十四穴》：络却二穴，一名强阳，又名脑盖。在通天后一寸五分，足太阳脉气所发。治青风内障，目无所见，头旋耳鸣。可灸三壮。

天柱二穴，夹项后发际大筋外廉陷中，足太阳脉气所发。治足不任，身体、肩背痛欲折，目瞑视，今附治颈项筋急，不得回顾，头旋脑痛，针入五分，得气即泻，立愈。

《铜人腧穴针灸图经·卷三·偃伏第三行左右凡一十二穴》：目窗二穴，在临泣后一寸，足少阳阳维之会。治头面浮肿，痛引目外眦赤痛，忽头旋，目眈眈，远视不明。针入三分，可灸五壮，今附三度刺目大明。

脑空二穴，一名颞颥。在承灵后一寸五分，夹玉枕骨下陷中，足少阳、阳维之会。治脑风头痛不可忍，目瞑心悸，发即为癫，风引目眇，劳疾羸瘦，体热，颈项强，不得回顾。针入五分，得气即泻，可灸三壮。

《铜人腧穴针灸图经·卷三·侧面部左右凡一十六穴》：客主人二穴，一名上关。在耳前起骨上廉，开口有空，动脉宛宛中，足阳明、少阳之会。治唇吻强，耳聋，瘛疭，口沫出，目眩，牙车不开，口噤，嚼食鸣，偏风，口眼㖞斜，耳中状如蝉声。可灸七壮，艾炷不用大，箸头作炷。若针必须侧卧，张口取之乃得，禁不可针深。问曰：何以不得针深？岐伯曰：上关若刺深，令人欠而不得歁，下关不得久留针，即歁而不得欠，牙关急，是故上关不得刺探，下关不得久留针也。

《铜人腧穴针灸图经·卷四·背腧部第二行左右凡四十四穴》：肺俞二穴。在第三椎下两旁，相去各一寸五分，足太阳脉气所发，治上气呕吐，支满，不嗜食，汗不出，腰背强痛，寒热喘满，虚烦口干，传尸骨蒸劳，肺痿，咳嗽。针入三分，留七呼，得气即泻出。《甲乙》、甄权《针经》云：在第三椎下两旁，以搭手，左取右，右取左，当中指末是穴。治胸中气满，背偻如龟，腰强头目眩，令人失颜色。针入五分，留七呼，可灸一百壮。

三焦俞二穴，在第十三椎下两旁，相去各一寸五分。治肠鸣腹胀，水谷不化，腹中痛欲泄注，目眩头痛，吐逆，饮食不下，肩背佝急，腰脊强不得俯仰。针入五分，留七呼，可灸三壮。

《铜人腧穴针灸图经·卷四·背腧部第三行左右凡二十八穴》：譩譆二穴。在肩髆内廉，夹第六椎下两旁，相去各三寸，正坐取之，足太阳脉气所发，以手痛按之，病者言譩譆。针入六分，留三呼，泻五吸。治腋佝挛，暴脉，急引胁痛，热病汗不出，温疟，肩背痛，目眩鼻衄，喘逆腹胀，肩髆内廉痛，不得俯仰。可灸二七壮，至百壮止，忌苋菜、白酒物等。

《铜人腧穴针灸图经·卷五·手太阴肺经左右凡一十八穴》：鱼际二穴，火也。在手大指本节后内侧散脉中，手太阴脉之所流也，为荥。治洒淅恶风寒，虚热，舌上黄，身热头痛，咳嗽，汗不出，痹走胸背痛不得息，目眩烦心，少气，腹痛，不下食，肘挛支满，喉中干燥，寒栗鼓颔，咳引尻痛尿出，呕血，心痹悲恐。针入二分，留三呼。

《铜人腧穴针灸图经·卷五·手少阴心经左右凡十八穴》：少海二穴，水也，一名曲节。在肘内廉节后，又云肘内大骨外，去肘端五分，手少阴脉之所入也，为合。治寒热齿龋痛，目眩，发狂，呕吐涎沫，项不得回顾，肘挛，腋胁下痛，四肢不得举。针入三分，可灸三壮。甄权云：屈手向头取之，治齿寒，脑风头痛。不宜灸，针入五分。

《铜人腧穴针灸图经·卷五·手太阳小肠经左右凡一十六穴》：支正二穴，在腕后五寸，别走少阴。治寒热颔肿，肘挛，头痛目眩，风虚惊恐，狂惕，生疣目。可灸三壮，针入三分。

《西方子明堂灸经·卷之二·手少阴心经八穴》：通里二穴，在腕后一寸。灸三壮。主头眩痛，目眩，面赤面热，心悸，肘腕酸重。及暴哑不能言，少气，热病烦心，心中懊侬，数欠频伸，心下悸，悲恐。主遗溺。主热病先不乐数日。主臂臑痛，实则支肿，虚则不能言。

《西方子明堂灸经·卷之三·足阳明胃经十五穴》：解溪二穴，在冲阳后一寸半。灸三壮。主口齿痛，膝股肿，胻酸，转筋，霍乱，头风，面目赤，癫疾，瘕疾，惊，湿痹，腹大下肿，厥气上冲，风水面浮肿，颜黑，刺疟，口痛啮舌，目眩头痛，癫疾烦悲……（足）三里二穴，在膝下三寸，胻骨外。灸三壮。主喉痹不能言，胁下暴逆，腹胀满不得息，咳嗽多唾。主肘痛时寒，腰痛不可以顾，足痿，失履不收，足下热，不能久立。主疟，少气，肠鸣，腹痛，胸腹中瘀血，水肿，腹胀，阴气不足，小腹坚；热病汗不出，喜呕，口苦壮热，身反折，口噤鼓颔；腰痛不可以顾，视而有所见，喜悲，上下求之，口僻，乳肿，目不明，胃气不足，闻食臭，久泄利，食不化，胁下注满，膝痿；寒热中，消谷善饥，腹热身烦，狂言，乳痈，狂歌妄笑，恐怒大骂；霍乱，遗尿，失气，阳厥，凄凄恶寒，头眩，小便不利，食气、水气蛊毒疙癖，四肢肿满，五劳羸瘦，七伤虚乏。凡此等疾，皆灸之，多至五百壮，少至二三百壮。

《西方子明堂灸经·卷之三·伏人头上第一行五穴》：后顶，在百会后一寸半，枕骨上（原注：又名交冲）。灸五壮。主风，目视晌晌，额颅上痛，项恶风寒，诸阳之热逆，癫疾，呕逆。

《西方子明堂灸经·卷之三·伏人头上第二行三穴》：玉枕二穴，在络却后七分半，侠脑户旁一寸三分，起肉，枕骨上，入发三寸。灸三壮。主目内目系急痛，失枕，头重项痛，风眩，目痛不能视，头寒多汗，耳聋，鼻盲，头半寒痛，项如拔，不可左右顾，目上插，卒起僵仆，恶见风寒，汗不出，凄厥恶寒，脑风不可忍。

《西方子明堂灸经·卷之三·伏人耳后六穴》：颅息二穴，在耳后青脉间。灸七壮。主身热头重，胁痛，风聋，耳痛、塞，耳痛鸣聋，胸胁相引，不得俯仰。及发痫风，疭痰，呕吐。及治目昏眩，失精，精视不明。

《西方子明堂灸经·卷之五·手少阳三焦经十七穴》：腋门二穴，在小指次指间陷者中。灸三壮。主呼吸短气，咽如息肉状，目涩目眩，暴变耳聋，手臂痛不能上下，喜惊妄言，面赤，热病先不乐，头痛面热，无汗，风寒热，耳痛鸣声，牙齿痛，咽外肿，寒厥，疟疾。

《西方子明堂灸经·卷之六·足太阳膀胱经十七穴》：通谷二穴，在足小指外侧，本节前陷中。灸三壮。主头重头痛，寒热汗出，不恶寒，项如拔，不可左右顾，目眩，目眺眺不明，恶风寒，胸胁支满，心中愤愤，数欠，癫，心下悸，咽中澹澹恐。主结积留饮，癖衷胸满饮，心痛，鼻衄，清递出，善惊引，衄衊，项痛，胸满，食不化。束骨二穴，在足小指外侧，本节后陷中。灸三壮。主肠澼，泄，癫疾互引，善惊，羊鸣。主癫，大便，头痛，狂易多言不休；疟从脚腨起，髀枢中痛不可举，腰痛如折，腨如结，寒热，目眩，目风赤，内眦赤烂，耳聋，恶风寒，项不可回顾。京骨二穴，在足外侧大骨下赤白肉际陷中。灸三壮。主目中白翳，目反白，从内眦始，目眩。主头热，鼻衄，鼻不利，涕黄，鼻中衄血不止，淋沥，自啮唇，皆恶寒痛，脊、颈项强，难以俯仰，脚挛，足寒，脊痉反折，狂仆；疟、寒热，善惊悸，不欲食，癫病狂走，痰髀枢痛。

《卫生宝鉴·卷七·中风针法》：环跳，风眩偏风，半身不遂。

《扁鹊神应针灸玉龙经·一百二十穴玉龙歌》：金门申脉治头胸，重痛虚寒候不同，呕吐更兼眩晕苦，停针呼吸在其中。

《扁鹊神应针灸玉龙经·六十六穴治证》：阳谷，为经火。在外侧腕中，兑骨下陷中。治热病过时无汗，颠狂乱语，耳聋，齿痛，目眩红肿，内障……至阴，为井金。在小趾外侧，去爪甲角如韭叶。治头风，目昏晕，鼻衄，腹胀减食，胸满，小便难。通谷，为荥水。在小趾外侧，本节前陷中。治头疼目赤，鼻衄，腹胀减食。束骨，为俞木。在小趾外侧，本节后陷中。治头痛项急，目昏烂眩，小儿诸痫。

《医学纲目·卷之十肝胆部·中深半身不收舌难言》：环跳，风眩偏风，半身不遂。

《乾坤生意·下卷·天星十一穴》：治五劳七伤，腰疼不举，喉闭，胁间暴痛不得息，咳嗽多痰，足痿失履，足下热，虚疾，腹中瘀血，水肿，阴气不足，热病汗不出，喜呕口干，身反折，口噤鼓颔，胃气不足，闻食即吐，泄痢，水谷不化，消渴，遗尿，失气，阳厥恶寒，头眩，小便不利，悉宜针灸。秋月不宜出血，盖土虚故也……三里二穴，足阳明胃经也，在膝眼下三寸，胫骨外廉两筋中间，动脉应手是穴。本经脉之所入也，为合。针入八分，留七呼；灸者，可灸三壮……曲池二穴，手阳明大肠经也，在曲肘曲骨间，动脉应手是穴，拱手取之。本经脉之所入也，为合。针入五分，留七呼；灸者，可灸三壮。

《琼瑶神书·卷三·八法流注六十四法》：临泣后溪胆家源，咽喉肿痛及伤寒，手指摽提足跌患，四肢麻木手筋挛，筋骨疼痛虚烦躁，浮肿瘙痒目昏眩，赤目牙疼膝胫痛，雷风头紧项强蹍，胁气耳聋身体重，神针下处便完全。

《医林类证集要·卷之六·眼目门》：睛明二穴，在目内眦，针一寸半，留三呼，即泻，主目远视不明，恶风，目泪出，增寒头疼，目眩瞢，内眦赤痛，远视眺眺无见，眦痒痛，淫肤白翳。

《针灸集书·卷之上·马丹阳天星十一穴并治杂病穴歌》：通里穴：治头目眩痛，面赤热病，暴哑不能言，肘腕臂臑痛，心悲恐悸，善去心烦懊憹，四肢肿。

《针灸聚英·卷一上·手太阴肺经》：天府：《资生》云：非大急不灸。主暴痹内逆，肝脉相搏，血溢鼻口，鼻衄血不止，卒中恶风邪气，泣出，喜忘，飞尸恶疰，鬼语遁下，喘不得息，疟寒热，目眩，远视䀮䀮，瘿气……鱼际：主酒病，恶风寒，虚热，舌上黄，身热头痛，咳嗽哕，伤寒汗不出，痹走胸背痛，不得息，目眩，烦心少气，腹痛不下食，肘挛肢满，喉中干燥，寒栗鼓颔，咳引尻痛，溺血呕血，心痹悲恐，乳痈。

《针灸聚英·卷一上·足阳明胃经》：四白：主头痛，目眩，目赤痛，僻泪不明，目痒，目肤翳，口眼㖞僻，不能言……下关：失欠，主牙车脱臼，目眩齿痛，偏风口眼㖞斜，耳鸣耳聋，耳痛脓汁出……三里：头眩……解溪：主风面浮肿，颜黑，厥气上冲，腹胀，大便下重，瘈惊，膝股胻肿，转筋目眩，头痛癫疾，烦心悲泣，霍乱，头风面赤目赤，眉攒疼不可忍。

《针灸聚英·卷一上·足太阴脾经》：大都：主热病汗不出，不得卧，身重骨疼，伤寒手足逆冷，腹满善呕，烦热闷乱，吐逆，目眩，腰痛不可俯仰，绕踝风，胃心痛，腹胀胸满，心蛔痛，小儿客忤。

《针灸聚英·卷一上·手太阳小肠经》：阳谷：主癫疾狂走，热病汗不出，胁痛，颈颔肿，寒热，耳聋耳鸣，齿龋痛，臂外侧痛不举，吐舌，戾颈，妄言，左右顾，目眩，小儿瘈疭，舌强不嗍乳……小海：主颈颔肩臑肘臂外后廉痛，寒热齿根肿，风眩，颈项痛，疡肿，振寒，肘腋痛肿，小腹痛，痫发羊鸣，戾颈，瘈疭狂走，颔肿不可回顾，肩似拔，臑似折，耳聋目黄，颊肿。

《针灸聚英·卷一上·手少阴心经》：少海（一名曲节）：主寒热，齿龋痛，目眩发狂，呕吐涎沫，项不得回顾，肘挛，腋胁下痛，四肢不得举，脑风头痛，气逆噫哕，瘰疬，心疼，手颤，健忘……通里：主目眩头痛，热病，先不乐数日，懊憹，数欠，频呻悲，面热无汗，头风，暴喑不言，目痛，心悸；肘臂臑痛，苦呕，喉痹，少气，遗溺，妇人经血过多，崩中。

《针灸聚英·卷一上·足太阳膀胱经》：睛明（一名泪空）：主目远视不明，恶风泪出，憎寒头痛，目眩，内眦赤痛，䀮䀮无见，眦痒，浮肤白翳，大眦攀睛，胬肉侵睛，雀目，瞳子生障，小儿疳眼。

攒竹（一名始光，一名员柱，一名光明）：主目䀮䀮，视物不明，泪出目眩，瞳子痒，目瞢，眼中赤痛，及睑𥉂动，不得卧，颊痛面痛，尸厥癫邪，神狂鬼魅，风眩，嚏。

五处：主脊强反折，瘈疭癫疾，头风热，目眩，目不明，目上戴不识人。承光：主风眩头风，呕吐心烦，鼻塞不利，目生白翳。

玉枕：主目痛如脱，不能远视，内连系急，失枕，头项痛，风眩，头寒多汗，鼻窒不闻。

通天：主瘿气，鼻衄，鼻疮，鼻窒，鼻多清涕，头旋，尸厥，口㖞，喘息，项痛重，暂起僵仆，瘿瘤。

大杼：主膝痛不可屈伸，伤寒汗不出，腰脊痛，胸中郁郁，热甚不已，头风振寒，项强不可俯仰，痎疟头旋，劳气咳嗽，身热目眩，腹痛，僵仆不能久立，烦满里急，身不安，筋挛癫

眩晕

疾，身蜷急。仲景曰：太阳与少阳并病，头项强痛，或眩冒，时如结胸心下痞硬者，当刺太阳肺俞、肝俞。

心俞：五椎下，两旁相去脊中各一寸五分，正坐取之。主偏风半身不遂，心气乱恍惚，心中风，偃卧不得倾侧，闷乱冒绝。汗出唇赤，狂走发痫，语悲泣。胸闷乱，咳吐血，黄疸，鼻衄，目䀮目昏，呕吐不下食，丹毒，遗精白浊，健忘，小儿心气不足，数岁不语。

肝俞：主多怒，黄疸，鼻酸，热病后目暗泪出，目眩，气短咳血，目上视，咳逆，口干，寒疝，筋寒，热痉，筋急相引，转筋入腹将死。

三焦俞：主脏腑积聚，胀满，羸瘦，不能饮食，伤寒头痛，饮食吐逆，肩背急，腰脊强，不得俯仰，水谷不化，泄注下利，腹胀肠鸣，目眩头痛。

譩譆：主大风汗不出，劳损不得卧，温疟寒疟，背闷气满，腹胀气眩，胸中痛引腰背，腋拘胁痛，目眩，目痛，鼻衄，喘逆，臂膊内廉痛，不得俯仰，小儿食时头痛，五心热。

飞扬（一名厥阳）：主痔肿痛，体重，起坐不能，步履不收，脚腨酸肿，战栗，不能久立久坐，足指不能屈伸，目眩目痛，历节风，逆气，癫疾，寒疟。

昆仑：主腰尻脚气，足腨肿不得履地，䯒衄，腘如结，踝如裂，头痛，肩背拘急，咳喘满，腰脊内引痛，伛偻，阴肿痛，目眩，目痛如脱，疟多汗，心痛与背相接，妇人字难，包衣不出，小儿发痫瘛疭。

申脉：主风眩，腰脚痛，胻酸不能久立，如在舟中，劳极，冷气逆气，腰髋冷痹，脚膝屈伸难，妇人血气痛。

京骨：主头痛如破，腰痛不可屈伸，身后痛，身侧痛，目内眦赤烂，白翳夹内眦起，目反白，目眩，发疟寒热，喜惊，不欲食，筋挛，足胻痛，髀枢痛，颈项强，腰背不可俯仰，伛偻，鼻衄不止，心痛。

束骨：主腰脊痛如折，髀不可曲，腘如结，腨如裂，耳聋，恶风寒，头囟项痛，目眩身热，目黄泪出，肌肉动，项强不可回顾，目内眦赤烂，肠澼，泄，痔，疟，癫狂，发背痈疽，背生疔疮。通谷：主头重目眩，善惊，引䯒衄，项痛，目䀮䀮，留饮胸满，食下化，失欠。

《针灸聚英·卷一下·足少阴肾经》：涌泉（一名地冲）：胸胁满闷，头痛目眩。

《针灸聚英·卷一下·手少阳三焦经》：中渚：主热病汗不出，目眩头痛，耳聋，目生翳膜，久疟，咽肿，肘臂痛，手五指不得屈伸。

丝竹空（一名目髎）：主目眩头痛，目赤，视物䀮䀮不明，恶风寒，风痫，目戴上，不识人，眼睫倒毛，发狂，吐涎沫，发即无时，偏正头疼。

《针灸聚英·卷一下·足少阳胆经》：颔厌：主偏头痛，头风目眩，惊痫，手拳，手腕痛，耳鸣，目无见，目外眦急，好嚏，颈痛，历节风汗出。

本神：主惊痫吐涎沫，颈项强急痛，目眩，胸相引不得转侧，癫疾，呕吐涎沫，偏风。

（手）临泣：主目眩，目生白翳，目泪，枕骨合颅痛，恶寒鼻塞，惊痫，反视，大风，目外眦痛，卒中风不识人。

正营：主目眩瞑，头项偏痛，牙齿痛，唇吻急强，齿龋痛。

风池：主洒淅寒热，伤寒温病汗不出，目眩苦，偏正头痛，痎疟，颈项如拔，痛不得回顾，目泪出，欠气多，鼻鼽衄，目内眦赤痛，气发耳塞，目不明，腰背俱疼，腰伛偻引颈筋无力不收，大风中风，气塞涎上不语，昏危，瘿气。

（足）临泣：主胸中满，缺盆中及腋下马刀疡瘘，善啮颊，天牖中肿，淫泺，胻酸，目眩，枕骨合颅痛，洒淅振寒，心痛，周痹痛无常处，厥逆气喘，不能行，痎疟日发，妇人月事不利，季胁支满，乳痈。

侠溪：主胸胁支满，寒热伤寒，热病汗不出，目外眦赤，目眩，颊颔肿，耳聋，胸中痛不可转侧，痛无常处。

《针灸聚英·卷一下·足厥阴肝经》：曲泉：主癃疝，阴股痛，小便难，腹胁支满，癃闭，少气，泄利，四肢不举，实则身热，目眩痛，汗不出，目䀮䀮，膝关痛，筋挛不可屈伸，发狂，衄血，下血，喘呼，小腹痛引咽喉，房劳失精，身体极痛，泄水，下痢脓血，阴肿，阴茎痛，胻肿，膝胫冷疼，女子血瘕，按之如汤浸股内，小腹肿，阴挺出，阴痒。

仲景曰：太阳与少阳并病，头项强痛，或眩冒，时如结胸，心下痞硬者，当刺大椎第一间肺俞、肝俞，慎不可发汗，发汗则谵语。

《针灸聚英·卷一下·督脉》：大椎：仲景曰：太阳与少阳并病，颈项强痛，或眩冒，时如结胸，心下痞硬者，当刺大椎第一间。

强间（一名大羽）：主痛目眩脑旋，烦心，呕吐涎沫，项强，狂走不卧。

后顶（一名交冲）：主头项强急，恶风寒，风眩，目䀮䀮，额颅上痛，历节汗出，狂走癫疾，不卧，痫发瘛疭，头偏痛。

前顶：主头风目眩，面赤肿，水肿，小儿惊痫，瘛疭，肿痛。

囟会：主脑虚冷，或饮酒过多，脑疼如破，衄血，面赤暴肿，头皮肿，生白屑，风头眩，颜青目眩，鼻塞不闻香臭，惊悸，目戴上不识人。

上星：主面赤肿，头风，头皮肿，面虚，鼻中息肉，鼻塞头痛，痎疟振寒，热病汗不出，目眩，目睛痛，不能远视，口鼻出血不止。

神庭：主登高而歌，弃衣而走，角弓反张，吐舌，癫疾风痫，戴目上视不识人，头风目眩，鼻出清涕不止，目泪出，惊悸不得安寝，呕吐烦满，寒热头痛，喘渴。

《针灸聚英·卷一下·任脉》：关元：主积冷虚乏，脐下绞痛，流入阴中，发作无时，冷气结块痛，寒气入腹痛，失精白浊，溺血暴疝，风眩头痛，转胞闭塞，小便不通黄赤，劳热，石淋五淋，泄利，奔豚抢心，妇人带下，月经不通，绝嗣不生，胞门闭塞，胎漏下血，产后恶露不止。

《针灸聚英·卷四下·六十六穴阴阳二经相合相生养子流注歌》：膀胱束骨（俞水）：腰背腨如结，风寒目眩䀮，要痊如此疾，束骨穴中穷。

心少海（合水）：目眩连头痛，发强呕吐涎，四肢不能举，少海刺安然。

液门（荥水）：手臂痛寒厥，妄言惊悸昏，偏头疼目眩，当以液门论。

《神农皇帝真传针灸图·第三图》：通里：治目眩头疼，可灸七壮。

《神农皇帝真传针灸图·第十二图》：风池：治头风脑后疼，头晕，可灸七壮。

《神农皇帝真传针灸图·第十三图》：大杼穴：治颈项，可俯仰左右不顾，目眩，项强急，卧不安席，可灸五壮。一焦下两旁各一寸半陷中。

《医学入门·卷之一·治病要穴》：脑空：主头风，目眩……率谷：主伤酒，呕吐，痰眩……中脘：主伤暑及内伤脾胃，心脾痛，疟疾，痰晕，痞满反胃，能引胃中生气强行……胃俞：主黄疸，食毕头眩，疟疾，善饥不能食……丰隆：主痰晕，呕吐，哮喘……内庭：又主妇人食蛊，行经头晕，小腹痛。

《黄帝内经灵枢注证发微·卷之三·寒热病第二十一》：天柱：暴挛痫眩，足不任身。此节以天柱所治之病言之也。暴挛者，拘挛也；暴痫者，癫痫也；暴眩者，眩晕也。

《针方六集·神照集·第二十八》：脑堂一穴：在头后风府穴上一寸五分，玉枕骨下陷中，针入二分，灸三七壮。治脑顶头晕痛。

《针方六集·纷署集·第七》：命门一穴：主肾虚腰痛，目眩不明，头痛身热，痃疟，腰腹相引痛，骨蒸五脏热，男子遗精，女子赤白带下，小儿发痫，张口摇头，角弓反折。

《针方六集·纷署集·第二十七》：阳池二穴：主头晕，臂腕无力，消渴口干，烦闷，寒热痃疟。肿痛（宜弹针出血），折伤恶血不出亦治。

《针方六集·纷署集·第三十三》：阳交二穴：主寒厥膝胻不收，转筋痹痛，阴虚眩晕，喉痹，面肿，胸胁满满，惊狂疾走。

《针方六集·兼罗集·第十三》：头维二穴：在额角尽处，入发陷中。针入一分，沿皮斜向下透悬颅穴。两额角疼泻，眩晕补，可灸二七壮。

《类经图翼·六卷·手阳明》：曲池：在肘外辅骨，屈肘曲骨之中，以手拱胸取之。手阳明所入为合。刺七分，留七呼，灸三壮，一云百壮。主治伤寒振寒，余热不尽，胸中烦满热渴，目眩耳痛，瘰喉痹不能言，瘾疹癫疾，绕踝风，手臂红肿，肘中痛，偏风半身不遂，风邪泣出，臂膊痛，筋缓无力，屈伸不便，皮肤干燥痂疥，妇人经脉不通。

《类经图翼·八卷·足少阳》：正营：在目窗后一寸。足少阳阳维之会。刺三分，灸三壮。主治头痛目眩，齿龋痛，唇吻强急。

风池：在耳后颞颥后，脑空下，发际陷中，按之引耳。一云耳后陷中后发际大筋外廉。足少阳阳维之会。刺四分，灸三壮、七壮，炷不用大。主治：中风，偏正头痛，伤寒热病汗不出，痃疟，颈项如拔，痛不得回，目眩赤痛泪出，衄衄耳聋，腰背俱痛，伛偻引项，筋力不收，脚弱无力……《通玄赋》云：头晕目眩觅风池。

《类经图翼·八卷·督脉》：囟会：在上星后一寸陷中。刺二分，灸五壮。一曰灸二七至七七壮。小儿八岁以前禁针，盖其囟门未合，刺之不幸，令人夭。主治脑虚冷痛，头风肿痛，项痛，饮酒过多，头皮肿，风痫清涕。一云治目眩面肿，鼻塞不闻香臭，惊痫戴目，昏不识人，可灸二七壮至七七壮。初灸即不痛，病去即痛，痛即罢灸……《神农经》云：治头风疼痛，可灸三壮。小儿急慢惊风，灸三壮，炷如小麦……《玉龙赋》云：兼百会，治卒暴中风。

《类经图翼·十卷·头面部》：发际：平眉上三寸是穴。主治头风眩晕疼痛，延久不愈，灸三壮。

《勉学堂针灸集成·卷一·别穴》：神聪四穴：在百会左右前后四面各相去各一寸。主头风目眩、风痫狂乱。针三分。当阳二穴：在直目上、入发际一寸血络。主风眩、不识人、鼻塞症。针三分。

《勉学堂针灸集成·卷一·别穴》：夺命二穴，在曲泽上，主目昏晕。针入三分，禁灸。

《勉学堂针灸集成·卷三·十二经脉流注腧穴》：大迎：在曲颔前一寸三分，居颏下人迎上。针三分、留七呼，灸三壮。主治风痉，口喑，口噤不开，唇吻瞤动，颊肿，牙痛，舌强不能言，目痛不能闭，口㖞，数欠，风壅面肿，寒热，瘰疬。兼颧髎，治目眩……承光：在五处后一寸五分。针三分，禁灸。主治头风风眩，呕吐心烦，鼻塞不利，目翳，口㖞。

《勉学堂针灸集成·卷四·经外奇穴》：发际：平眉上三寸是穴。主治头风眩晕疼痛，延久不愈，灸三壮……当阳：当目瞳子直入发际内一寸，去临泣五分是穴。主治风眩不识人，鼻塞症，灸三壮，针三分。

《勉学堂针灸集成·卷四·督脉》：后顶：在百会后一寸五分枕骨上。针二分，灸五壮。主治颈项强急，额颅上痛，偏头痛，恶风目眩不明。

《勉学堂针灸集成·卷四·足少阳胆经》：目窗：在临泣后一寸少。针三分，灸五壮。主治头目眩痛引外眦，远视不明，面肿，寒热汗不出。

《目经大成·开导》：后顶：一名交冲，在百会后一寸五分。仍先刺后灸。主治颈项强急，额颅狂痛，偏风目眩。

《医宗金鉴·卷八十五·胸腹部主病针灸要穴歌》：中脘：主治脾胃伤，兼治脾痛疟痰晕。

《医宗金鉴·卷八十五·背部主病针灸要穴歌》：胃俞：主治黄疸病，食毕头目即晕眩，疟疾善饥不能食，艾火多加自可痊。注：胃俞穴，主治黄疸，食毕头眩，疟疾，善饥不能食等证。针三分，灸三壮。

《医宗金鉴·卷八十五·足部主病针灸要穴歌》：解溪：主治风水气，面腹足肿喘嗽频，气逆发噎头风眩，悲泣癫狂悸与惊。注：解溪穴，主治风气面浮，腹胀，足肿，喘满，咳嗽，气逆发噎，头痛，目眩，悲泣癫狂，惊悸，怔忡等证。针五分，留五呼，灸三壮……内庭：主治瘄满坚，左右缪灸腹响宽，兼刺妇人食蛊胀，行经头晕腹疼安。注：内庭穴，主治瘄满坚硬。针三分，留十呼，灸三壮，患右灸左，患左灸右，但觉腹响是其效验。

《太乙神针·正面穴道证治》：神庭，从鼻上直入发际五分，主治：凡头疼目眩出泪流涕针此穴。

《针灸则·七十六·头面部》：头维：额角入发际一寸五分，俗称米嚼，主治头痛，眩晕。

《针灸则·七十六·手足部》：（足）三里：膝下三寸胻外廉大筋内宛宛中，两筋肉分间举足取之，主治逆气上冲，头痛，目眩，眼翳，耳鸣，鼻窒，口无味，痰咳，气喘，心痛，胸腹支满，食不化，腹内诸痰气块，腹痛，大小便不调，腰脊强痛。

《针灸逢源·卷三群书汇粹·席弘赋》：转筋承山昆仑刺，鱼际目眩立便消。

《针灸逢源·卷四经穴考正·手太阴肺经穴考》：天府：在臂臑内廉，腋下三寸动脉陷中，点墨于鼻尖，凑到臂处是穴。（针四分，禁灸，灸之令人气逆）治恶语善忘，衄血喘息，痎疟寒热，目眩瘿气。

《针灸逢源·卷四经穴考正·足阳明胃经穴考》：解溪：在足腕上陷中，胃脉所行为经，虚则补之。（针三分，灸三壮）治厥气上冲，目眩头痛，癫疾悲惊，胻肿腹胀，大便下重，转筋霍乱。

《针灸逢源·卷四经穴考正·手少阴心经穴考》：少海（一名曲节）：在肘内廉节后大骨外，去肘端五分，屈肘向头取之，心脉所入为合。（针五分，灸三壮）治寒热齿痛，目眩发狂，呕吐涎沫，瘰疬，肘腋胁痛。

《针灸逢源·卷四经穴考正·足太阳膀胱经穴考》：攒竹（一名始光，一名员柱，一名光明）：在眉头陷中。（针三分，禁灸）治泪出目眩，瞳子痒，眼中赤痛，脸动，不得卧。

《针灸逢源·卷四经穴考正·足太阳膀胱经穴考》：通天（一名天臼）：在承光后一寸半，一曰夹百会旁一寸五分。（针五分，灸三壮）治头眩，鼻衄，鼻痔。（左臭灸右，右臭灸左，两鼻臭，左右灸之。去一块如朽骨，鼻气自愈）

《针灸逢源·卷四经穴考正·手少阳三焦经穴考》：中渚：在无名指本节后陷中，液门上一寸，三焦脉所注为俞，虚则补之。（针二分，灸三壮）治肘臂五指不得屈伸，目眩生翳，耳聋咽肿。

《针灸逢源·卷四经穴考正·足少阳胆经穴考》：颔厌：在耳前曲角，颞颥上廉，（《图翼》曰脑空之上）手足少阳、足阳明之会。（针三分，过深令人耳聋，灸三壮）治偏头痛，目眩耳鸣。

《针灸逢源·卷四经穴考正·督脉穴考》：强间（一名大羽）：在后顶后一寸半。（当作百会后三寸针二分，灸五壮）治头痛项强，目眩脑旋，烦心。

（四）针刺补泻

《灵枢经·卷之五·口问第二十八》：上气不足，脑为之不满，耳为之苦鸣，头为之苦倾，目为之眩，中气不足，溲便为之变，肠为之苦鸣，下气不足，则乃为痿厥心悗。补足外踝下留之……目眩头倾，补足外踝下留之。

《黄帝内经素问·卷第九·刺热篇第三十二》：热病先胸胁痛，手足躁，刺足少阳，补足太阴，病甚者为五十九刺……热病先身重骨痛，耳聋好瞑，刺足少阴，病甚者为五十九刺。热病先眩冒而热，胸胁满，刺足少阴少阳。

《医学纲目·卷之七阴阳脏腑部·刺虚实》：[《灵》]邪在心，则病心痛，喜悲，时眩仆。视有余不足，而调之其输也……髓海不足，脑转耳鸣，胻酸眩冒，目无所见，懈怠安卧。审守其输，而调虚实。

《赤水玄珠·第十四卷·癫狂痫门》:《纲目》曰：以其病在头颠，故曰颠疾。治之者，或吐痰而就高越之，或镇坠痰而从高抑之，或内消其痰邪，使气不逆，或随风寒暑湿之法，用轻剂发散上焦，或针灸头中脉络而导其气，皆可使头颠脉道流通，孔窍开发，而不致昏眩也。

《医学入门·卷之一·杂病穴法》:头目昏眩者，补申脉、金门，雷头风亦效。

《黄帝内经灵枢注证发微·卷之三·五邪第二十》:邪在心，则病心痛，喜悲，时眩仆，视有余不足而调之其输也。此言心邪诸病而有刺之之法也。邪在心，故心必痛，且善悲。（《本神篇》云：心气虚则悲，然实则然）时或眩仆，或邪气有余，或正气不足，皆病如是也。当视其有余不足而调之，实则泻而虚则补，皆取其神门之为输穴者以刺之耳。

《针灸大成·卷三·玉龙歌》:攒竹宜泻，头维入一分，沿皮透两额角，疼泻，眩晕补。

（五）取穴顺序

《针经指南·流注八穴》:（足）临泣二穴，主治二十五证：足跗肿痛（胃）；手足麻（小肠、三焦）；手指战掉（肝、心主）；赤眼并冷泪（膀胱）；咽喉肿痛（三焦）；手足挛急（肝、肾）；胁肋痛（胆）；牙齿痛（胃、大肠）；手足发热（胃、心主）；解利伤寒（膀胱）；腿胯痛（胆）；脚膝肿痛（胃、肝）；四肢不遂（胆）；头风肿（膀胱）；头顶肿（膀胱）；浮风瘙痒（肺）；身体肿（肾、胃）；身体麻（肝、脾）；头目眩晕（膀胱）；筋挛骨痛（肝、胃）；颊腮痛（大肠）；雷头风（胆）；眼目肿痛（肝、心）；中风手足不举（肾）；耳聋（肾、胆）。上件病证，临泣悉主之。先取临泣，后取外关。

外关二穴，主治二十七证：肢节肿痛（肾）；臂膊冷痛（三焦）；鼻衄（肺）；手足发热（三焦）；手指节痛不能屈伸（三焦）；眉棱中痛（膀胱）；手足疼痛（胃）；产后恶风（肾、胃）；伤寒自汗（胃、肺）；头风（膀胱）；四肢不遂（胆、胃）；筋骨疼痛（肝、肾）；迎风泪出（肝）；赤目疼痛（肝、心）；腰背肿痛（肾）；手足麻痛并无力（胃）；眼肿（心）；头风掉眩痛（膀胱）；伤寒表热（膀胱）；破伤风（胃、肝）；手臂痛（大肠、三焦）；头项痛（小肠）；盗汗（心主）；目翳或隐涩（肝）；产后身肿（胃、肾）；腰胯痛（肾）；雷头风（胆）。上件病证，外关悉主之。

《针灸集书·卷之上·八法穴治病歌》:照海穴：头旋目眩并痰盛。后溪穴：头旋目眩病膏肓。

《针灸大成·卷五·八脉图并治症穴》:凡治后症，必先取公孙为主，次取各穴应之（徐氏）。呕吐痰涎，眩晕不已：膻中、中魁、丰隆。疟疾头痛眩晕，吐痰不已：合谷、中脘、列缺。谷疸，食毕则心眩，心中怫郁，遍体发黄：胃俞、内庭、至阳、三里、腕骨、阴谷……督脉治病：[西江月] 手足拘挛战掉，中风不语痫癫，头疼眼肿泪涟涟，腿膝痛腰痛遍。项强伤寒不解，牙齿腮肿喉咽，手麻足麻破伤牵，盗汗后溪先砭。

（六）配穴施治

《脉经·卷五·扁鹊阴阳脉法第二》：阳明之脉，洪大以浮，其来滑而跳，大前细后，状如科斗，动摇至三分以上。病眩头痛，腹满痛，呕可治，扰即死。刺脐上四寸，脐下三寸，各六分。

《太平圣惠方·卷第五十五·治三十六种黄证候点烙论并方》：阴黄者，身如熟杏，爱向暗卧，不欲闻人言语，四肢不收，头旋目痛，上气痰饮，心腹胀满，面色青黄，脚膝浮肿，小便不利。烙肾俞二穴、气海穴、胃管穴、阴都二穴……血黄者，头痛心闷，眼运欲倒，胸膈热壅，鼻衄不止，咽喉干燥，舌上生疮。若身热如火，头面肿者，难治。烙心俞二穴、百会穴、足阳明二穴、下廉二穴，及手足心。

《医学纲目·卷之十一肝胆部·眩》：[《心》]：头晕怕寒，些少风寒，则目暗，僵仆，不分冬夏，常用绵帽包，日夜不离，一去帽即发，百会、惺惺（一分恐上星）、风池（二寸半主头大热）、丰隆（二寸半）。

《医学纲目·卷之二十一脾胃部·百病皆生于痰》：[《心》]：妇人年高，风痰作楚，脉沉实滑数，痰在下，则无力；在中，则胸膈闭闷；在上，则头风喘嗽昏晕。发则抽牵，手足皆动：风门（沿皮二寸半）、巨阙（三寸二分）、丰隆（二寸半）、肩井（五分）。

《医学纲目·卷之三十伤寒部·太阳病》：头痛兼心下痞硬满痛，苦眩冒，时如结胸，刺大椎第一间肺俞、肝俞……太阳与少阳并病，头项强痛，或眩冒时如结胸，心下痞硬者，当刺大椎第一间肺俞、肝俞，慎勿发汗，如发汗则谵语，脉弦，五六日谵语不止，当刺期门。

《医学纲目·卷之三十二伤寒部·合病并病汗下吐后等病》：太阳与少阳并病，项强眩冒，心下硬如结胸，刺胸俞、肝俞……心下满痛，如结胸状，若头下强痛眩冒，刺大椎、肝俞……眩冒，心下硬，若不汗下吐而项强，刺大椎、肺俞、肝俞。

《针灸大全·卷之四·八法主治病证》：公孙二穴通冲脉，脾之经，在足大指内侧本节后一寸陷中。令病人坐合两掌相对取之，主治三十一证。凡治后证，必先取公孙为主，次取各穴应之……呕吐痰涎，眩晕不已：丰隆二穴、中魁二穴、膻中一穴……疟疾头痛眩晕，吐痰不已：合谷二穴、中脘一穴、列缺二穴……谷疸，食毕则头眩，心中怫郁，遍体发黄：胃俞二穴、内庭二穴、至阳一穴、三里二穴、腕骨二穴、阴谷二穴……雷头风晕，呕吐痰涎：百会一穴、中脘一穴、太渊二穴、风门二穴……痰厥头晕，头目昏沉：大敦二穴、肝俞二穴、百会一穴……女人经水正行，头晕，小腹痛：阴交一穴、内庭二穴、合谷二穴。

《医林类证集要·卷之四·伤寒门》：太阳少阳并病，头痛眩冒，时如结胸，心下痞硬，当刺肺俞、肝俞。

《针灸集书·卷之上·腧穴治病门类》：五处、百会、脑空、天柱、神庭、上星，以上并治头风目眩。解溪、承光，治风眩头痛，呕吐心烦……目窗、络却、天柱、申脉、百会、脑户、率谷、跗阳。以上穴并治头旋目眩。

《针灸捷径·卷之下》：风瘛之证，其状眼目昏花，如屋旋转：神庭、百会、风池、上星。

《针灸聚英·卷二·治例》：头眩：痰夹气，虚火动其痰。针上星、风池、天柱。

《针灸聚英·卷四上·百证赋》：目眩兮，支正、飞扬。

《针灸聚英·卷四下·杂病歌》：风眩临泣与阳谷，再有申脉同腕骨……头风眩晕治合谷，再兼风池通四穴……头目眩疼反肿者，兼生白屑灸囟会……攒竹睛明目窗穴，百会风府与风池，合谷肝俞丝竹空，再兼一穴是肾俞，目眩临泣风府中，风池阳谷中渚同，通前通后共八穴，液门鱼际丝竹空。

《神农皇帝真传针灸图·计开病源灸法》：治男女头风眼，头晕，脚手麻痹，转筋霍乱者，灸之：风池二穴、百劳一穴、曲池二穴、合骨二穴、风市二穴、承山二穴、行间二穴、下三里二穴。

《伤寒选录·卷五·合并病六十二》：太阳与少阳并病，项强痛或眩冒，时如结胸，心下痞硬，刺大椎第一间、肺俞、肝俞，不可汗，汗则谵语不止，刺期门。太阳少阳并病，心下硬，项强而眩者，刺大椎、肺俞，慎勿下……太阳少阳并病，其证头项强痛，眩冒，如结胸，心下痞硬，当刺大椎、肺俞、肝俞，不可汗下。

《古今医统大全·卷之六十一·眼科》：商阳、偏历、手三里（灸左取右，右取左）、目窗、上关、承光。上穴皆治目瞑瞙，目视䀮䀮。

《医学入门·卷之一·杂病穴法》：头风目眩项捩强，申脉金门手三里。

《医林绳墨·卷之一·伤寒》：太阳少阳并病，头痛眩冒，心下痞，则当刺肺俞、肝俞、大椎，慎勿下。

《杨敬斋针灸全书·卷之下·头眩眼目生花》：头眩眼目生花：上星、神庭、风池、肺俞、肾俞、合谷。

《针灸大成·卷二·百症赋》：目眩兮，支正、飞扬。

《针灸大成·卷二·席弘赋》：转筋目眩针鱼腹，承山、昆仑立便消。

《针灸大成·卷三·杂病穴法歌》：头风目眩项捩强，申脉、金门、手三里。

《针灸大成·卷五·八脉图并治症穴》：头目眩晕：风池、命门、合谷。

《针灸大成·卷八·耳目门》：目眩：临泣、风府、风池、阳谷、中渚、液门、鱼际、丝竹空。

《针灸大成·卷八·头面门》：头风，面目赤：通里、解溪。头风牵引脑顶痛：上星、百会、合谷。偏正头风：百会、前顶、神庭、上星、丝竹空、风池、合谷、攒竹、头维。醉舌头风：印堂、攒竹、三里。头风眩晕：合谷、丰隆、解溪、风池，垂手着两腿，灸虎口内……头风冷泪出：攒竹、合谷……头旋：目窗、百会、申脉、至阴、络却。

《针灸大成·卷八·诸风门》：风眩：临泣、阳谷、腕骨、申脉。

《针灸大成·卷九·治症总要》：头风目眩：解溪、丰隆。

问曰：此症刺效复发，何也？答曰：此乃房事过多，醉饱不避风寒而卧，贼风串入经络，冷症再发，复针后穴：风池、上星、三里。

《针灸大成·卷九·医案》：丁丑夏，锦衣张少泉公夫人，患痫症二十余载，曾经医数十、俱未验。来告予，诊其脉，知病人经络，故手足牵引，眼目黑瞀，入心则搐叫，须依理取穴，方保得痊。张公善书而知医，非常人也。悉听予言，取鸠尾、中脘，快取其脾胃，取肩髃、曲池等穴，理其经络，疏其痰气，使气血流通，而痫自定矣。次日即平妥，然后以法制化痰健脾之药，每日与服。

《东医宝鉴·外形篇·卷之一·头》：眩晕，取神庭、上星、囟会、前顶、后顶、脑空、风池、阳谷、大都、至阴、金门、申脉、足三里。

《太乙神针心法·卷上·第十三头面门》：头风眩晕：针合谷、丰隆、解溪、风池、垂手着两腿灸虎口内。

《太乙神针心法·卷上·第十五耳目门》：目眩：针临泣、风府、阳谷、中渚、液门、风池、鱼际、丝竹空。

《医宗金鉴·卷七十九·心经表里原络主治歌》：心经里之原穴神门，小肠表之络穴支正，二穴应刺之证：饮水即消，背腹引腰作痛，眩晕仆倒，上咳吐，下泄气，热而心烦，好笑善忘，多惊，皆心与小肠经病也。

《方氏脉症正宗·卷之四·针灸二科》：头痛眩晕针百会，头风头痛灸风池。头面耳目口鼻病，曲池、合谷为之先。

《针灸则·眩晕》：夫眩者言其黑，晕者言其转，无痰不能作眩，此痰在上，火在下，火炎上而动其痰。针：中脘、三里、承山、内庭；灸：三里、隐白。

《针灸易学·卷上·眼科针灸要穴图像》：头风目眩：合谷、上星、风池、三里、丰隆、解溪。

《采艾编翼·卷一·经脉主治要穴诀》：胆足少阳瞳子髎，头痛眩，率谷除。

《针灸逢源·卷五证治参详·头面病》：头旋：百会、络却、目窗、风池、侠溪、丰隆、解溪、申脉、至阴。

《神灸经纶·卷治三·首部诸病灸治》：头风眩晕，久痛不愈：阳溪、丰隆、解溪、发际（穴在眉上三寸，灸三壮）。目眩不能闭：脑空、解溪、通里、地仓。

《针灸便用图考·卷上》：治头晕症，针目窗（目正中入发际二寸两穴）、上关（耳前骨陷处动脉应手是穴）、风池（耳后骨下大筋外陷中灸三壮）、上星（面前发际上一寸）。

《痧惊合璧·卷一》：头疯痧（即名头眩偏头痧）：刺两鬓一针，刺两太阳各一针，刺天庭一针。此症痧气慢者，上升三阳，头面常觉头眩内热，或半边头痛，心烦不安，宜放针。

《痧惊合璧·卷二》：头痛痧：刺百会穴，放两太阳各一针，放左右胁穴内各一针，又放两足大指缝上皮一针（名曰内庭）。此症痧毒中于脏腑之气，闭塞不通，上攻三阳颠顶，故痛入脑髓，发晕沉重，不省人事，名真头痛，朝发夕死，夕发旦死，即刺破颠顶出毒血，以泄其气……闷心痧：刺两大眼角努肉一针，挖开牙齿刺舌头尖一针，刺心窝一针，刺两足弯紫筋各一针。此症瘵毒攻心，发晕闷，到一时中暑中风，人多不知觉，即时而死。

（七）分时施治

《脉经·卷六·第一》：春当刺大敦，夏刺行间，冬刺曲泉，皆补之；季夏刺太冲，秋刺中郄，皆泻之。

二、灸法治疗

《备急千金要方·卷第十四小肠腑·风癫第五》：仓公法，狂痫不识人，癫病眩乱，灸百会九壮。

《千金翼方·卷第二十六针灸上·诸风第七》：面上游风如虫行，习习然，起则头旋眼暗，头中沟垄起，灸天窗，次两肩上一寸当瞳仁，次曲眉在两眉间，次手阳明，次足阳明，各灸二百壮。

《外台秘要·第三十九卷·胆人胆者肝之腑也》：风池，在颞颥后发际陷者中，足少阳、阳维之会，灸三壮。主寒热，癫疾僵仆狂，热病汗不出，头眩痛，痎疟，颈项痛不得顾，目泣出互引，鼻鼽衄，目内眦赤痛，气窍耳目不明，喉痹偻引项，筋挛不收。

《针灸大成·卷八·头面门》：头目眩疼，皮肿生白屑：灸囟会。

《勉学堂针灸集成·卷二·外形篇针灸》：头针灸法：眩晕，取神庭、上星、囟会、前顶、后顶、脑空、风池、阳谷、大都、至阴、金门、申脉、足三里。（《纲目》）眩晕怕寒，春夏常着绵帽，暂去即发，取百会、上星、风池、丰隆。（《纲目》）

《采艾编翼·卷二·中恶》：犯不正之气，忽然冷厥面青，神不守，错言，牙紧口噤，昏冒眩晕。凡吊丧、入空室、古冢、庙、石洞、阴井多有此病。灸神庭，蒸神阙，服朱砂，烧苍术。

《灸法秘传·应灸七十症·眩晕》：眩晕，灸神庭穴，自获安全。若未中机，再灸肝俞必验。

三、刺血治疗

《灵枢经·卷之五·五邪第二十》：邪在肾，则病骨痛，阴痹。阴痹者，按之而不得，腹胀腰痛，大便难，肩背胫项痛，时眩。取之涌泉、昆仑，视有血者尽取之。

《医学纲目·卷之十一肝胆部·眩》：脑为髓之海，其输上在于其盖，下在风府，髓海不足，则脑转耳鸣，胫酸眩冒，目无所见。（盖者，百会穴也，补百会、风府二穴，则眩愈）上气不足，头为之苦倾，目为之眩，补足外踝下留之。邪在肾，肩背头项痛，时眩，取涌泉、昆仑，视有血者尽取之。

《医学纲目·卷之二十八肾膀胱部·腰痛》：经云：邪在肾，腹胀腰痛，大便难，肩背颈项痛，时眩。取之涌泉、昆仑，视有血者悉取之，此则足太阳少阴俱取血也。

《古今医鉴·卷六·青筋》：夫青筋之证，原气逆而血不行，俾恶血上攻于心也。多由一切怒气相冲，或忧郁气结不散，或恼怒复伤生冷，或房劳后受寒湿，以致精神恍惚，心忡气喘，噎塞上壅，呕哕恶心，头目昏眩，胸膈痞满，心腹绞刺，胁肋腰背头脑疼痛，口苦舌干，面青唇黑，四肢沉困，百节酸疼。或憎寒壮热，遍身麻痹不仁，手足厥冷颤掉，默默不已，不思饮食等症，皆恶血攻心而致之也。自古以来，无人论此，但有患此疾者，无方可治。唯以砭针于两手曲池青筋上刺之，出紫血不胜其数，而疾有即愈者，有不愈者而变为大患者。常惯病此者，或有一月一次，或两三次者，屡患屡刺，莫之能愈。愚唯虑人之生命以气血为主。故丹溪曰：气血和，一疾不生；亏则百病生焉。况此病先伤于气，而后复损其血，不致于夭枉者，盖亦鲜矣。虽然未有退血之法，又不得不刺，不刺则恶血攻心，须臾不救。

《医林绳墨·卷之一·伤寒》：太阳少阳并病，头痛，太阳眩冒，心下痞，当刺肺俞、肝俞、大椎，慎勿下。

《黄帝内经灵枢注证发微·卷之三·五邪第二十》：邪在肾，则病骨痛阴痹，阴痹者，按之而不得，腹胀腰痛，大便难，肩背颈项痛，时眩，取之涌泉、昆仑，视有血者尽取之。此言肾邪诸病而有刺之之法也。邪在于肾，则病骨痛，以肾主骨，而阴痹当在阴分也。阴痹者，痛无定所，按之而不可得，即《痹论》之所谓以寒胜者为痛痹也。（后世以为白虎历节风，又曰痛风）其小腹胀，以肾脉入小腹也。其腰痛，以腰为肾之府也。其大便难，以肾通窍于二便也。其肩背颈项痛，此皆膀胱经脉所行，以肾与膀胱为表里也。且时时眩晕，亦兼膀胱与肾邪也。当取肾经之涌泉穴。（足心陷中，屈足卷指宛宛中，跪取之。针三分，留三呼，灸三壮）又取膀胱经之昆仑穴。（足外踝后，跟骨上陷中，细脉动应手。针三分，灸三壮。妊妇忌之）视有血者，则三经尽取之可也。

四、刮痧治疗

《杂疫证治·中·新定刮痧法》：脖项后当中洼处刮一道，脖项后两旁左右大筋上各刮一道，前身两肩下胁上软肉缝中各斜刮一道，两胁肋软缝中左右各刮三道，左右肩靠着肩井软肉处各刮一道，背脊骨两旁竖刮自项下至腰各刮一道，背后胁肋软缝中左右各刮三道，以上皆用钱蘸盐水，或蘸香油刮之。两臂内用苎麻一缕捻松绳，蘸水刮之，但要出痧红紫为度。诸穴并治一切痧症，唯苎麻刮臂弯，专治眩晕恶心痧。若非痧症，刮之亦不红紫。

《脉药联珠药性食物考·卷三·脉药联珠》：然凡见是脉，无疝瘕之疾，而有厥仆、眩闷、呕恶之症者，先刮胸膛两膊、胃脘、大腹、少腹、结喉间之痧，或放舌根之血，然后认症施剂，始能应效，否则变症百出，无所措手，至于死亡，非死于疾，而实死于治也。

五、穴位烙制

《太平圣惠方·卷第五十五·阴黄证候》：阴黄者……头旋目痛……小便不利。烙肾俞二穴、气海穴、胃管穴、阴都二穴。

《太平圣惠方·卷第五十五·血黄证候》：血黄者，头痛心闷，眼运欲倒……难治。烙心俞二穴、百会穴、足阳明二穴、下廉二穴及手足心。

《圣济总录·卷第六十一·黄蚰蜒黄二十三》：病人身体凉冷，舌上黑脉……脑如针刺，头旋欲倒者，是蚰蜒黄，宜先烙青脉令断。次烙舌上黑脉，及舌根两旁，更烙章门、百会。不瘥即灸气海、下廉百壮……若舌上更有黑黄色，鼻干不得睡，面带青色，不可治也。

眩
晕

药物疗法

一、药物吹鼻

《银海精微·卷之下·治诸眼一切点眼膏药》：神仙散治头目昏眩，偏风痛极。甜瓜蒂、焰硝、苍耳子、川芎、薄荷、藜芦、郁金、雄黄。上将前为末，口含水吹一字入鼻中，令患者含水一口，方吹药入患者鼻中。

二、药物熏洗

《外台秘要·第三十七卷·饵寒食五石诸杂石等解散论并法四十九条》：又若眩冒欲倒者，为衣厚犯热故也，宜冷水淋头并洗之，须臾即愈。（《千金翼》云宜洗头）

《医心方·卷第三·治头风方第七》：葶苈子煮，沐，不过三四度，愈。又方：菊花，独活，草，防风，细辛，花椒，皂荚，桂心，杜蘅，可作汤沐及熨之。（《集验方》同之）

《太平圣惠方·卷第二十·治风头痛诸方》：治风头痛，或头旋目眩，四肢烦疼，坐卧不安，宜用此沐头方。蔓荆实（一两），玄参（一两），芎䓖（一两），石膏（半斤），葛根（三两，锉），甘菊花（三两）。上件药，捣筛分为三度用，每度以米泔汁一斗二升，煮取八升，去滓。于暖室中，稍热沐头。如汗出，宜避风。

《太平惠民和剂局方·卷之七·汤泡散》：汤泡散：治肝经不足，受客热风壅上攻，眼目赤涩，睛疼睑烂，怕日羞明，夜卧多泪，时行暴赤，两太阳穴疼，头旋昏眩，视物不明，渐生翳膜，并皆治之。赤芍药，当归（洗，焙），黄连（去须）。上等分，捣，罗为细末。每用二钱，极滚汤泡，乘热熏洗，冷即再温，洗，一日三五次洗，以瘥为度。忌腌藏、毒物。（其说云：凡眼目之病，皆以血凝滞使然，故以行血药合黄连治之。血得热即行，故乘热洗用，无不效验）

《普济方·卷八十六·一切眼疾杂治》：金莲子散（出医方集成）。治肝经不足，客热风壅，上攻眼目，赤涩，睛疼睑烂，怕日羞明，夜卧多泪，时行暴赤，两太阳穴疼，头旋昏眩，视物不明，渐生翳膜并皆治之。黄连、当归、赤芍药。上等分，沸汤泡，待澄清，然后再于火上温热，用绢帛蘸洗。冷即复暖，直至口中觉黄连味方得。

《医宗金鉴·卷八十八·后山骨》：凡有伤损，其人头昏目眩，耳鸣有声，项强咽直，饮食难进，坐卧不安，四肢无力，内服正骨紫金丹，外敷乌龙膏，洗以海桐皮汤，以散瘀去麻木止痛。

三、药物外敷

《备急千金要方·卷第十三心脏·头面风第八》：治风头眩恶风，吐冷水，心闷，防风散方。

防风（二两）泽泻（一作泽兰）细辛 附子 薯蓣 茯苓 天雄（各一两）（《千金翼》作人参）白术（二两半）桂心（一两半）干姜（半两）

上十味，治下筛，酒服方寸匕，常令酒气相接，则脱巾帽解发梳头百过，复投一升酒便、洗手足，须臾自热。解发以粉粉之，快然便熟眠愈，亦可洗头面汗出。（《千金翼》云如服寒食散法）

治风眩翻倒无定方：独活（六两）石膏 葪藋（各四两）枳实（三两，一方用松实）

上四味㕮咀，以清酒八升煮取四升，顿服之，以药滓熨头覆眠取汗，觉冷又内铛中，炒令热熨之。

《外台秘要·第十五卷·头风旋方七首》：贴顶膏。疗头风闷乱，鼻塞及头旋眼暗，皆主之方。

萆麻（去皮）杏仁（去两仁皮尖）石盐 川芎 松脂 防风

上六味等分，先捣石盐，以下四种为末。别捣萆麻、杏仁，相次入讫，即蜡纸裹之。有病者先灸百会三壮讫。刮去黑毛使净，作一帛帖子，裁大于灸处，涂膏以贴上，两日三日一易之。其疮于后即烂破，脓血出，及帛贴之，似烂柿蒂出者良。一方用脓兼前七物相和。

四、药物膏摩

《备急千金要方·卷第十三心脏·头面风第八》：摩头散：菌茹、半夏、蜀椒（各六分），乌头（八分），桂心（七分），莽草（四分），附子、细辛（各一两）。上八味治，下筛，以大醋和摩头记日数，三日头肤痛，四五日后一著药如前，十日以醋浆洗头复摩药即愈。

治头中二十种病，头眩，发秃落，面中风，以膏摩之方。蜀椒、莽草（各二两），桂心、菌茹、附子、细辛（各一两半），半夏、干姜（各一两）。上八味，㕮咀。以猪生肪二十两合捣，令肪消尽，药成。沐头令净，以药摩囟上，日一即愈。如非十二月合，则用生乌麻油和涂头皮，沐头令净乃揩之，一顿生如昔也。（《必效方》无蜀椒、莽草、半夏、干姜）

《外台秘要·第三十二卷·头风白屑兼生发方八首》：崔氏松脂膏，疗头风，鼻塞头旋，发落复生，长发去白屑方。

松脂 白芷（各四两）天雄 莽草 踯躅花（各一两）秦艽 独活 乌头 辛夷仁 甘

松香　零陵香　香附子　藿香　甘菊花（各二两）　蜀椒　川芎　沉香　牛膝　青木香（各三两）松叶（切，一升）　杏仁（四两，去皮，碎）

上二十一味切，以苦酒二升半渍一宿，用生麻油九升，微火煎，令酒气尽不咤，去滓。以摩顶上，发根下一摩之，每摩时初夜卧，摩时不用当风，昼日依常检校东西不废，以瘥为度。

《太平圣惠方·卷第二十五·治一切风通用摩风膏药诸方》：治风，身体痛痹，头风目眩，伤风项强，耳鼻俱塞。摩风神验膏方。

硫黄（三两，细研）　雄黄（三两，细研）　朱砂（三两，细研）　附子（四两，生，去皮脐）　天雄（四两，生，去皮脐）　人参（三两，去芦头）　当归（三两）　细辛（三两）　防风（三两，去芦头）　白芷（三两）　桂心（三两）　干姜（三两）　芎䓖（三两）　川椒（三两，去目及闭口者）　独活（三两）　菖蒲（三两）　川大黄（三两）　藁本（三两）　白术（三两）　吴茱萸（三两）　松脂（半斤，后入）

上件药细锉，以酒浸一复时，然后别取生地黄半斤，捣绞取汁，同入猪脂中，以慢火煎之，以药味尽为度，以绵滤去滓，后下松脂、雄黄、硫黄、朱砂等，以柳枝不住手搅，至膏凝，收于瓷盒中。病在内，即以酒服弹子大；病在外，即取弹子大，热炙手摩之。

五、药枕疗法

《医心方·卷第三·治头风方第七》：治头风方。常以九月九日，取菊花作枕袋、枕头。

《保生要录·论居处门》：常枕药枕，胜于宝玉，宝玉大冷伤脑。其枕药性大热，则热气冲上；大冷，又冷气伤脑，唯用理风平凉者，乃为得宜。

药枕方（久枕，治头风，目眩，脑重，冷疼，眼暗，鼻塞，兼辟邪）

蔓荆子（八分）　甘菊花（八分）　细辛（六分）　吴白芷（六分）　白术（四分）　芎䓖（六分）　通草（八分）　防风（八分）　藁本（六分）　羚羊角（八分）　犀角（八分）　石上菖蒲（八分）　黑豆（五合，拣择，按令净）

上件药细锉，去碎末，相拌令匀，以生绢囊盛之。欲达其气，次用碧罗袋重盛，缝之如枕样，纳药，直令紧实，置在盒子中。其合形亦如枕，纳药囊，令出盒子唇一寸半以来。欲枕时，揭去盒盖，不枕即盖之，使药气不散，枕之日久，渐低，更入药，以实之，或添黑豆令如初。三五月后，药气歇则换之，初枕旬日或一月，耳中微鸣，是药抽风之验。

《普济方·卷八十三·眼目门·目青盲（附论）》：明目，除热泪，头脑心胸间热风烦闷，风眩欲倒，心头吐涎如醉，洋洋如船车上者。（出本草）以槐实合房折取，除干煮服，味一如茶。

《普济方·卷三百四十八·产后诸疾门·产后血晕》：治产后血晕筑心，眩倒风缩欲死者。（出仁存方）以荆芥穗捣筛，每服用末二钱，童子小便一盏，酒调热服立效。如口噤者，拗齿，闭者灌鼻中皆效。

《审视瑶函·卷之三·头痛·大小雷头风症》：药枕方治头风目眩。

通草　防风　石菖蒲　甘草　犀角（锉末）　羚羊角（锉末）　蔓荆子（各三钱）　细辛　白

芷　藁本　真川芎　白术　黑豆（一斤半，拣择挼令净）

上为细末，相拌均匀，以生绢囊盛满实，置在盒子内，其盒形如枕，枕时揭去盒盖，令囊药透气入头，不枕即盖之，使药气不散。枕之日久渐低，再入前药，仍要满实，或添黑豆。三五日后药气微则换之，枕旬日，或一月，耳中雷鸣，是药抽风之验也。

针灸药合用

《脉经·卷六·肝足厥阴经病证第一》：肝病，其色青，手足拘急，胁下苦满，或时眩冒，其脉弦长，此为可治。宜服防风竹沥汤、秦艽散。春当刺大敦，夏刺行间，冬刺曲泉，皆补之；季夏刺太冲，秋刺中郄，皆泻之。又当灸期门百壮，背第九椎五十壮。

《备急千金要方·卷十四小肠腑·风眩第四》：夫风眩之病，起于心气不定，胸上蓄实，故有高风面热之所为也。痰热相感而动风，风心相乱则闷瞀，故谓之风眩。大人曰癫，小儿则为痫，其实是一。此方为治，万无不愈，但恐证候不审，或致差违，大都忌食十二属肉。而奔豚为患，发多气急，气急则死，不可救。故此一汤是轻重之宜，勿因此便谓非患可治。风眩汤散丸煎，凡有十方。凡人初发，宜急与续命汤也。困急时但度灸穴，便火针针之，无不瘥者，初得针竟便灸最良，灸法次列于后。余业之以来，三十余年，所救活者数十百人，无不瘥矣。

灸法：其法以绳横度口至两边，既得口度之寸数，便以其绳一头更度鼻，尽其两边两孔间，得鼻度之寸数中屈之，取半，合于口之全度中屈之。先觅头上回发，当回发灸之，以度度四边左右前后，当绳端而灸，前以面为正，并依年壮多少，一年凡三灸，皆须疮瘥。又灸，壮数如前。若连灸，火气引上其数处回发者，则灸其近当鼻也。若回发近额者，亦宜灸。若指面为瘢则灸其面处。然病重者，亦不得计此也。

《外科理例·卷五·背疽一百一十六》：一人发背十八日，疮头如粟，内如锥，痛极，时有闷瞀，饮食不思，气则愈虚。以大艾隔蒜灸十余壮，不知热，内痛不减。遂明灸二十余壮，内痛悉去，毒气大发，饮食渐进，更用大补汤，及桑柴燃灸，瘀肉渐溃。

《名医类案·卷第三·痓》：子和治一妇年三十，病风搐目眩，角弓反张，数日不食。诸医作惊风、暗风、风痫，治之以南星、雄黄、天麻、乌附不效。子和曰：诸风掉眩，皆属于肝木，曲直摇动，风之用也。阳主动，阴主静，由火盛制金，金衰不能平木，肝木茂而自病故也。先涌风涎二三升，次以寒剂下十余行，又以镵针刺百会穴，出血二杯，立愈。

《采艾编翼·卷二·痰厥》：内虚受寒，痰气阻塞，手足厥冷，麻痹眩晕。治：膻中、肺俞、下脘、气海、足三里、列缺，灸后服陈皮姜葱汤。

【评述】

  眩晕的外治方法历史悠久，先秦时期就已经有了应用腧穴外治眩晕的实践。随着临证经验的不断积累，后世医家创立了十分丰富的外治体系，主要包括非药物外治疗法及药物外治疗法两大类，其中非药物外治疗法以针刺、艾灸、放血疗法为主。

  针刺疗法的历史，早在《黄帝内经》中已有详细记载。《灵枢·口问》提出了上气不足可引起眩晕，需以补法且留针，补足太阳膀胱经之申脉穴。《灵枢·寒热病》提出天柱穴是治疗眩晕的重要腧穴。《伤寒杂病论》认为外感邪气侵犯太阳、少阳经出现眩晕，要禁用发汗，应当针刺大椎、肺俞、肝俞。魏晋时期，王叔和《脉经》中提出了针刺治疗眩晕应分时取穴的治疗方法，还出现了针药结合、针灸结合，强调要区分针刺补泻。皇甫谧撰《针灸甲乙经》，较为完整地收集和整理了晋之前的针灸治疗眩晕的资料，具有丰富的理论知识和实践经验。此书收录了针刺治疗眩晕的文献，涉及了本神、少商、率谷、风门、天牖、上脘、陶道、阳谷、小海、侠溪、京骨、飞扬等43个腧穴。其中19个腧穴分布于头面部，17个腧穴分布于四肢肘膝关节以下，此外还包括背俞穴、腹募穴。唐朝孙思邈撰《备急千金要方》《千金翼方》，继承了前人针刺治疗眩晕的资料，涉及腧穴41个。宋代政府重视医学的发展，仁宗朝成立校正医书局专校医书，对医学知识的传播产生了极大的推动作用。宋代针灸文献较之前明显增加，《圣济总录》《扁鹊心书》《针灸资生经》中均有针刺治疗眩晕的记载，主要包括腧穴主治及辨证取穴。在这一时期，也出现了便于背诵记忆的针灸歌诀、歌赋等，如琼瑶真人撰《针灸神书》。明清时期，中医诊治眩晕的理论与临床趋于成熟，各类中医书籍大多包含有眩晕证治的内容。这一时期，针刺处方更加多样，不单重视局部取穴，远近配穴、俞募配穴等处方配穴理论更加完善。

  从存世文献来看，在先秦时期，灸法已应用于耳聋、目痛、腰痛、肝痛等近百种不同疾病。灸治眩晕的记载，目前见到的最早记载是《黄帝明堂灸经》，书中有17篇记载了灸法治眩晕的内容，涉及百会、涌泉、上星等17个腧穴。详细记载了腧穴的取穴法、主治，还注明了灸量。施灸量从一壮到七壮不等，均为单数。孙思邈《备急千金要方》中灸法已不单用艾叶，采用艾药结合的方法，如隔蒜灸、黄土灸、隔盐灸等，且注重施灸顺序、灸量，施灸壮数可多至几百壮。《外台秘要·孔穴主对法》记载了灸前顶、陶道用来治疗眩晕。宋代医籍收集了大量的灸疗内容。腧穴治疗眩晕不单用灸疗，也记录了针刺方法与针刺深度，针与灸结合治疗眩晕已广泛应用于临床。明代，针灸学家辈出，杨继洲的《针灸大成》、徐凤的《针灸大全》、高武的《针灸聚英》、张介宾的《类经图翼》、汪机的《针灸问对》等，都记载了灸治眩晕的内容，对针灸治疗眩晕医学传承有着承上启下的作用。清代，关于灸治眩晕的记录出现在《神灸经纶》《经验丹方汇编》《续名医类案》中。文中既有单穴处方又有多穴处方。放血治疗眩晕始见于《灵枢·五邪》，提出

眩晕

"时眩，取之涌泉、昆仑，视有血者，尽取之"。该条文献被后世医家广泛引录。刮痧治疗眩晕的记载多出现在清代医籍中，操作方法发展出指刮法、棉线刮法、铜钱刮法、瓷器刮法等数十种之多。刮痧所使用的润滑剂，多为油类，其次为水、酒类等。此时期，刮痧法得到了广泛普及。

药物外治法主要包括药物熏洗、外敷、膏摩等方法。《外台秘要》中有冷水淋头治眩冒欲倒的记载。《太平圣惠方·治风头痛诸方》记载了药物洗头治疗风头痛眩晕，后世医书多引录此条。至明代《普济方》多处记载熏蒸眼部或药汁洗眼、点眼治疗头晕目眩。《五十二病方》已有中药外敷的记载。晋代黑膏药问世，葛洪《肘后备急方》，除治疗多种病症附有涂敷方外，已有贴敷法与针灸穴位结合，是进行穴位贴敷的最早记载。唐代《备急千金要方》《外台秘要》等，都汇集了大量有效的贴敷方药。《备急千金要方·升麻汤》记载芸苔叶治疗丹毒伴见眩晕的验方，被后世广泛传抄。《太平圣惠方》和《圣济总录》两书，载有治疗眩晕的贴敷方剂颇多。至明清时期，吴师机《理瀹骈文》中列举了膏药治疗眩晕的例子，且对眩晕的发生机理进行了探讨与鉴别。吴师机认为外敷的药物选择要选择气味雄厚，能够通经走络，开窍透骨，拔毒外出，若要用补药，必选血肉有情之品。

总之，先秦两汉时期是中药外治眩晕的萌芽期，隋唐至宋金元时期中药外治眩晕也得到了迅速发展，明清时期是中药外治眩晕的成熟期。从具体施治方法来看，两汉至魏晋时期，腧穴以四肢部、躯干部腧穴为主，主要应用足太阳膀胱经腧穴、足厥阴肝经腧穴、足少阴肾经腧穴、足少阳胆经腧穴。隋唐之后开始重视头项部局部取穴与远近配穴治疗眩晕，取穴较少，单穴处方居多。特定穴应用较多，以五输穴、背俞穴、募穴、八脉交会穴为主。外治法简便效验，是中医治疗特色与优势之一，全面而系统地整理挖掘眩晕病的外治技术，对现代临床防治眩晕具有重要的现实价值。

第七章

预防调护

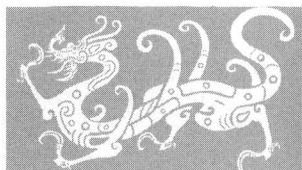

调护法则

《寿亲养老新书·卷之一·医药扶持第三》：常见世人治高年之人疾患，将同年少，乱投汤药，妄行针灸，以攻其疾，务欲速愈。殊不知上寿之人，血气已衰，精神减耗，危若风烛，百疾易攻。至于视听不至聪明，手足举动不随，其身体劳倦，头目昏眩，风气不顺，宿疾时发；或秘或泄，或冷或热，此皆老人之常态也。不顺治之，紧用针药，务求瘥瘳，往往因此别致危殆。且攻病之药，或吐或汗，或解或利。缘衰老之人，不同年少真气壮盛，虽汗吐转利，未至危困。其老弱之人，若汗之，则阳气泄。吐之，则胃气逆；泻之，则元气脱，立致不虞。此养老之大忌也。

《寿亲养老新书·卷之一·秋时摄养第十一》：其新登五谷，不宜与食，动人宿疾。若素知宿患，秋终多发，或痰涎喘嗽，或风眩痹癖，或秘泄劳倦，或寒热进退。计其所发之疾，预于未发以前，择其中和应病之药，预与服食，止其欲发。

《四明心法·中风》：其有头目眩晕难开，开即见居室百物俱倒转，胸中漾漾，恶心欲吐，即类中风之渐也。（急须节饮食、戒七情、远房事，以预防之）

第二节
导引

眩
晕

　　《诸病源候论·卷之二·风病诸候下·风头眩候》：《养生方·导引法》云，以两手抱右膝，着膺，除风眩。又云：以两手承辘轳倒悬，令脚反在其上元。愈头眩风癫。坐地，舒两脚，以绳绊之，大绳绊讫，拖辘轳上来下去，以两手挽绳，使脚上头下，使离地，自极十二通。愈头眩风癫。久行，身卧空中，而不堕落。又云：一手长舒，令掌仰；一手捉颐，挽之向外。一时极势，二七，左右亦然。手不动，两向侧，极势，急挽之，二七。去颈骨急强、头风脑旋、喉痹，膊内冷注、偏风。

　　又云：坐地，交叉两脚，以两手从曲脚中入，低头，叉手项上。治久寒不能自温，耳不闻声。又云：脚着项上，不息十二通，愈大寒不觉暖热，久顽冷患，耳聋目眩病。久行即成法，法身五六，不能变也。又云：低头，不息六通。治耳聋、目癫眩、咽喉不利。又云：伏，前，侧牢，不息六通。愈耳聋目眩。随左右聋伏，并两膝，耳着地，牢，强意多用力至大极。愈耳聋目眩病。久行不已，耳闻十方，亦能倒头，则不眩也。八件。有此术，亦在病疾难为。

　　《保生心鉴·太清二十四气水火聚散图序》：行功：每日丑寅时，正坐，拗颈，左右顾，两手左右托，各三五度，吐纳，叩齿，咽液。治病：胸胁积滞，虚劳，邪毒，腰痛不可俯仰，嗌干，面尘，脱色，胸满，呕逆，飧泄，头痛，耳无闻，颊肿，肝逆，面青，目赤肿痛，两胁下痛引小腹，四肢满闷，眩冒，目肿痛。

　　《养生导引法·风痹门》：十法：凡人常觉脊倔强而闷，仰面，努膊并向上，头左右两向挪之，左右三七，一住，待血行气动定，然始更用。初缓后急，不得先急后缓。若无病人，常欲得旦起、午时、日没三辰，如用，辰别二七。除寒热病，脊腰颈项痛，风痹。两膝颈头。以鼻纳气，自极七息。除腰痹背痛，口内生疮，牙齿风，头眩尽除。

　　《养生导引法·补益门》：导引行气法：常以子后、午前，解发东向，握固不息一通，举手左右导引，手掩两耳，令发黑不白。卧引为三，以手指掐项边脉三通，令人目明。东向坐，不息五通，以两手中指点口中唾之二七，相摩拭目，令人目明。东向坐，不息三通，以手捻鼻两孔，治鼻宿息肉愈。东向坐，不息四通，啄齿无通数，治齿痛。伏，前侧卧，不息六通，愈耳聋目眩。还卧，不息七通，愈胸中痛咳。抱两膝自企于地，不息八通，愈胸以上至头颈耳目咽鼻邪热。去枕，握固不息，自企于地，不息九通，东首，令人气上下通，微鼻内气，愈羸，不能从阴阳。法，大阴勿行之。

入水法：入水，举两手臂不息，不没法。向北方箕踞，以手掩足五指，愈伏兔瘘尻筋急，箕踞，以两手从曲脚入据地，曲脚加其手，举尻，其可用行气，愈淋沥，乳痛。举脚交叉项，以两手据地，举尻持任，息极，交脚项上。愈腹中愁满，去三虫，利五脏，快神气。蹲踞，以两手举足，蹲极横，治气冲肿痛，寒疾入上下，致肾气。蹲踞，以两手举足五指，低头自极，则五脏气总至，治耳不闻，目不明，久为之，则令人发白复黑。正偃卧，卷两手即握，不息，顺脚跟，据床。治阴结，筋脉麻痿累。以两手还，踞着腋下，治胸中满，眩，手枯。反两手据膝上，仰头像鳖取气，致大黄元气至丹田，令腰脊不知痛。手大拇指急捻鼻孔，不息，即气上行致泥丸脑中，令阴阳从数，至不倦。以左手急捉发，右手还项出，所谓血脉气各流其根，闭巨阳之气，使阴不溢，信明皆利阴阳之道也。正坐，以两手交背后，名曰带缚。愈不能大便，利腹，愈虚羸。坐地，以两手交叉其下，愈阴满。以两手捉绳辘轳倒悬，令脚反在其上，见愈头眩风癫。以两手牵反着背上挽绳自悬。愈中不转，精食不得下。以一手上牵绳，下手自持脚，愈尻久痔及有肿。坐地，直舒两脚，以两手叉挽两足，自极。愈肠不能受食，吐逆。

《养生导引法·口齿门》：三法：凡人觉脊背皆倔强，不问时节，缩咽膊内，仰面努膊并向上，头左右两向按之，左右二七，一住。待血行气动定，然始更用，初缓后急，不得先急后缓。若无病人，常欲得旦起、午时、日没三辰，如用，辰别二七。除寒热病，脊腰颈项痛，风痹，口内生疮，牙齿风，头眩，终尽除也。

《福寿丹书·二福延龄篇·附调气治诸病法》：掩耳治头眩法：邪风入脑，虚火上攻，则头目昏旋，偏正作痛，或中风不语，半身不遂，亦由此致。治之须静坐，身升闭息，以两手掩耳，摇头五七次，存想元神，送上泥丸，以逐其邪，自然风散邪去。张元素真人未得道时，头目昏旋，偏正头痛，用还丹之法，不十功即痊。此法不止是治，须无病行之，添补髓海，精洁神宫，久视长生之渐。

《急救广生集·卷一慎疾法语·十二段动功》：鸣天鼓：将两手掌掩两耳窍，先以第二指压中指弹脑后骨上，左右各二十四次，既能聪耳，又能去头眩。

《养生秘旨·健脾胃法》：《内经》云：人身背项下七节之旁，内有小心。小心者，命门也，男子藏精，女子系胞，常借胃土之功，胃弱则不能振精。精者，五谷之华，凡不寐、多思、手心热耳鸣、目眩诸火症，皆相火也。治之之法，一搓一兜，左右换手，九九数足，真精不走。一日之内，辰戌丑未四时，食后净室端坐，鼻收气闭住，左手将外肾连囊向上紧兜，右手在脐之上，心之下，用力横搓。默数三十遍，气急，口作嘻字吐出，调息再行，如此九次。却换右手兜，左手搓，亦九次。久行脾胃大健，精力强壮，饮食多进。

饮食宜忌

一、饮食调护

《太平圣惠方·卷第二十二·治风头旋诸方》：治风头旋，菊花酝酒方。甘菊花（开者）。上件药，九月九日取曝干者作末，以糯米馈中蒸熟，每一斗米，用五两菊花末，溶拌如常酝法，多用细曲为良，候酒熟即压去滓，每暖一小盏服。

《食物本草·卷一·菜类》：葱，叶温，白与须平，味辛，无毒。主明目，补中不足。其茎白入手太阴经、足阳明经，可作汤……疗霍乱转筋、奔豚气、脚气、心腹痛、目眩及心迷闷，止衄，杀一切鱼肉毒。

决明菜，明目清心，去头眩风。味甘，温。苗高三二尺，春取为蔬。花、子可点茶，又堪入蜜煎。

假苏，味辛，温，无毒……能发汗，动渴消，除冷风，治头风眩晕、妇人血风等为要药。治产后血晕并产后中风身僵直者，捣为末，童便调，热服，口噤者挑齿灌之，或灌鼻中，神效。

东风菜，味甘，寒，无毒。主风毒壅热，头痛目眩，肝热眼赤。入羹臛煮食甚美。此菜生平泽，茎高二三尺，叶似杏叶而长，极厚软，上有细毛，先春而生，故有东风之号。

《食物本草·卷二·果类》：松子，味甘，温，无毒。主风寒气，虚赢少气，补不足。服食有法，《列仙传》言，偓佺好食松子，能飞走及奔马。一种海松子，主骨节风，头眩，去死肌白发，散水气，润五脏，不饥。

《食物本草·卷三·兽类》：犍牛，黄者，肉平。一云，温，无毒。一云，微毒……脑，主消渴风眩。

兔肉，味辛，平，无毒。主补中益气。又云，寒，主热气湿痹，治消渴。久食弱阳，损元气血脉，令人阴痿。与姜同食，令心痛。妊娠不可食，令子缺唇。头骨，主头眩痛颠疾。

《食鉴本草·卷上·兽部》：驴肉，味甘，微凉，无毒。黑者最凉。疗风狂，解心烦，治忧愁不乐。头味甘，微凉。黑者为上。治头风眩晕，口眼歪斜，语言蹇涩，一身动摇，筋骨酸疼，心肺浮热。用驴头一个，燖洗去毛，蒸令烂熟，细切，少助以五味食之。

羊肉，味甘，大热，无毒。治五劳七伤，脏气虚寒，腰膝羸弱，壮筋骨，厚肠胃。头，性微凉，治胃蒸脑热，头眩目昏，及小儿惊痫。

《调疾饮食辨·卷四·果类》：松花，取花上黄粉点茶，别是一般风味。但不能停久，和白糖作饼，稍可久留。性能润肺。酿酒服可疏风。取初抽嫩心，状如鼠尾者，捣碎浸酒服，治风眩头运，肿痹，皮肤痛急。（出《元和纪用经》）

二、饮食禁忌

《备急千金要方·卷第十四·小肠腑》：食禁。虎、兔、龙、蛇、马、羊、猴、鸡、犬、猪、鼠、牛，上十二相属肉物，皆不得食，及以为药。牛黄、龙骨齿用不可废。

《寿亲养老新书·卷之一·冬时摄养第十二》：三冬之月，最宜居处密室，温暖衾服，调其饮食，适其寒温。大寒之日，山药酒、肉酒，时进一杯，以扶衰弱，以御寒气，不可轻出，触冒寒风。缘老人血气虚怯，真阳气少，若感寒邪，便成疾患，多为嗽、吐逆、麻痹、昏眩之疾。炙煿煎炒之物，尤宜少食。

《食物本草·卷上·谷类》：荞麦，味甘平，寒，无毒。实肠胃，益气，久食动风，令人头眩。

《本草蒙筌·卷之五·谷部·荞麦米》：味甘，气平、寒……和猪羊肉食，脱落须眉。久食尤当忌之，动风令人眩晕。

《本草纲目·禽部第四十八卷·雉》：（雉肉）不与胡桃同食，发头风眩晕及心痛。

起居宜忌

《备急千金要方·卷第二十七养性·居处法第三》：新沐发讫，勿当风，勿湿萦髻，勿湿头卧，使人头风眩闷，发秃面黑，齿痛耳聋，头生白屑。

眩
晕

《保生要录·论居处门》：久枕治头风、目眩、脑重、冷痛、眼暗、鼻塞，兼辟邪。蔓荆子（八分），甘菊花（八分），细辛（六分），吴白芷（六分），白术（四分），芎䓖（六分），通草（八分），防风（八分），藁本（六分），羚羊角（八分），犀角（八分），石上菖蒲（八分），黑豆（五合，拣择挼令净）。上（前）件药细锉，去碎末，相伴令匀。以生绢囊盛之，欲达其气。次用碧罗袋重盛，缝之如枕样，纳药直令紧实，置在盒子中。其盒形亦如枕，纳药囊令出盒子唇一寸半已来。欲枕时揭去合盖，不枕即盖之，使药气不散。枕之日久渐低，更入药以实之，或添黑豆，令如初。三五月后，药气歇则换之。初枕旬日或一月，耳中微鸣，是药抽风之验。

《寿世青编·卷上·养肝说》：夫肝者，魂之处也，其窍在目，其位在震，通于春气，主春升发动之令也。然木能动风，故经曰：诸风掉眩，皆属于肝。又曰：阳气者，烦劳则张，精绝辟积于夏，使人煎厥。设气方升，而烦劳太过，则气张于外，精绝于内。春而邪辟之气，积久不散，至夏未瘥，则火旺而真阴如煎，火炎而虚气逆上，故曰煎厥。按《脉解论》曰：肝气失治，善怒者，名曰煎厥。戒怒养阳，使生生之气相生于无穷。又曰：大怒则形气绝，而血菀于上，使人薄厥。菀，结也。怒气伤肝，肝为血海，怒则气上，气厥则绝，所以血菀上焦，相迫曰薄，气逆曰厥，气血俱乱，故曰薄厥。积于上者，势必薄而吐也。薄厥者，气血之多而盛者也。所以肝藏血，血和则体泽，血衰则枯槁，故养肝之要在乎戒忿，是摄生之第一法也。

《齐山草堂医案·上卷·眩晕》：真阴不足，肝阳内扰，时欲眩晕不省，脉沉细而神委顿。此关本元之候，未易霍然，以静养勿烦为嘱。

《江泽之医案·三十六虚损（附劳证）》：操劳过度，心阳暗吸肾阴，肾水不涵肝木，遂令肝阳化风，头目眩晕，心悸荡漾，入夜寤不成寐，时而筋惕肉瞤，乃内伤之征。必须恬淡虚无，安静幽闲，庶与药饵兼功。

【评述】

中医学提倡预防为主，并融预防保健、疾病治疗和康复养生为一体，提倡"未病先防、既病防变"和"瘥后防复"的"三防"思想。临证眩晕病常反复发作，且随着年龄的增长呈现增多趋势。因此，发挥中医药预防调护优势，减少疾病的复发，控制病情的进一步加重，具有十分重要的现实意义。历代医籍中记载的眩晕病预防调护方法，主要包括调护法则、导引、饮食宜忌、起居宜忌与精神调摄。

调护法则：年老体弱之人，常见身体劳倦，头目昏眩，宿疾时发，或秘或泄，或冷或热等现象，不可乱投汗吐下之汤药，亦不可妄行针灸，以攻其疾，否则元气脱，立致不虞。此养老之大忌也。眩晕病常秋终反复发作，临证可预于未发以前，择其中和应病之药，预与服食，止其欲发。若头目眩晕不能得到及时治疗，可发展成为类中风，平时生活中应节饮食，戒七情，远房事，以预防之。

导引：导引是古代防病治病的一种自我保健疗法，文献典籍对其记载颇多，尤其是隋代巢元方的《诸病源候论》不载方药，专载养生方导引法而独具特色。其中《诸病源候论·风头眩候》中就记载了多种的导引方法。明代医家胡文焕撰写的《养生导引法》为导引专著。全书列病症二十七门，精选了简易、有效的各种防病治病、强身养老的导引方法近120种，对同一病症，列出多种导引方法。书中保存一些与眩晕相关的导引方法，具有较高的学术和实用价值。导引术具有简便安全的特色，是中医学"治未病"的重要内容，值得系统整理，深入挖掘。

饮食宜忌：饮食是人体维持生命活动必不可少的物质来源，合理搭配膳食或在食物中添加适当的药物，制成可口的菜肴，通过日常饮食可达到防病治病的目的。同理，不合理食用某些食物也可能诱发疾病的发生或加重病情。古籍中记载了与眩晕有关的饮食宜忌的知识，主要包括饮食调护与饮食禁忌两类。其中《太平圣惠方》中所载的菊花酒、《调疾饮食辨》中的松花酒等，制作简便，值得进一步研究推广。此外，《备急千金要方》中明确提出了眩晕的"食禁"，指出十二相属肉物皆不得食；《食物本草》提出，久食荞麦易动风，令人头眩。这些认识被后世医籍广泛转载。

起居宜忌：起居有常是中医养生的基本原则，强调起卧作息和日常生活的各个方面有一定的规律并合乎自然界和人体的生理常度。这一原则要求人们起居作息、日常生活要有规律。古人认为沐浴之后，就注意防风，应尽快擦干头发，更不可湿着头发睡觉，否则容易引发风头眩病。古籍中还记载了防治眩晕的药枕配方、制作方法及使用注意。

精神调摄：精神情志是在脏腑气血的基础上产生的，为人体生理活动的表现之一。精神调摄养生是传统养生术中的重要措施。《素问·至真要大论》曰："诸风掉眩，皆属于肝。"肝藏血，血和则体泽，血衰则枯槁，故古人提出养肝之要在乎戒念，应恬淡虚无，安静幽闲。

第八章

医案荟萃

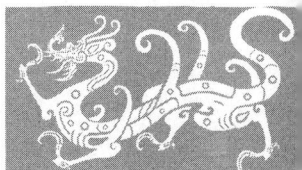

《医说·卷第二·针灸》

针愈风眩。秦鸣鹤为侍医,高宗苦风眩,头重,目不能视,武后亦幸灾异,逞其志。至是疾甚,召鸣鹤、张文仲诊之。鸣鹤曰:风毒上攻,若刺头出少血即愈矣。天后自帘中怒曰:此可斩也,天子头上岂是试出血处耶!上曰:医之议病,理不加罪,且吾头重闷,殆不能忍,出血未必不佳。命刺之。鸣鹤刺百会及脑户,出血。上曰:吾眼明矣。言未毕,后自帘中顶礼拜谢之,曰:此天赐我师也。躬负缯宝,以遗鸣鹤。

《医说·卷第四·头风》

头眩。有人苦头眩,头不得举,目不得视积年。华佗使悉解衣,倒悬,令头去地三寸,濡布拭身体,令周匝,视诸脉,尽出五色。佗令弟子以铍刀决脉,五色血尽,视赤血出,乃下,以膏摩,被覆,汗出周匝,饮以葶苈散而愈。(《三国志》)

《医学纲目·卷十一肝胆部·眩》

〔丹〕一男子,年七十九岁,头目昏眩而重,手足无力,吐痰口口相续,左手脉散大而缓,右手缓而脉大不及于左,重按皆无力,饮食略减而微渴,大便三四日一行。众人皆与风药,至春深必死。予曰:此皆大虚证,当以补药作大剂服之。众怒而去。余教用人参、黄芪、当归身、芍药、白术、陈皮,浓煎作汤,使下连柏丸三十粒,如此者服一年半,而精力如少壮时。连柏丸,冬加干姜少许,余三时皆依本法,连柏皆姜汁炒为细末,又以姜汁煮糊为丸。

《滇南本草·第二卷·鹅肠菜》

昔一妇人得头晕病,每发头眩晕,眼见黑花,恶心呕吐,饮食不下,后得此方,服效。鹅肠菜(不拘多少),猪肚(一个),煎食二次痊愈。

《明医杂著·卷之四·风症》

一妇人,体肥胖,头目眩晕,肢体麻木,腿足痿软,自汗,声重,其脉滑数,按之沉缓。此湿热乘虚,脾气下流于肾肝之部也。用清燥汤、羌活汤渐愈,更佐以加味逍遥,全愈。

《医学正传·卷之三·虚损》

本邑在城金儒元,国子生也,年五十余,身略瘦,十年前得内伤夹外感证,一医用发表疏利之剂,十数日后,热虽退而虚未复,胸中痞满,气促眩运,召予治。以补中益气汤,间与东垣消痞丸、陈皮枳术丸等药调理而安,但病根未尽除而住药,故眩运或时而举,不甚重来。延至此年,因往杭城跋涉辛苦,而兼色欲之过,还家眩运大作。历数医,皆与防风、羌活、荆芥、南星、半夏、苍术等去风散湿消痰之剂,病愈重,一日十数次厥去,片时复苏,凡动或转侧,即厥不知人事。举家徨徨叫哭,召予治,诊其六脉皆浮洪而濡。予晓之曰:此气血大虚证,幸脉不数而身无大热,不死。但恐病愈后,而有数年不能下榻行动。病者曰:只要有命,卧亦甘心。与大补气血之药，倍人参、黄芪，或加附子引经，合大剂一日三，又煎人参膏及作紫河车丸、补阴丸之类间服，如此调理二月余，服煎药二百余，丸药三五料，用人参五六斤，其证渐不厥，饮食如故，但未能行动耳。

次年闻王布政汝言往京师，道经兰溪，以舟载去彼，俟候求诊。王公曰：此证阴虚，风痰上壅，因误服参、芪多，故病久不愈。立方以天麻、菊花、荆芥、川芎等清上之药，亦未见效，住药。后越五六年，方得起而步履如初。儒元不思昔日病剧而借参、芪等药之功，遂以王公之语，归咎于予用药之误。噫！彼时若非峻补，何以得一儒元见王公耶。呜呼！此诚得鱼忘筌、得兔忘蹄也，可忘叹哉。

《石山医案·附录·石山居士传》

侍御泾县萧君吉夫，年逾五十，患眩晕，溲涩体倦，梦遗心跳，通夜不寐，易感风寒，诸药俱不中病。居士诊之，脉或浮大或小弱无常，曰：此虚之故也。丹溪云：肥人气虚，宜用参芪。又云：黑人气实，不宜用之。果从形欤，抑从色欤？居士熟思之，色虽黑而气虚，当从形治。遂以参、芪为君，白术、茯苓、木通为臣，山栀子、酸枣仁、麦门冬为佐，陈皮、神曲为使，煎服。晨吞六味地黄丸，夜服安神丸，逾年病安。

学士篁墩程先生，形色清癯，肌肤细白，年四十余。患眩晕，四肢倦怠，夜寐心悸言乱，或用加减四物汤，甘寒以理血，或用神圣复气汤，辛热以理气，又或作痰火治，或作湿热治，俱不效。遣书请居士诊之，脉皆沉细不利，心部散涩。曰：此阴脉也。脾与心必因忧思所伤，宜仿归脾汤例，加以散郁行湿之药。先生喜曰：真切，真切。服数帖，病果向安。一夕，因懊恼忽变，急请诊视。脉三五不调，或数或止，先生以为怪脉。居士曰：此促脉也，无足虑焉。曰：何如而脉变若此？曰：此必怒激其火然也。先生哂曰：子真神人耶！以淡酒调木香调气散一匕，服之，其脉即如常。

《伤寒选录·卷三·头眩眩冒十三》

曾治一妇人，服藿香正气三剂，汗出过多，头眩身摇，发热脉虚数，遂用人参养荣汤，倍加人参为主，加天麻，少佐酒炒黄柏，二服而愈。易老曰：头旋目黑，非天麻不能除，故加之，少加黄柏，以救肾水也。

《丹溪治法心要·卷三·头风第三十五》

一膏粱人，头风发即眩重酸痛，二陈加荆芥、南星、酒芩、防风、苍术、台芎、姜，水煎服。后复以酒芩、南星、半夏各一两，皂角灰一钱，乌梅二十个。用巴豆十粒同梅煮过，去豆不用，将梅同前药为末，姜曲丸，津咽下。

《医方集略·卷之三·痰门》

一妇受娠十月，一日忽眩晕喘满，其脉皆大，唯右寸关浮滑，因与导痰汤加腹皮、苏子、姜煎，大剂二服，腹大痛，所下皆败痰瘀血，以二陈加白术、芍药、抚芎、香附清剂调之，数日，乃与百子建中丸一料而愈。

《医方集略·卷之三·眩运门》

又有一人，忧劳生疾，发作眩晕，眼中生花，六脉俱豁大。法曰：平人脉大为劳，以十全大补去桂倍姜汁、生地、黄连、麦门、五味子、酒黄柏、知母，十剂眩止。

《名医类案·卷第二·郁》

括苍吴球，治一宦者，年七十，少年患虚损，素好服补剂。一日，事不遂意，头目眩晕，精神短少。请医调治，遂以前症告之，谓常服人参养荣、补中益气等汤，每帖用人参三五钱，其效甚速。若小可服之，茶汤耳。医者不察，遂以前方倍以人参、熟地，弗效。都以为年高气血两虚，当合固本丸，与汤丸并进，可以速效。服之数服，筋脉反，加以气急。吴诊其脉，大力薄。问有病情，因得之，曰：先生归休意切，当道欲留，岂无抑郁而致者乎？况公有年，气之所郁，医者不审同病异名、同脉异经（二句妙）之说，概行补药，所以病日加也。病者叹曰：斯言深中予病。遂用四七汤，数服稍宽，气血和平，浃旬而愈。

《名医类案·卷第三·痰》

吴茭山治一男子，瘦弱，因卧卑湿之地，遂得溢饮之证，头目眩晕，羞日光，寒热时作（痰能作寒热，信然），四肢历节疼痛（四肢历节疼痛，乃湿饮流注关节。合罗案四肢病看之方妙。处以大羌活汤。大羌活汤方：羌活、独活、升麻、灵仙、防风、苍术、当归、甘草、泽泻、茯苓）。医作风治，或作虚治，将及半年，俱不效。吴诊脉，曰：寸口脉沉而滑，两尺弦，此溢饮，湿痰也，但汗吐之。诸医以病者虚羸，当用补法，谓汗吐必死。吴曰：此溢饮，当发其汗。遂以控涎丸一服。（控涎丸方：川乌、制半夏、僵蚕、全蝎、甘遂、铁粉，生姜汁打糊为丸，朱砂为衣，姜汤下）却用爆干绵子一斗燃之，以被围之，勿令气泄，令患人坐薰良久，倏然吐出黑痰升许，大汗如雨，痛止身轻，其病遂愈。

《名医类案·卷第七·耳》

橘泉治一人，病头眩，两耳鸣，如屯万蜂，中甚痛，心挠乱不自持。医以为虚寒，下天雄矣。翁曰：此相火也，而脉带结，是必服峻剂以劫之。急与降火升阳补阴之剂，脉复病愈。

《莲斋医意立斋案疏·卷下·脾肾亏损头眩痰气等症》

大尹祝支山，因怒头晕，拗内筋挛，时或寒热，日晡热甚。此肝火筋挛，气虚头晕，用八珍加柴胡、山栀、丹皮，二十余剂而愈。

《孙文垣医案·卷二三吴治验·董老夫人眩晕》

大宗伯董浔老夫人，常眩晕，手指及肢节作胀。脉右寸软弱，关滑，左脉弦长，直上鱼际，两尺皆弱，此亢而不下之脉。《难经》所谓木行乘金之候也。总由未生育而肝经之血未破尔。《内经》云：诸风掉眩，皆属肝木。兼有痰火，治当养金平木，培土化痰。以白术半夏天麻汤，正与此对。服两帖而眩晕平。再与六君子汤加天麻、白僵蚕以治其晕，加白芍药以泻肝，麦门冬、人参以补肺金，麦芽、枳实、神曲、苍术以健脾，使宿痰去而新痰不生。少用黄柏二分为使，引热下行，令不再发。

《孙文垣医案·卷三新都治验·程姬年八旬头晕脚软大便溏泄小水淋沥》

程宅一老姬，年八十余，常头晕脚软，撑载上身不起，行须人扶，否则眩晕，跌仆，大便溏泄，小水淋沥。此下元虚惫所致，以人参、黄芪、白术、薏苡仁（各二钱），山茱萸、杜仲、茯苓（各一钱），陈皮、山药、粉草（各八分），八帖而愈。

《孙文垣医案·卷五宜兴治验·吴官詹少溪翁有酒积而频伤怒，致右胁之火冲上作痛，耳鸣眩晕大便艰涩》

吴官詹少溪翁，原有酒积，且频伤于怒，致右胁之火冲上作疼，耳鸣眩晕，大便艰涩，脉右寸关滑数，左弦数。以当归龙荟丸加牛胆南星治之而愈。

《赤水玄珠·第十六卷·眩晕门》

妇人患头风眩者，十居其半，每发必掉眩如在车上，盖因血虚肝有风热故耳。余尝取此方以授人，比他药捷而效速。名曰芎莶散。

川芎（一两）　川归（三两）　羌活　旋覆花　蔓荆子　细辛　石膏　藁本　荆芥穗　半夏曲（炒）　防风　熟地　甘草（各半两）

每五钱，姜三片，水煎温服。

《万病回春·卷之四·眩晕》

大学士中玄高公，患头目眩晕，耳鸣眼黑如右风云中，目中溜火。一医以清火化痰，一医以滋补气血，俱罔效。余诊六脉洪数，此火动生痰。以酒蒸大黄末三钱，茶下。一服而愈。盖火降则痰自消矣。

《证治准绳·杂病·第七册·七窍门上·目》

有少年苦眩运眼花，常见一镜子，赵卿诊之曰：来晨以鱼鲙奉候。及期延于内，从容久饥，候客退方得攀接，俄而台上施一瓯芥醋，更无他味，少年饥甚，闻芥醋香，径啜之，逡巡再啜，遂觉胸中豁然，眼花不见。卿曰，郎君吃鱼鲙太多，芥醋不快，又有鱼鳞在胸中，所以眼花，故权诳而愈其疾也。

《证治准绳·女科·卷之二杂证门上·头痛》

妇人患头风者，十居其半，每发必掉眩，如在车船上。盖因血虚，肝有风邪袭之尔。予尝处旋覆花汤，此方修合服之，比他药甚效。

川芎　当归（去芦）　羌活（去芦）　旋覆花　细辛（去苗）　蔓荆子　防风（去芦）　石膏藁本（去芦）　荆芥穗　半夏曲　干地黄　甘草（炙，各半两）

《本草汇言·卷之一·草部（山草类）·天麻》

缪氏方：治一人卒然眩晕，不能起坐。细论其人，好嗜烧酒，饮食少进。仲淳曰：此中气虚而酒热之气上升也。用天麻三钱，白术二钱，人参一钱，黄连一钱，甘草五分，一剂即定。

《程原仲医案·医按卷一》

原任黄州太守潘公（讳元和，华亭人），庚戌岁以补官入京，常头目眩运，步履不稳。诊两手脉俱豁大无力，关脉多滑。公曰：吾老年体虚，但以十全大补汤为主。予曰：公常用乎？曰：

然。曰：然则服后眩运减乎？曰：否。但觉体健而已。予曰：脉大无力虽属血虚，然关脉多滑，滑则多痰。眩运者，痰证也，无痰不作眩运也。徒补而不清痰，此眩运所以不去也。眩运不去，步履何由而安？且熟地黄滞隔生痰之药，肉桂助火邪之品，皆用之不善也。问：用何药？曰：公体虚痰，必补中兼清。用六君子汤加菊花、川芎（酒炒）、黄芩。如此服一二十剂，前证悉减。再照上方加当归、白芍药，修合作丸，调养而愈。

《程原仲医案·医按卷二》

太史成公（讳基命，元城人），壬子岁入京，忽患眩运如中风状。诊脉两寸并左关皆弦，右关甚滑。此痰证，非中风也。脉弦，亦少有风耳。用陈皮、半夏、胆南星、黄芩、川芎、白芷、防风、荆芥、天麻、茯苓、枳壳、甘草，加姜煎服愈。

家叔（讳寰）庚戌夏任兵部郎中时，忽患头目眩运，两目角微似抽掣状。诊脉，左手浮大无力，但寸口微弦，右寸尤多滑。予曰：此血虚有痰兼风之候。必先治其痰，后大补其虚可也。用二陈汤加胆南星、黄芩、川芎、天麻、白芷、荆芥、当归、白芍药、茯苓、枸杞等药，再用大补剂而愈。

《陆氏三世医验·卷一第一世·矜惧发病似中风四》

长兴林中尊，年逾五旬，因送按台回县，舟中便觉身体倦怠，头目眩运，比至衙，即头振动摇，欲语不能出声，喉中喘急。众医齐集，所投者，唯以牛黄苏合丸、大小续命汤而已。予适在省中，令人急追，及至，已旬日矣，诸症如故。予诊之六脉沉缓而弱，左关尺尤甚。此肝肾经虚，精气暴脱之症也。及审所以发病之由，乃因按院临湖，严厉特甚，动辄督过，自迎接行香，以至考察起行，唯恐失错，劳烦之极，归即病作焉。予思《内经》云：诸风掉眩，皆属于肝。刘河间曰：此非外来风邪，由将息失宜，肾水不足，心火亢甚所致。且《内经》又云：诸逆冲上，皆属于火。今振动喘逆，非诸风掉眩与诸逆冲上乎？此必由肾气不足，无以制火故也！其公子及在衙之人俱曰：老爷平日极其保养，何为肾虚？予曰：人至中年之际，肾气原自不足，且《内经》曰：恐伤肾。恐惧不已，火起于肾。今大人趋承按院，矜持太过，损伤肾气，遂令火无所制，热极生风，故言语不能作声也。《内经》曰：恐则气下。声者，气之所发也，今气下，故声不出也。且肝肾二经之脉，俱夹舌本，则声之不出，亦二经不足之故。宜壮二经之气，以治其标，滋二经之血，以治其本。众人慑服，因处一方，枸杞为君以补肾，天麻、川芎为臣以益肝；三味虽二经之主药，然非人参无以为助，又用人参少加附子以为佐；天冬、麦冬以为使。二剂约数两，服后诸症顿减，用八味丸间服至十剂而痊愈矣。

《陆氏三世医验·卷五第三世·弃症从脉三一》

孙景阳尊正，年近五旬，向患痰火，发则头空眩晕，饮食减少，旋发旋愈，盖有年矣。迩来更甚于前，医药祈祷，靡所不至，将及月余，延予诊视。六脉洪滑而数，按之有力。其外症肢冷面赤，肌肉黄瘦，水谷不进，不时眩晕，甚则昏不知人，昼夜数发。观其现症，似不可攻，幸其脉来有神，须当弃症凭脉。乃用枳实、瓜蒌、胆星、贝母、芩、连、橘红、牙皂，搀入姜汁、竹沥，满饮巨瓯，吐痰数碗，四肢渐温；继用牛黄五分，配以蜡丸，顿服三丸，徐徐频饮，竹沥催之，腹中鸣响。后服润字丸三钱，大便去污垢若干，病势顿减。以后清火消痰、健脾养血，调理而安。

《妇科宝案·胃脘痛》

顾（氏）。天癸当绝仍来，昔壮年已有头晕，七年前秋起胃痛若嘈。今春悲哀，先麻木头眩，痛发下部，膝胫冷三日。病属肝厥胃痛，述痛引背胁，是久病络脉空隙，厥阳热气因情志郁勃拂逆，气攻乘络，内风旋动，袭入阳明，致呕逆不能进食。

《裴子言医·卷之二》

一妇头眩耳鸣、肉眮筋惕，恍惚不得寐，乍作乍止，半载矣。后乃阻经四月，小腹如怀子。医者疑其妊而安之。忽一日，下紫黑血少许，始识经闭，改用通经药数剂，腹不减，反增恶心、呕哕，粥饮下咽旋越出，咽喉焦痛，舌黑无津，众医不能解。余诊得六脉弦细而滑，两关尤甚，曰："此顽痰闭滞、血海壅瘀，月事乃阻耳。"（有把握）何以征之？其脉细而滑者，痰脉也；头眩耳鸣恍惚者，痰证也；呕吐不食者，痰客中焦也；舌黑无津、咽喉焦痛者，痰生热而然也。《素问》谓："治病必求其本。"今病本于痰，必以治痰为首务。遂投礞石滚痰丸八十丸，不动；再投七十丸，小腹微痛。次日又服如数，小腹痛不可忍。将夜半，下如猪肝四五块，每几盈尺；更下如破絮脂膜者无计；又累累若石榴子，红白攒缀，边络而下者不啻二三斗。小腹顿平，痛亦如失。其最异吐痰碗许，俱如绿草汁色，口角流涎，忽变如琴弦之坚。因忆丹溪先生谓怪病是痰，十居八九。良然，良然，时胸次未平，饮食少进。用橘红、茯苓各一钱，枳实、黄连、半夏曲各八分，水煎，入姜汁二匙，竹沥半酒杯。二剂后，以六君子汤加减，更服加味润下丸。调理逾百日乃愈，逾年生一子。

《轩岐救正论·卷四·劳力伤寒》

癸未仲秋，比邻林楚畹之母，劳力感寒，头眩发热，前医误以为太阳表证而投辛发之药，连五剂不瘥，及延余治。六脉洪缓无力，两手微见眮动。此乃过饮表剂，因致元气大虚，血不荣筋。法应温补，遂用补中益气汤，加肉桂、炒芍。两服热退身凉，脉亦敛，再剂眮动亦止。至十余日，病大便秘塞，余仍用前汤，去柴胡倍人参，加秦艽、枣仁，以大枣为引，服二剂。大便润通，小便清利，顿觉爽然。设使妄用硝黄攻泄之药，大泄真阴必致不起。

《心医集·纪验》

佟抚台命予视一将官脉，其症则头眩体弱，手足拘挛，饮食不进，药无效。予细察脉曰：此有郁血在胸，当因损致然，若此血得出，其病立愈，不则难疗也。用末药一服觉病益重，二服欲呕，三服始吐出紫血一口，继吐出黑血六七块。其病立愈。末药方：

生陈皮（末，二钱） 生附子（末，二钱） 生大黄（末，二钱） 生干姜（末，一钱）

共为细末，用好陈酒热冲，尽量服之。

《心医集·纪验》

邹副总（讳必科，号聘之，抚院大厅）患头眩，两目黄赤，四肢无力，饮食不进，诸医多用补药，病势益重。予视脉曰：风邪未清，如何用补？目赤头眩者，火也；四肢无力者，邪入筋络也；饮食不进者，用补药气扼也。整一方四服而愈。

药方：薄荷　荆芥　牛蒡子　麦门冬（去心）　胆南星　黄柏　知母　干菊　茯苓（各等分）　甘草（四分）

加姜二片，水一碗半，煎七分。

《里中医案·吴文邃真热假寒》

新安吴文邃，眩晕者三载，战栗恶寒，五月而向火。数妾拥居帷帐，屡服姜、桂，千里延余。予谓脉浮之细小，沉而坚搏，是郁火内伏，不得宣越也。用山栀三钱，黄连二钱，黄柏一钱五分，柴胡一钱，甘草五分，生姜五片，乘热呕饮之。移时而恶寒稍减，再剂而辍去火炉，逾月而起。更以六味丸、知、柏，用人参汤送下，两月全安。余知此病者，虽恶寒而喜饮热汤，虽脉细而按之搏指，灼然为内真热而外假寒，热极反兼胜己之化。以凉药热饮者，内真寒而外假热之剂也。

《里中医案·吴声宏眩仆》

新安吴声宏，荒于酒色，立辄眩仆。余诊两尺如烂绵，左关弦且急。病得之立而使内，筋与骨俱伤也。用萆薢蠲痹汤加龟板、虎骨、鹿茸，服两旬而痛若失。

《旧德堂医案》

庠生范啸凡令正，向患头眩症，六脉浮滑，服消痰顺气之药，略无效验。予曰：无痰不眩，此虽古语，然痰之标在脾，而其本属肾。《素问》曰：头痛颠疾，下虚上实，此之谓也。夫肝为乙木之本，肾为癸水之源，肾阴不充，肝火便发，上动于颠而眩作也。治法以扶脾为主，脾安则木自和，而肺金有养，金为水母，而子亦不虚，何眩晕之有？早用六君子汤加山萸、天麻，卧时服肾气丸加人参、天麻、鹿茸，服之而瘥。

《张氏医通·卷六·诸风门·眩晕》

石顽治司业董方南夫人，体虽不盛，而恒有眩晕之疾，诊其六脉皆带微弦，而气口尤甚。盖缘性多郁怒，怒则饮食不思，恒服消导之味，则中土愈困，饮食皆化为痰，痰从火化而为眩晕矣，岂平常肥盛多湿之痰可比例乎？为疏六君子方，水泛为丸，服之以培中土，中土健运，当无敷化不及，留结为痰而成眩晕之虑，所谓治病必求其本也。

又治松陵贡士吴友良，年逾古稀，头目眩晕，乃弟周维，素擅岐黄，与补中益气数服，始用人参一钱，加至三钱，遂痞满不食，坐不得卧三昼夜，喃喃不休。仲君孝廉谦六，相延石顽往候。见其面赤，进退不常，左颊聂聂眴动。诊其六脉皆促，或七八至一歇，或三四至一歇。询其平昔起居，云是知命之年，便绝欲自保，饮啖自强，此壮火灼阴而兼肝风上扰之兆。与生料六味除去茱萸，易入钩藤，大剂煎服，是夜即得酣寝。其后或加鳖甲，或加龙齿，或加枣仁。有时妄动怒火，达旦不宁，连宵不已，则以秋石汤送灵砂丹，应如桴鼓。盛夏酷暑，则以小剂生脉散代茶，后与六味全料调理，至秋而安。

《素圃医案·卷三·诸中证治效》

巴其臣主政令眷，年未三十，遭新丧悲郁之后，忽眩晕昏仆不语，脉弦数而涩，有时手抽掣，面上发赤，喉无痰声，药亦能咽，唯昏睡不语者三日夜矣。经医数人，主风主痰主虚，与以牛黄抱龙丸，皆能咽，但终不醒。予以脉弦数，独主火中，盖木郁化火，肝火暴甚，故卒倒而无知也。经云：阴气衰于下，则为热厥。以滋肝清火，逍遥散为主。用归、芍、丹皮、柴胡、郁金、栀子、贝母、羚羊角，竹沥频灌，一日夜回苏能语而愈。嗣后遇怒仍发。

《素圃医案·卷三·男病治效》

大升典客毛兄，素有眩证，发则昏仆不知人事，一刻即苏，起则如常，积有年矣，前医皆作痰治。近因眩跌阶石，触落门牙二个，血流不止，急招诊视。牙已落矣，而人事如常。诊脉细数，两尺尤甚。问彼眩时何状，答以头一眩，便不能自主，瞬息即苏。问素有何病，答曰：梦遗三两日一次。余曰：此虚火也。阴精竭于下，阳火逆于上，龙雷之火，一发即隐。《内经》所谓煎厥也。用生地黄、熟地黄、山萸、山药、元参、菊花、菟丝子、丹皮、石斛等药为汤，丸亦如之，日服不辍。经今数年，已不发矣。

《素圃医案·卷四·女病治效》

萧俎玉兄令眷，年近三十，病头眩呕吐，饮食减少，经水不调，积年已久，因其大便秘结。真州时道，皆作血虚肝火，而以归、芍、丹皮、生地黄、麦冬、贝母治之，病益甚。甲申冬，自海陵回真州，舟中招诊。脉细紧而滑，畏寒抱火，手足麻木，十数日一发，饮食不餐，胸口一胀，即头眩呕吐，吐去痰水稍愈，隔十数日又发，遇行经而血甚少，亦不如期。以脉证相参，此气病，非血病，乃脾胃虚寒痰饮证也，所以脉紧而滑。若血病则涩矣，滋阴养血，适足益病。夫大便秘结者，津液上吐，无以润肠，乃冷秘虚秘，非燥秘也。遂用人参、白术、茯苓、半夏、炮姜、天麻、香附、生姜，以东垣白术半夏天麻汤为主，专用气药，以温胃阳，全不杂一味血药，恐助阴也。立方回真州，令其常服，两月后萧兄持煎药方来，求立丸方，谓药已中病，病愈大半。今大便反溏，非若从前之秘结，观此则非血虚燥结明矣。凡人禀气血之躯，患病不偏于气，即偏于血，不辨气血之偏，何能求效耶。

《瞻山医案·卷一·眩晕》

任汲三，年六旬，病眩晕，面色沉晦，脉濡无力，皆属气虚之证。气虚不充，故色晦脉濡。又食量较常减半，其人酒量颇大，平常可饮二十余盏亦能不醉，本年只饮两三杯便醉。此气虚之由全在脾胃，故食量减，食减则化气者少，即土虚不能生金，肺气由是而虚而眩晕。始作治宜温补脾胃，脾胃健自能纳能化，饮食必强，食强则气自壮，气壮则头晕自愈。与养中煎加黄芪、白术、附片十余剂，眩晕证愈，第饮酒仍不能多。余曰：酒量不复原，决不可止药，若止药不唯眩晕复作，恐虚损之候丛生。彼云：年逾六旬，精气已衰，恐酒量不能复原。余曰：此非由渐而至者，若是由渐而至，必是渐衰则难望其复原。此病由本年胃虚所致，非久虚精衰者比，故知必能复原。斯时饭量转眩晕愈药之力也。酒量不大，是脾胃之元气尚未充也。必须多服补药，胃气方得复健，方许病根全拔。仍将原单倍增分两，服至月余，酒量食量俱已复原，色泽力建而全安。

李荣占之子，年二十岁，忽然眩晕卒倒，约半时久方醒，时时身体倦怠，眼皮亦撑不起，口渴喜茶，不拘冷热，时醒时晕，一日眩晕三五次，诊其脉洪大有力。曾服半夏天麻白术汤无效。余思脉洪明是火盛，此眩晕卒倒，乃热盛神昏之候也。肢体倦怠者，乃火盛筋软之候也。唯口渴不拘，冷热难辨虚实。若系寒痰在中，纵喜热茶，必不能多饮。此人多饮颇爽，是火烁津液，无疑津液枯涸，故喜水济。前服半夏、天麻、白术之温燥，乃添炭红炉，必致增病，则治此证只宜降火生津，火降津生自然晕醒神清。乃与抽薪饮加麦冬、石膏，一剂略减，二剂全愈。此火盛之晕，百中一二也。余临证四十年只见此人。凡临是证，若无洪滑之脉及无明显之热证者，切不可擅用寒凉。

厉维英之妻，年三十余岁，病眩晕。前医用半夏天麻白术汤及补中益气汤旬日无效，方迎余诊。其脉四至平和，面色惨淡，精神疲倦，每日眩晕三五次不等，醒时亦曛曛不快，晕时先恶心，身上出汗，即眩晕将醒时吐痰几口。此中气不足致痰停中州之证。夫中气既虚不宜消耗，寒痰停滞大忌寒凉。前所服半夏天麻白术汤，内有神曲、麦芽、苍术、陈皮以耗气，色淡神疲之气虚人，岂能堪此耗散乎？又有猪苓、泽泻、黄柏之寒凉，恶心吐痰之中寒证，雪上可再加之以霜乎？即补中益气汤亦有升麻之凉散、陈皮之降气，二方治十余日不效者，皆此数味夺温补之功，自相矛盾之咎也。余仍用半夏天麻白术汤，减去耗气寒凉数味，加附片、砂仁、云苓。日进二剂，恶心即减半，晕亦略减，五六日全安，唯饮食尚未复原，然后解进养中煎加附片、黄芪，十余剂全安。夫同是一方，后效前不效者何也，总在求病得其本，加减得其宜也。故先哲有云：一味误投，众善俱弃。即此一证之治可鉴也。余经治眩晕唯虚寒证甚多，皆用此方及附子理中汤，或养中煎加附片，愈者不可胜纪。间有痰凝气滞于中者，乃用姜附六君子汤，略投陈皮以利气，气顺仍减去陈皮，虑其夺补气之功也。半夏天麻白术汤乃健脾燥湿之剂，治中虚眩晕所最宜者。然温补之中杂投寒凉消耗，此古人立方之不善者，自相掣肘焉。能去病后之用此方者，余前所减之药一味不可更换。

朱姓一妇，年近六旬，病眩晕。视物旋转，眼光乍黑，头似散大，脉四至濡弱，又吃饭时吞之下咽，胸中有一线痛至胃口。夫眼光乍黑，乃阳虚也。视物旋转者，乃气虚不能主持也。头似散火者，即阳虚而神不能固也。此妇尚幸下焦阳气有根，故眩晕旋爽。若下焦阳衰即成非风卒倒之危候矣。食下一线痛者，因胃中气虚，接纳不畅，涩滞而痛也。乃与温胃饮加蜜芪、附片。气涩咽滞，乃倍加当归以利之，十余剂全愈。此后凡诊食下作一线痛者，皆用此方愈者甚多。

魏焕廷，发热头痛，恶风微汗，胸中结滞，脉滑有神，头目眩晕，据病脉俱是伤风有余之证，唯眩晕似乎属虚。此因表邪闭滞，致里气不和而结胸，胸中既滞则清阳不能上达而眩晕作。治宜解表为主，兼解胸中之滞，不必治眩，与二柴胡汤加桂枝、川芎、北芥。三四剂表解外证悉愈，胸中亦畅，头目亦清爽矣。

聂恢山，咳嗽吐痰，肋下气痛，微恶寒，微发热，时作时止，前医误作伤寒，乱散乱清，其病愈剧。余察以上之证，皆属痰凝气滞。夫咳嗽吐痰，证实明显。痰凝胁下，滞则为痛。此寒热往来如疟疾状者，痰滞中焦之候也，治宜攻痰。唯脉细数者，乃阳气不足，前医妄攻使然。病者曰：此时头目眩晕，致一身无主。望速治头晕。余晓之曰：此头晕乃标病也，不必治也。本因痰塞中焦，清阳不得上升而然。与姜附六君子汤加北芥，二剂胁痛减，胸颇畅，四五剂诸证皆愈，眩晕全安。因前医误攻元气大伤，致咳嗽不能全愈。日夜间有几声，乃与寿脾煎，令久服始安。

《瞻山医案·卷四·呃逆》

任连山，年近六旬，病眩晕，头额微痛，身有微热。医见身热头痛，认作外感，药投发散，四日后方迎余诊。察其面色淡白，脉濡神疲，举动艰苦，时发呃逆，比询呃起何时，病家云：病始无呃，服药后至昨日方呃。夫色淡、神疲、脉濡者，皆阳虚之候也。病始起眩晕，乃上气不足也。额微痛者，阳明之气虚也。身发微热者，即阳虚浮于外也。一派虚证虚脉，全无外感证候，补救尚恐不及，岂堪复投克伐乎？妄投发散不啻落井下石，致气愈损，精愈伤，而呃逆作矣。斯时精败不能化气，又不能纳气，致虚微之真气不能归根，奔上而为呃逆也，此真虚脱之危症也，至次日果殁。

《不居集·上集卷之十七·附：杂证各种痰》

朱丹溪治一老人，头目昏眩而重，手足无力，吐痰相续，脉左散大而缓，右缓大不及左，重按皆无力，饮食略减而微渴，大便四日始一行。医投风药。朱曰：若是至春必死。此大虚证，宜大补之。以参、芪、归、芍、白术、陈皮浓煎，下连柏丸三十粒。服一剂后，而精力如丁年。连柏丸，姜汁炒，姜糊为丸。冬加干姜少许。

《未刻本叶天士医案·保元方案》

诊脉细涩，便血已二十余年，不时举发。近来头眩耳鸣，身若浮云，似难撑持，肉瞤肢麻。此络血下渗，营阴暗耗，厥阳无制，化风内煽。此属脏病，关系甚巨，议用填固脏阴，收摄浮阳，以息内风，是其治也。

熟地　五味　人参　茯神　龙骨　牡蛎　天冬　湘莲

《种福堂公选医案·中风：阴虚阳浮》

蒋，上年久暖少寒，冬不藏固。花甲已外，肾真既亏，水不涵木，肝阳化风，勃然上泛，遂令眩晕。经云：下虚上实为厥，乃欲仆中之根萌也。此非外来六气所感，由操持萦思，五志之阳刻升，烦动在里，营血肢液暗耗。诊脉左尺空弦，望色浮红光亮，欲便用力，汗泄热热，偶尔立起，则足附骨痿。色脉见症，显明彰著，阅所服诸药，未参内典圣训。昔刘河间、《内经》奥旨，凡上实下虚，耳鸣足痿，便溺、窍阻等症，每以浊药清投，名曰饮子。宗是议主治。

制熟地　肉苁蓉　炒远志　柏子仁　川斛　天冬　五味　淮牛膝

《种福堂公选医案·眩：肝阳升动》

方，饥不欲食，气冲咽嗌，头眩，寒热汗泄，皆肝阳升动太过。若加怒劳，恐有暴厥之虑。

川连　乌梅　人参　牡蛎　生白芍　炙草

《叶天士医案》

粤东地卑多湿，阳气多泄。宦游十载，恰已五旬，中年二气不及壮盛坚固。眩晕汗出，乃阳不潜藏，变化内风，扰动虚灵所致。《内经》脏象谓：肾为根本，左右有二。盖一阴一阳，互相交纽，水中有火，为生生化育。唯藏蓄不露，斯永年无病。而肝为肾子，母气既衰，水不生木。肝属风脏，内风乘龙雷相火，迅速飞腾，陡升莫制，每虑仆中之累。是皆内因之症。自述热起脊背，直至颠顶。清之补之无效，未究脏阴内乏，阳气独升之旨。古人以肾脏内寓真阳，非温不纳；肝脏内寄相火，非清不宁。用药之法，填实精气以固其下，佐咸味以达之，兼气重以镇之，介类以潜之，酸味以收之，复入滋阴以凉肝，引之导之，浮阳内风，勿令鼓动。

熟地　北五味子　黄肉　磁石　青盐　琐阳　龟板　茯神　湘莲　天门冬

猪脊筋捣烂，和蜜丸，热酒送。

《临证指南医案·卷一·眩晕》

某，痰火风在上，舌干头眩。

天麻　钩藤　菊花　橘红　半夏曲　茯苓　山栀　花粉

某，酒客中虚，痰晕。

二陈加术、白蒺藜、钩藤、天麻。

江（五十），脉弦动，眩晕痰多，胸痹窒塞。此清阳少旋，内风日沸，当春地气上升，最虑风痱。

明天麻　白蒺　桂枝木　半夏　橘红　茯苓　苡仁　炙草

又，头额闷胀，痰多作眩。

《外台》茯苓饮加羚羊角、桂枝、竹沥，姜汁法丸。

吴（四五），诊脉芤弱，痰多眩晕。心神过劳，阳升风动，不可过饮助升。治痰须健中，息风可缓晕。

九蒸白术　炒杞子　白蒺　茯苓　菊花炭

周，内风夹痰，眩晕，吐出清水。

半夏　茯苓　广皮　天麻　钩藤　菊花

张，肝风内沸，劫烁津液，头晕，喉舌干涸。

大生地　天冬　麦冬　黄肉　阿胶　生白芍

陈，肝风动逆不息，头晕。

九制首乌（四两）　甘菊炭（一两）　杞子（二两）　桑椹子（二两）　黑芝麻（二两）　巨胜子（一两半）　牛膝（一两半）　茯神（二两）

青果汁法丸。

洪（四十），内风逆，头晕。

经霜桑叶（一钱）　炒黄甘菊花炭（一钱）　生左牡蛎（三钱）　黑穞豆皮（三钱）　徽州黑芝麻（二钱）　茯神（一钱半）

某，两寸脉浮大，气火上升，头眩，甚则欲呕吐。厥阴上干，久则阳明失降，土被木克，脾胃俱伤。先当镇肝阳。

制首乌　穞豆皮　炒杞子　柏子仁　紫石英　茯神　天冬　南枣

某，操持惊恐，相火肝风上窜，目跳头晕，阴弱欲遗，脉左弦劲，右小平。

生地　白芍　丹皮　钩藤　天麻　白蒺藜　黄菊花　橘红

王（六三），辛甘寒，眩晕已缓。此络脉中热，阳气变现，内风上冒，是根本虚在下，热化内风在上，上实下虚。先清标恙。

羚羊角　元参心　鲜生地　连翘心　郁金　石菖蒲

又，照前方去菖蒲、郁金，加川贝、花粉。

某（二四），晕厥，烦劳即发。此水亏不能涵木，厥阳化风鼓动，烦劳阳升，病斯发矣。据述幼年即然，药饵恐难杜绝。

熟地（四两）　龟板（三两）　牡蛎（三两）　天冬（一两半）　黄肉（二两）　五味（一两）茯神（二两）　牛膝（一两半）　远志（七钱）　灵磁石（一两）

田（二七），烦劳，阳气大动，变化内风，直冒清空，遂为眩晕。能食肤充，病不在乎中上。以介类沉潜真阳，咸酸之味为宜。

淡菜胶　龟板胶　阿胶　熟地　黄肉　茯苓　川斛　建莲

山药浆丸。

严（四五），营虚，内风逆，心悸头晕。

炒杞子　柏子仁　三角胡麻　川斛　生左牡蛎　冬桑叶

李（七三），高年颇得纳谷安寝，春夏以来，头晕，跗肿，不能健步。此上实下虚，肾气衰，不主摄纳，肝风动，清窍渐蒙。大凡肾宜温，肝宜凉，温纳佐凉，乃复方之剂。

附都气加车前、淡天冬、建莲丸。

《临证指南医案·卷五·痰饮》

某，眩晕恶心，胸脘不爽，脉右弦左弱，面色红亮。此乃痰饮上泛，有厥中之事。

炒半夏　制蒺藜　橘红　煨天麻　石菖蒲　茯苓　姜汁

《扫叶庄医案·卷四·遗精淋浊尿血》

五液下泄，阳气上越壮盛，眩晕头重，痿弱不耐步趋。正《内经》谓：下虚上实，为厥颠疾也。填精益肾，未常不是。但医药未分动静，气味未专耳。法当潜其阳，益其阴，质重味厚，滑涩导引，确守勿懈，可冀其固。

鲜鹿尾（一具，切片隔纸烘脆）　牛骨髓　羊骨髓（俱隔水熬去滓）　猪脊髓（去膜蒸）　生白龙骨　生白左牡蛎　元武板　生鳖甲　五味子　茯苓　山茱萸　湘莲　山药　芡实　方解青盐

以髓丸饥时服。

前用潜阳填精方，眩厥不至，而吸短、遗精痿弱如昔，形精血未能生旺。今当长夏气泄，易触秽热，最宜林泉寂静，秋分后稍可应接。

前方去龟鳖加人参、咸秋石。

《松心医案·记金志成风痱治验案》

李妪患头目眩晕，闭目不敢开，开时即天旋地转，如是两昼夜。余与真武汤二剂已。

《王九峰医案·副卷·三、眩晕》

水亏于下，火升于上，壮火食气，上虚则眩，头晕足软，如立舟车，咽喉干燥，梦泄频作。少阴肾脉上循喉，有梦而泄主于心。精不化气，水不上潮之明验也。清上实下是其大法。第水亏必盗气于金，金衰不能平木，水虚不能涵木，木燥生火，煎熬津液成痰。丹溪所谓无痰不作眩是也。脉来软数兼弦，值春令阳升，防其痉厥也。法宜壮水，佐以化痰。

六味地黄丸加制半夏、沙苑子。

经以上气不足，脑为之不满，耳为之苦鸣，头为之苦倾，目为之眩。素本脾胃不足，抑郁不宣，气郁生痰，上扰清明之府，颠眩如驾风云，卒然溃乱，忽而神清，非类中可比，脉来软数无神。原当壮水之主，上病下取，滋苗灌根。第痰伏中州，清气无由上达，下取无以上承，拟以治痰为主。

制半夏（三两）　广橘红（一两五钱）　制南星（一两）　银柴胡（一两五钱）　炒白术（二两）　高丽参（二两）　五倍子（一两）　绿升麻（八钱）　明天麻（一两）　净归身（二两）　川芎（一两）

上药用竹沥三两，姜汁一两，泛丸。

《王九峰医案·副卷·四、虚损》

诸风掉眩，皆属于肝。左脉甚小，心肝肾三阴皆亏。肾不养肝，心气益虚。右脉濡而且慢，真阳亦衰，头目眩晕，不耐操劳。寒凉者，真气之虚也。经以劳者温之，损者益之，本拟龟鹿二仙胶。现在中虚寒痰，先拟参附理阴合归脾。

明党参　甘枸杞子　白茯神　炙粉草　川熟附　独枝归身　酸枣仁　桂圆肉　大熟地　土炒白术　远志肉（去心）

脉神形色俱起，眩晕渐减，中气、心气、肾气皆亏，水不涵木，木火交并，二气俱损。补阴不易，补阳尤难。阴从阳长，血随气生。前进黑归脾尚合机宜，今拟参附斑龙加味。

参附汤　龟鹿胶　熟地　枸杞　山药　茯神　山芋肉　菟丝子

《叶天士曹仁伯何元长医案·叶天士医案·泄泻门（共三十一方）》

眩晕，吐泻。属积劳，肝风内动。当补阳明，泄厥阴。

百蒸於术　江西赤石脂　炒粳米　乌梅　木瓜

《叶天士曹仁伯何元长医案·何元长医案·肝风门（六方）》

厥阳化风上冒，头晕目眩，血虚肝旺也。养血息风。

制首乌　白芍　女贞　石决明　桑叶　归身　蒺藜　甘菊　麦冬

《三家医案合刻·卷一》

经营不遂，情怀怫郁，少火化为壮火，风木夹阳上颠，眩晕不寐，是阳不入阴，非阴虚症也。如果纯虚，岂有由春及秋，仍能纳食驱驰。今忽然中脘噎阻，由药伤胃口，致胃阳上逆使然。温胆汤加减之。

陈皮　茯苓　丹皮　栀皮　半夏　枳实　桑叶　竹茹

《吴鞠通医案·卷二·虚劳》

陈，十九岁。脉虚数，头目眩冒，暮有微热，饮食减少，面似桃花，身如柳叶。与二甲复脉法。

熟地（六钱） 生鳖甲（八钱） 白芍（生，六钱） 麦冬（不去心，五钱） 生牡蛎（五钱） 麻仁（二钱） 阿胶（三钱） 炙甘草（六钱）

煮三杯，分三次服。服二十帖，红退晕止，食进，后用专翕大生膏四斤收功。

《吴鞠通医案·卷三·痰饮》

丙寅正月二十六日，昆，四十二岁。

饮家眩冒，用白术泽泻汤法，脉洪滑而沉。

半夏（一两） 茯苓块（一两） 泽泻（二两） 白术（一两） 小枳实（三钱）

甘澜水八碗，煮取三碗，渣再煮一碗，分四次服。

二十七日 于前方内加竹茹（六钱），生姜汁（每杯冲三小匙）。

二月初十日 脉沉微数。

於术（一两） 半夏（一两） 竹茹（一两） 泽泻（二两） 茯苓块（一两）

甘澜水八碗，煮取三碗，渣再煮一碗，分四次服。

丸方：半夏（八两） 泽泻（八两） 云苓块（六两） 天麻（八两） 白术（六两）

共为细末，神曲糊、姜汁为丸，如桐子大。每服三钱，日再服，重则三服。

乙酉五月初十日，陈，五十一岁。

人尚未老，阳痿多年。眩冒昏迷，胸中如伤油腻状，饮水多则胃不快，此伏饮眩冒症也。先与白术泽泻汤逐其饮，再议缓治湿热之阳痿。岂有六脉俱弦细，而恣用熟地久服六味之理哉！

冬於术（二两） 泽泻（二两）

煮三杯，分三次服。

十三日 已效而未尽除，再服原方十数帖而愈。

《临证医案笔记·卷三·眩晕》

相国文秋潭，头运目眩耳鸣，心肾不交，夜不能寐，食少无味，诊脉虚迟细。由于思虑不释，劳伤心脾，阳衰气怯，营卫亏损所致，经曰上气不足，耳为之苦鸣，头为之苦倾，目为之眩是也。宜进人参养荣汤，以补气血俱虚。叠服一月，甚效。嗣加鹿茸为丸，服二料则眩运诸虚俱愈，缘鹿茸生于头，头运而治以鹿茸，盖以类相从也。

相国王定九，头运虚烦，劳则气短而喘，夜不能安睡，手足麻而无力，按寸部虚散，左关弦数。系思虑过度，耗伤心神，气怯则不耐烦扰，血虚则不能荣养筋骨，故渐见衰弱之象。宜服七福饮加茯神、五味子、女贞子，专补心脾气血，可期奏效。

中丞叶健菴，兼署闽督时，患头运气短，遇劳则眩运尤甚，必静坐须臾方定。余曰：脉浮虚数，乃伏暑炎蒸，案牍思虑，耗神伤气，劳倦日积，兼之年老精衰，营卫俱虚所致也。当进五福饮，以补五脏气血不足，加麦冬、五味子保肺生脉。

眩
晕

广晓楼，任南京织造时，余因公赴省往谒，伊云正患眩运，所服风药痰药血药，不愈。予曰：脉虚细数，由于真阴肝肾不足，不能滋养营卫，且阴虚劳伤过度，则气随精去，以致精髓内亏，而为头昏虚运之疾。宜用六味地黄汤加枸杞、龟板、人参。服数帖，甚效。嗣以八仙长寿丸加人参、鹿茸、蔡胶、枸杞、归、芍服之，乃安。

成，头运眼黑，气短痰多。以痰火治之，不效。余曰：尺脉沉细，系命门火衰，真阳不足，无根之火失守上炎，而眩运不止也。非用桂附八味汤加人参、鹿角胶，不克见功。病者因有参、桂，甚骇，后缘眩运日甚，勉投前剂叠服，颇效，甫知非温补不可也。

宛平明府杨秋槎，头运三月，抬头则屋转，眼常见黑花，如有物飞动，百治不效，将欲引退。余曰：寸脉弱细无神，此上虚眩运之极。按此证非风火痰湿气血，草木之药所能治者，唯以鹿茸血肉有情法治之，可冀见效。用鹿茸一味，切片酥炙，五钱，无灰酒二盏煎至一盏，入麝少许，温服。病者信服之，后加人参三钱，兼旬乃愈。

金氏，吐衄崩漏后，患眩运大作，目闭眼黑，身转耳聋，饮食不纳，脉芤虚细。乃亡血过多，阳无所附，肝家不能收摄荣气，使诸血失道妄行，此眩运由于血虚也。即服八珍汤加炮姜、鹿茸、五味子，以补肝养荣益气，自效。

褚，右关滑数，此痰火上攻，气不下降，致胸满而作眩运也。即用清眩化痰汤，自愈。

川芎　黄芩（酒炒）　天麻　茯苓　橘红　桔梗　半夏　枳壳　甘草

水煎，温服。

风火：龚，患头目眩运，火气上逆，脉浮弦数。由于风气木旺，是金衰不能制木，而木复生火，风火皆属阳，阳主乎动，两动相搏，则为之旋转也。宜用二陈汤加酒芩、羚羊角、薄荷、川芎、甘菊、山栀，以清上降火、抑肝祛痰之治法。

樊，头运目眩，呕吐涎沫，手足不随，痰盛泄泻。余曰：脉浮滑大，此由风痰涌盛，壅塞经络使然。亟用青州白丸子，姜汤送下三钱，以燥湿散寒、温经逐风。

肝风：少农蒋戟门，脉浮滑数，系风热上攻头目，痰涎壅于中脘，致生眩运呕逆之疾。《内经》曰诸风掉眩，皆属肝木，风主动故也，宜清肝息风、导痰降火，则眩逆自已。

龙脑薄荷　天麻　甘菊花　橘红　半夏　茯苓　羚羊角　甘草　泽泻

加淡竹叶三钱，生姜二片，水煎，温服。

肝火：梁孝廉，自山右抵京，忽头运耳聋。有戚好知医，云想系路途劳碌，气虚所致，令服补中益气汤，讵服后神志躁扰，运闭尤甚。余曰：左关洪大弦数，此肝胆之火上蒙清窍，且目为肝窍，胆脉络于耳，二经火盛，故眩运耳闭也。宜投当归龙荟丸，每食后服五钱。服至四两，即得大泻，诸经火退，气爽神清。

和，素患头痛，时发时止，忽头目火旺，眩运不可当。余视其形体壮盛，脉浮数滑，此肝经风火所动，上攻头目，热痰壅盛，致为上实之运。当以酒炒大黄为末，茶汤调下四钱，下去痰火，自止。服四次，甚效。后用二陈汤及菊花茶调散，乃痊。

湿痰：庆，素好饮酒，食少痰多，忽头运眼黑，恶心烦闷，按右关沉滑。由于过饮则脾湿，多食生冷厚味则生痰，壅滞胸膈，兼之风虚内作，湿痰厥逆而上使然。议投半夏天麻白术汤，以去湿除痰、健脾益气，使气道通利，则痰自降下，而眩运亦痊。

暑火：朱，脉浮虚而数，此感冒暑火，上蒸于头，以致眩运也。宜用黄连香薷饮加赤茯苓、山栀、甘菊，以清暑热，则头旋自已。

虚运：那氏，崩淋去血过多，忽头运眼黑，烦动则气喘昏厥，脉虚细涩。此肝脾肾三阴亏损，血虚气脱之证。即用贞元饮，重加人参，或冀渐痊。若用耗气化痰之剂，是速其危矣。

《临证医案笔记·卷四·虚损》

少宗伯温箦坡，患头运目眩，咳嗽痰多，津液少，大便燥。余曰：脉见虚数，乃真阴失守，精血不足，虚火上烁肺金，金水不能相滋。宜服四阴煎，去甘草，加熟地、贝母、阿胶。连服兼旬，甚效。嗣用膏子药，以泻虚热而益元气，滋燥金而培三阴，服两料，诸证悉瘳。

高丽参（四两） 熟地（半斤） 石斛 枇杷叶（各四两） 麦冬 贝母 甜杏仁 女贞子 茯苓 地骨皮（各三两） 甜梨汁（十钟） 人乳（六钟）

上药用甜水约十余碗浸一宿，以桑柴文武火煎取浓汁，药有未尽，再用水数碗煎渣取汁，并熬稍浓，将乳、梨汁合搅使匀，用密绢滤过，乃入磁罐，重汤熬成膏，入白密四两收之，以白汤点服，不拘时。

《临证医案笔记·卷四·痰饮》

工部黄在轩，素好饮，得肝气痛，发时胸胁作胀，气逆眩晕，痰多食少，四肢倦怠。余曰：左关弦数，右关沉滑，皆由肝虚血燥，木旺侮土，过饮则脾湿不能运化，故气滞痰结，壅塞清道而然也。当用六君子加柴胡、木香、泽泻，以补脾利湿、疏气逐痰。遂服数剂，小效。间以八味逍遥散并除湿汤，肝气湿痰俱减。后以六君子加归、芍、石菖蒲、益智仁、干姜，以神曲糊丸，姜汤送下而愈。

《张梦庐先生医案·眩晕少寐》

王江泾陶，春季因溺摄气，气火夹痰浊反胃清阳，陡然晕仆。从此眩运少寐，不饥欠运，善嗳，多愁少乐，纠缠至今。此皆肝胆郁火与阳明痰饮湿浊纠聚于膻中，以致神明惨惨不乐，寝食皆乖耳。近复小有暑湿疟状，亦可兼综。舌后半白腻，脉濡弦滞，宜温胆加味法。

黄连温胆汤加山栀、天竺黄、胆星、蛤壳、佛手、芦根。

《张梦庐先生医案·痰聚肝升》

南浔李，体本不和，胃聚痰饮，且有肝阳易升，故晨必多痰，时有头痛而眩。近来稍感风热，外邪引动素有痰饮肝火，故身热有汗畏风，时觉心胸火炽，即嘈杂如饥，眩晕头痛辄盛，口腻而渴，心悸呓语，痰来反少。舌苔薄腻，脉象濡弦数，左三部较大。此肝胆阳明痰火内稔，多升少降之故。体虽不足，此时宜先清痰火，以息肝胆而和阳明。

洋参 橘皮 茯苓 金斛 川贝 杏仁 丹皮 杭菊 石决明 山栀 桑叶 竹茹

《类证治裁·卷之五·眩晕》

萧，劳力先曾失血数次，近日头眩耳鸣目昏，心悸脘闷，两尺浮大弦劲。相火易炎，龙雷失制，痰随火乘，上干清窍，所谓无痰不作眩悸也。养阴潜阳。淡菜、牡蛎、熟地炭、石斛、甘菊、白芍、贝母、茯神，数服得效后，宜服六味丸。

《回春录·一、内科·眩晕》

一老广文，俸满来省验看，患眩晕。医谓"上虚"，进以参、芪等药，因而不食不便，烦躁气逆。孟英诊曰，"下虚"之证，误补其上，气分实而不降，先当治药，然后疗病。与：

（山）栀　（豆）豉　（黄）芩　桔（梗）　枳（实）　橘（红）　（紫）菀　贝（母）

一剂粥进便行，嗣用滋阴息风法而愈。

《内科摘录·卷首·望舌色》

予曾病耳后暴肿，服散寒去痰之药二三剂而愈。越日，忽病，头自眩晕，脉左尺微弱，舌色纯白，左肾子疼。乃以大剂四物汤加羌活、防风，服二剂而苔退痛减，去羌活、防风，加参、芩、枸杞，服十剂而愈。

《心太平轩医案·肝火》

菊花亭长延诊。案云：诸风掉眩属肝，诸暴强直属风。据述每厥自觉一缕热气上冲，则昏眩不知，醒后目胞紫点，今春至夏仅发两次，为时较浅，脉形弦细。阴亏于下，肝火上升，经所谓肝盛则气逆而血菀于上也。叶氏人参固本丸加牛膝、龟板、胡连、白芍、牡蛎、人中白、芩。

《沈俞医案合抄·十七、眩晕（俞案、沈案）》

头重眩，足软弱，左脉细而弦，是肝肾虚证。

虎膝骨　归身　白芍　元熟地　枸杞　淮牛膝　锁阳（酒洗）　牡蛎　杜仲

某，阳气内风升举，眩晕肢麻，遗泄颇频。阴气先已暗伤，致二气失交。凡下虚必上实，诸脉废而不用。中年以后，痱中厥仆至矣。诊脉小紧数，治在藏阴。

羊肉　杞子　首乌　五味　甘菊　黑豆皮

铅罐煎。

刘，六三。脉得动搏，劳心烦剧，阳易升越，内风陡起，遂致眩晕欲仆。据述上冬患此，春夏数发。盖冬季少藏，不耐天暖气泄。法当填阴收纳，以培风蛰。二陈汤只治痰眩，非摄纳方也。

鹿角胶　柏子仁　天冬　熟地　杞子　青盐　石菖蒲　远志　苁蓉　茯神　牛膝　鱼胶

《王氏医案续编·卷五》

曹稼梅令爱，患眩晕脘痛，筋掣吐酸，渴饮不饥，咽中如有炙脔。朱某与温胃药，病日剧。孟英诊脉弦滑，投茹、贝、黄、连、旋、赭、栀、楝、枳、郁、雪羹之药（和肝开郁清痰），十余剂始愈。

《古今医案按选·卷四·目》

孙东宿治孙如亭令正，年过四十，眼偶赤肿，两太阳疼痛，大便不行者三日。平时汛期一月仅两日，今行四日未止。眼科治之，逾候肿赤不消，而右眼内眦突生一白疱，垂与鼻齐，大二寸余，医见而骇走，以为奇疾，莫能措剂。又见其呕吐眩晕，伏于枕上，略不敢动，稍动则眩愈甚，吐愈急，辞不治。孙诊之：两寸关脉俱滑大有力，两尺沉微。孙曰：此中焦有痰，肝胆有火，必为怒气所触而然。《内经》云：诸风掉眩皆属于木；诸逆冲上皆属于火。盖无痰不能眩也。眼眦白疱，乃火性急速，怒气加之，气乘于络，上而不行，故直胀出眼外也。古壮士一怒而目眦裂，与白疱胀出理同。肝为血海，故血亦来不止。治当抑其肝木，清镇痰火，则诸证自瘳。先用姜汁益元丸压其痰火，以止呕吐；再以二陈汤加酒连、酒芩、天麻、滑石、竹茹、枳实、吴茱萸。一帖眩吐俱定，头稍能动，改用二陈加芩、连、谷精草、夏枯草、香附、苡仁、吴茱萸。四剂目疾全愈，血海亦净。

《王氏医案绎注·卷二·眩晕》

张春桥素禀不坚，头眩脑鸣。频服温补药，甚觉畏冷。辛丑春延孟英诊之，脉甚数。曰：阴亏也，温补非宜。改服滋水培元之剂，颇为有效。夏间或劝以灸火。云：可以除百病。盖未知灼艾之可以除百病者，谓可除寒湿凝滞，阳气不能宣通之证。非谓内伤外感一切之病，皆可灸而除之也。故仲景有"微数之脉，慎不可灸"之训。正以艾火大能伤阴也。灸后数日，即寒少热多，宛如疟疾。医者以为脾寒病，投以温散，日以滋甚。孟英切其脉，滑数倍加。曰：阴虚之体，内热自生。灸之以艾，火气内攻。时当溽暑，天热外烁。三者相交，阴何以堪？再投温散，如火益热。当从瘅疟治。专以甘寒息热，则阴津不致枯涸，而寒热不攻自去，所谓治病必求其本也。竟不用一分表散药而治愈。

头眩脑鸣，阴本不足，温补畏冷，热深厥亦深也。脉滑为痰，数为阴虚夹热。生石膏（一两六钱，包，先），酒炒知母（次入，三钱），南花粉（四钱），姜竹沥（两大酒杯，冲服），活水芦根（二两），鲜枇叶（刷，包，三钱），生北梨（三两），青甘蔗（一两，皆不去皮，同榨汁冲）。

《王氏医案绎注·卷六·眩悸》

比丘尼体厚蹒跚，偶患眩悸，医以为虚。久服温补，渐至发肿不饥。仲夏孟英视之，脉甚弦滑，舌色光绛。主清痰热，尽撤补药。彼不之信，仍服八味等方。至季夏再屈孟英诊之，脉数七至，眠食尽废，不可救药矣。

清痰热方：酒炒知母（四钱），酒炒川连（一钱），生冬瓜子（八钱），姜竹沥（四两，冲），济银花（一两五钱），鲜竹叶（二钱），石斛（先煎，一两），陈胆星（炖，和服，一钱），蒌仁（研，四钱），姜竹茹（三钱），荸荠（打汁，冲，二两）。此证发肿不饥，为肝风暗动。

《王氏医案绎注·卷六·眩晕》

胡女年甫笄，往岁患眩晕。孟英切其脉滑，作痰治，服一二剂未愈。更医谓虚，进以补药颇效，渠信为实。然今冬复病，径服补药。半月后眠食皆废，闻声惊惕，寒颤自汗，肢冷如冰，以为久虚欲脱。乞援孟英。脉极细数，目赤便秘，胸下痞塞如样。力辨其非虚证，盖痰饮为患。乍补每若相安，具只眼者始不为病所欺也。投以旋、赭、茹、贝、蛤壳、花粉、桑、栀、蒌、薤、连、枳等药数服即安。而晕不能止，乃去赭、薤、蒌、枳，加元参、菊花、二至、三甲之类。服匝月始能起榻。

眩
晕

此证阴虚痰实。脉滑废食，皆为痰实。脉极细数，为阴虚夹热。便秘胸痞皆胃实。目赤为痰郁生火。温补助热酿痰，蠲痰即以涤热。旋覆（包，先，三钱），生赭石（杵，先，一两二钱），姜竹茹（三钱），川贝（杵，四钱），生蛤壳（杵，先，五钱），姜花粉（四钱），冬桑叶（二钱），姜栀皮（三钱），姜蒌皮（三钱），西薤白（打，一钱半），姜川连（八分），炒枳实（一钱半）。嗣去赭、薤、蒌、枳，加元参片（八钱），杭白菊（二钱），女贞（杵，五钱），旱莲草（四钱），煅牡蛎（杵，四两），血鳖甲（二两），血龟板（杵，一两）。

《环溪草堂医案·卷二·肝气、肝风、肝火》

蒋，酒客中虚嘈杂，木胜风动，头旋掉眩，兼以手振，此内风夹痰为患。须戒酒节欲为要。

天麻　冬术　茯苓　杞子　沙苑子　钩钩　制首乌　当归　白芍　半夏　石决明　池菊

谢，久患肝风眩晕，复感秋风成疟。疟愈之后，周身筋脉跳跃，甚则发厥。此乃血虚不能涵木，筋脉失养，虚风走络，痰涎凝聚所致。拟养血息风，化痰通络。

制首乌　紫石英　白蒺藜　半夏　茯神　洋参　陈皮　羚羊角　石决明　煨天麻　枣仁　竹油　姜汁

丁，脉左弱为血虚，右弱为气虚，气血两虚，上为头眩，半身以下皆形麻木而成瘫痪，甚则心乱神昏，此肝风夹痰所致。法当清上补下。

淡苁蓉　大生地　天冬　牛膝　玄参　菖蒲　天麻　萆薢　茯苓　陈皮　黄柏　洋参

王，血虚肝风上逆，痰涎走络。头眩心跳，干咳痰少，右肩臂不能举，足热无力。养阴以息风阳，化痰以调脾胃。

党参（元米炒）　生地（海浮石同拌）　半夏　决明　沙苑（盐水炒）　茯神　枣仁　蛤壳　茯苓　陈皮　嫩钩　竹二青

复诊，治风先治血，血行风自灭。治痰先化气，气化痰自失。

生地　茯神　嫩钩　陈皮　沙苑　决明　蛤壳　枣仁　竹茹

章，经曰：上虚则眩。丹溪云：无痰不作眩。病机论曰："诸风掉眩，皆属于肝。"是眩晕不出虚、风与痰三者为患。健忘筋惕，虚与肝之病也。吐痰干腻，津液所化也。从三者治之，虽不中，不远矣。

生洋参　天麻　天竺黄　川贝　茯神　牡蛎　制南星　石决明　甘菊花　牛膝　女贞子　嫩钩钩

复诊，眩晕虚风兼夹痰，前方布置已成斑。病来心悸宗筋缩，养血清肝理必参。

生洋参　天竺黄　天麻　川贝　嫩钩钩　羚羊角　石决明　菖蒲　茯神　大补阴丸。

某。经云："年四十而阴气自半也，起居衰矣。"况五十乎。此证肝肾阴亏于下，风阳上升，兼夹痰浊，故去年二月起，病先呕，而继以头眩心嘈，至今不能全愈。诊脉浮弦而大，按少力，是属升多降少，上盛下虚，久延虑其仆中，法当养阴、潜阳、化痰并进。然养阴补下，当以丸剂。潜阳化痰，煎剂为宜。更须自知静养，庶几无事。

制首乌　半夏　女贞子（蒸）　龟板（漂刮净）　钩藤　白芍　石决明　茯神　刺蒺藜　杞

子（青盐拌炒） 陈皮

每朝服八仙长寿丸五钱，淡盐汤送下。

《临证经验方·眩晕》

吕（左），眩晕多年，每于湿蒸之际甚发。今初夏潮湿过重，发亦频频。诊脉濡细，舌苔腻白，考古法眩晕一症，概从《内经》"诸风掉眩，皆属于肝"之论，大旨不外乎风阳上旋，辨别夹火夹痰之治。今按脉证，乃湿郁上泛，夹痰腻膈所致，固前人未经论及，而临诊亦罕见也。拟辛香运中，以化湿化痰主之。

茅术（一钱） 川朴（一钱，制） 旋覆花（钱半，包） 苏子（钱半，炒，研） 草果（四分，煨） 半夏（钱半，制） 白芥子（七分，炒，研） 陈皮（一钱，炒） 椒目（五分） 赤苓（五钱）

复诊，眩晕不复，舌白依然，脉濡便溏，脘中较爽。信系体肥多湿，嗜酒多湿，卧于地坑之上亦感湿，好饮冷茶亦停湿，倘泥于古法而滋降，不亦远乎！再拟昨方加减，仍守太阴阳明主治。

茅术（一钱） 草果（五分，煨） 干佩兰（钱半） 制半夏（钱半） 白术（钱半，土炒）藿梗（钱半） 制川朴（一钱） 旋覆花（钱半，包） 陈皮（一钱，炒） 通草（一钱）

《徐养恬方案·卷中·四、肝风》

眩晕，汗泄，肢冷，睡中警惕，嘈杂善饥，脉左数。何非肝风之病，殊费调理。

石决明 龙齿 陈阿胶 白芍 鸡子黄 朱茯神 枣仁 杭菊炭 炙甘草 加金器同煎。

耳聋出水，头痛而眩。此肝风上越，清窍被蒙也。

夏枯草 桑叶 苦丁茶 甘菊 石决明 白蒺藜 丹皮 丝瓜藤 连翘 荷叶边

四肢酸麻，头眩而痛。是系肝阳扰逆，至于脬宫下坠，实难调治。

沙蒺藜 杭菊 稆豆衣 丹皮 桑螵蛸 归身 牡蛎 菟丝子 白及 厚杜仲 炙龟板

《王乐亭指要·卷二·肝风》

宋（左），头目苦眩，耳为重听，步履不能轻便，皆因气不充。幸脉象不弦不硬，耐心调养，自然见功。

杜仲（四钱） 杞子（三钱） 萸肉（二钱） 熟地（八钱） 天麻（一钱） 怀牛膝（二钱）洋参（二钱） 远志（六分） 冬术（三钱） 首乌（三钱） 砂仁（四分） 煅磁石（四钱）

华（左），脉至左弦右弱，厥阳上炽为眩，犯及脾胃为纳少，大便不固。法当培土抑木。

冬术（二钱） 怀药（三钱） 白芍（炒，一钱五分） 砂仁（八分） 陈皮（一钱） 炙草（二分） 谷芽（二钱） 建莲（四钱）

四五剂后，加党参三钱。

安（右），肝为刚脏，体阴用阳，风从火扰，为眩为晕。逆犯于胃，为口喝为酸理。宜清金以平之，壮水以涵之。则刚动之质，遂其条和之性，阳不亢而风息也。但情志之恙，非比外感六淫可以急效，必须缓缓图治。

北沙参（三钱）　白芍（一钱）　川石斛（三钱）　麦冬（一钱）　甘菊（一钱）　牡蛎（生，四钱）　川贝（一钱）　茯神（二钱）　橘红（八分）　生地（四钱）　谷芽（二钱）　秫米（三钱）乌梅（半个）　竹茹（八分）

龚（左），下虚者，上必眩。宜壮水潜阳，即补阴以制阳也。

熟地（八钱）　萸肉（二钱）　山药（四钱）　天麻（一钱）　洋参（一钱）　甘菊（一钱）石决明（三钱）　钩钩（四钱）

童（左），风阳上炽，头目苦眩，宜泄风阳。

甘菊（炒，一钱）　当归（三钱）　桑枝（一钱）　天麻（一钱）　半夏（一钱五分）　钩钩（五钱）　制首乌（炒，四钱）　石决明（六钱）

项（左），脉至弦滑，风阳上扰夹痰，头为苦眩。

北沙参（三钱）　钩钩（五钱）　制半夏（一钱五分）　甘菊（炒，一钱）　石决明（八钱）杞子（炒，一钱五分）　制首乌（四钱）　青桑叶（一张）

接方：洋参（一钱五分）　生地（八钱）　当归（一钱五分）　白芍（炒，一钱）　甘菊（一钱）　半夏（炒，一钱五分）　决明（生打，八钱）　广皮（盐水炒，八分）　桑叶（一片）

殷（左），脉至浮数而空，两足无力，得解后起立则眩。经云下虚则上盛，当炽风涵木，壮水制阳。

六味地黄丸，加天麻、当归、白芍、川石斛。

汪（左），风阳旋扰，头目眩晕，肩背酸痛。调和气血之中，加以息风平木。（此乃走络之征兆也）

大有芪（蜜炙，六钱）　当归（三钱）　制首乌（四钱）　天麻（一钱）　冬桑叶（一钱）　海桐皮（一钱）　桑枝（三钱）　红枣（三个）

章（右），八脉亏，任脉尤损，囟门不合，按之虚软，内风掀动，头目苦眩。当宗奇督治。

鹿角胶（二钱）　鹿角霜（三钱）　虎胫骨（三钱）　当归（二钱）　熟地（五钱）　杞子（三钱）　制首乌（四钱）　党参（三钱）　天麻（一钱）　白果肉（五粒）

马（右），脉至左弦，中阳上升，头目因之眩晕。法当壮水制阳，息风平木。

熟地（八钱）　白芍（一钱五分）　当归（三钱）　决明（五钱）　钩钩（一钱）　天麻（一钱）　炙草（六分）　杞子（三钱）　桑叶（二片）

《时病论·卷六·临证治案·中湿误作虚风》

城东叶某，因公劳役，由远方归，觉眩晕神疲，自以为亏，先服东参、龙眼。即延医治，乃作水不涵木，木动生风论治，服药后忽倒，神识模糊，急求治于丰，诊得脉象沉小而滑。思脉沉肢冷为中气，今肢不冷者非；忽倒神昏似中风，然无口眼㖞斜者又非。推其起病之初，有眩晕神疲等证。其神疲者必因湿困于脾也；眩晕者，无痰不作也。此宿伏之痰，与新侵之湿，相搏上冲所致，斯为中湿证也。即用宣窍导痰法加竹沥、姜汁治之，三剂而神醒矣。后用六君为主，以收全效。

《外证医案汇编·卷一·面部》

乍浦卢，眩晕耳鸣，水不制火之候，以育阴和肝法。

党参　茯苓　白芍　龙齿　料豆　枣仁　远志　磁石

《王应震要诀·云间程氏绍南先生医案·酒湿伤络头痛》

太仓钱国卿。醇醉醽过饮，湿热伤于胃络，以致上冲颠顶，眩晕头痛。细审脉象滑大而芤，每酒后右关微见歇止。当以清胃胜湿之法，不致火载血溢。

川石斛　葛花　枳棋　山栀　茯苓　绿豆衣　钩藤　茵陈　六曲　甘菊

丸方：红白首乌　柏皮　沙蒺　葛米　葛粉　西茵陈　枳棋　泛丸，绿豆衣汤送下。

《王应震要诀·云间程氏绍南先生医案·脾肾并亏，偏枯眩晕》

钱思赞。下虚上实，眩晕不时。细审六脉尺部浮大，两关歇止。此营卫之气不充，脾肾之阳并亏，偏枯之象已兆，幸调摄得宜，镇之以静，一切有情，早已镜花，虽类不仁之象，犹可斡旋造化，当以河车大造丸填补肝肾之不足，晚进白兔丸，以扶中气之不足，气血充满，乾健转旋，何虑不收之桑榆耶！

大河车　熟地　山药　茯苓　枸杞　湖丹皮　杜仲　归身　白芍　补骨　鹿角霜

为末，炼蜜为丸。

白菟丸：於术　菟丝

共为末为丸，米汤送下。

《王应震要诀·云间程氏绍南先生医案·头痛眩晕倒仆》

王建中夫人。六脉弦紧，不时头痛，坐卧眩晕。此肝风内煽也。经云：诸风掉眩，皆属于肝。拟以钩藤羚羊角汤疏其肝风，自然获愈。

羚羊角　山栀　赤苓　元参　麦冬　生白芍　川贝　钩藤　甘草　荷蒂

人中白丸：提麦冬　钩藤　赤苓　山栀　川贝　人中白　生地　生白芍　元参　甘菊

共为细末，用金石斛汤泛丸。

《张聿青医案·卷一·中风（附类中）》

某，眩晕耳鸣，四肢麻木，脉形弦滑。此胃有湿痰，胆木不降，有类中之虞。

制半夏　枳实　天麻　竹茹　秦艽　净双钩　陈胆星　石决明　广橘红　山栀　磁朱丸（一钱五分）

《张聿青医案·卷四·内伤劳倦》

陈（左）中虚夹痰，胆胃失降，甲木升浮，头胀眩晕，有时火升，身体似觉升浮，四肢作麻，脉形濡滑，虚里跳动。宜化痰而扶持中气。

人参须（另煎，冲，七分）　陈胆星（五分）　煨天麻（一钱五分）　制半夏（一钱五分）　茯苓（三钱）　炙绵芪（二钱）　生薏仁（四钱）　川草薢（一钱五分）　海蛤粉（三钱）　大淡菜（二只）　白金丸（四分，先服）

眩

晕

《张聿青医案·卷八·肝火肝阳》

程（右） 肝阳上升不息，眩晕目昏，四肢作酸，脉弦而滑。此肝风与湿相合，风主动摇，所以身如舟行也。

於术炭　茯苓　桂枝　炙甘草　煨天麻　蜜炙干姜　泽泻　二妙丸

吴（右） 血虚木旺，肝阳上升，头胀眩晕。发则嘈杂易饥，心神扰乱。脉濡细，关弦尺涩。养肝以和阳气。

阿胶（二钱）　酒炒白芍（二钱）　黑豆衣（三钱）　牛膝（盐水炒，三钱）　池菊（一钱五分）　酒炒归身（三钱）　炙黑草（五分）　杜仲（盐水炒，三钱）　茯神（三钱）　炒枣仁（二钱）　淮小麦（五钱）　大南枣（三钱）

《张聿青医案·卷八·肝风》

王（左） 心胸灼热既退，寐亦稍安，而时仍眩晕。痰热化火，上旋头颠，肺胃交通之路为痰所阻，阳出而阴不得入，所以动辄气逆也。

光杏仁　青盐半夏　蜜炙橘红　白蒺藜　炒川贝　海蛤粉　天麻　薤白头　瓜蒌仁　泽泻　云苓

《张聿青医案·卷八·眩晕》

右 调气息肝，眩晕不定。左脉弦大，尺部空虚。下虚上实。拟介类潜阳，为进一层治。

生龟板（七钱）　煅磁石（三钱）　杭白芍（一钱五分，酒炒）　阿胶珠（二钱）　生牡蛎（五钱）　朱茯神（三钱）　池菊花（一钱五分）　黑豆衣（三钱）　钩钩（三钱）　淮小麦（五钱）

钱（左） 肾水不足，不能涵养肝木，肝经之气，横扰不平，则腹胀胸闷，在下则为气，上旋则为风。风阳上旋，则为眩晕。今大势虽定，而根柢不除，牙龈胀痛，亦属风阳阻于胃络也。脉象细弦。宜为柔养。

川石斛（四钱）　大麦冬（三钱）　生牡蛎（六钱）　生白芍（二钱）　白蒺藜（三钱）　小黑豆衣（三钱）　女贞子（三钱，酒炒）　阿胶珠（一钱五分）　干橘叶（一钱）

某 头目旋晕，经久不愈，投滋纳减，此痰阻中宫。痰能作眩，古人之言，岂欺我哉。

温胆汤加蚕沙、蒺藜、僵蚕、天麻、蒌仁、杏仁。另白金丸五分先服。

叶（右） 但寒不热，渐致腹满作痛，头昏目眩，饮食少思。脉弱而弦。气滞于下，阳升于上。宜调气息肝。

醋炒香附（二钱）　当归（二钱）　金铃子（一钱五分）　白蒺藜（三钱）　酒炒白芍（一钱五分）　钩钩（三钱）　半夏曲（一钱五分）　干橘叶（一钱）　甘菊花（一钱五分）　佛手花（七分）　生熟谷芽（各一钱）

二诊，眩昏少减，食入仍满。再和协肝脾。

制香附（二钱）　广陈皮（二钱）　朱茯神（三钱）　冬白芍（一钱五分）　缩砂仁（五分，后入）　炒枳壳（一钱）　炒枣仁（三钱，研）　香橼皮（一钱）　金铃子（一钱五分）　沉香曲（二钱，炒）　焦麦芽（二钱）

梁（右）　每交阴分，火升眩晕颧红，阳气尽从上凌，两足不温，头发脱落。宜导阳气下行。

生牡蛎（四钱）　炙龟板（三钱，先煎）　池菊（一钱五分）　云茯苓（三钱）　石决明（四钱）　白蒺藜（去刺，炒，三钱）　钩钩（三钱）　粉归身（一钱五分）　滋肾丸（一钱五分，盐汤先服）

金（右）　眩晕呕吐，舌本牵强，脉滑苔腻，火升右太阳作痛。肝阳夹痰上升，宜化痰息肝。

桑叶（一钱五分）　山栀（三钱）　僵蚕（二钱）　茯苓（三钱）　制半夏（一钱二分）　丹皮（一钱）　蔓荆子（一钱）　橘红（一钱）　竹茹（一钱）　白金丸（五分，分二次先服）

杨（左）　白疹已化，热亦渐轻，而四肢欠温，痰多频咳，有时自觉热冲至颠，则头昏眩晕。脉象沉弦。良由痰饮内阻，阳气不克宣通，所谓无痰不作眩也。拟化痰以通阳气。

制半夏（一钱五分）　橘红（一钱）　炒苏子（三钱）　白蒺藜（三钱，去刺）　僵蚕（二钱）　白茯苓（三钱）　制南星（四分）　川桂枝（四分）　煨天麻（一钱五分）　煨姜（二片）

二诊，头晕恶寒已退，痰多欲咳。的是痰饮内动，阳气郁阻。再化痰降气。

於术（二钱）　川桂枝（三分）　补骨脂（盐水炒，一钱）　干姜（三分）　炙草（二分）　橘红（一钱）　白茯苓（三钱）　制半夏（一钱五分）　五加皮（二钱）

三诊，昨吐痰涎甚多，饮邪上泛也。今吐痰尚作恶心，胃气已经虚馁，况吐出带黑。拟四逆法。

台参须（另煎，冲，八分）　上广皮（一钱）　生熟薏仁（各二钱）　茯苓（三钱）　制半夏（一钱五分）　熟附片（五分）　淡干姜（五分）　竹茹（姜汁炒，一钱）　生熟谷芽（各一钱五分）

四诊，投附子四逆，呕吐已止，痰亦渐少，咳嗽较定，而咽中觉燥，舌仍淡白。本质阴亏，未便温燥过节。拟六君以治脾胃为主。

台参须（八分）　制半夏（一钱五分）　炒於术（一钱五分）　上广皮（一钱）　生熟草（各一分）　竹茹（姜汁炒，一钱）　佩兰叶（一钱五分）　白茯苓（三钱）　生熟谷芽（各一钱五分）

五诊，祛痰补气，咳嗽痰多俱减，咽燥转润。的是寒饮内阻，脾胃气虚。药向效边求。

台参须（一钱）　制半夏（一钱五分）　炒陈皮（一钱）　姜汁炒竹茹（一钱）　炒於术（二钱）　生熟草（各二分）　云茯苓（三钱）　生熟谷芽（各一钱）　玫瑰花（二朵）　真武丸（三钱，先服）

六诊，痰多咳逆气喘。脉象沉弦，左部细弱。脾胃肾皆虚，气不收摄。拟摄纳阳气。

台参须　补骨脂　厚杜仲　云茯苓　车前子　菟丝子　怀牛膝　济生肾气丸

七诊，温摄脾肾，气喘已平，痰亦渐少。可见脾虚不运则生痰，肾虚不纳则气逆。药既应手，宜再扩充。

台参须（一钱）　炒於术（一钱五分）　牛膝（盐水炒，三钱）　车前子（三钱）　上广皮（一钱）　制半夏（一钱五分）　沙苑（盐水炒，三钱）　菟丝子（盐水炒，三钱）　茯苓（三钱）

眩
晕

巴戟肉（三钱） 杜仲（三钱） 补骨脂（盐水炒，三钱）

八诊，气喘已平，每至戌后阴分，痰辄上逆。再以温药和之。

台参须（一钱） 茯苓（三钱） 炒於术（二钱） 桂枝（四分） 炙甘草（二分） 制半夏（一钱五分） 杜仲（三钱） 巴戟肉（三钱） 橘红（一钱） 菟丝子（盐水炒，三钱） 济生肾气丸（三钱）

丸方：脾虚则生湿，气虚则生痰。痰饮内踞，为喘为咳为眩晕。温脾所以燥湿化痰，而脾土之阳，化生于命火。历投温补脾肾，颇形康胜。此次喘发甚重，守前意进退施治，渐得平定。唯衰年气血皆亏，阴腻之药，必助寒饮，唯血肉有情之品，斯温不涉燥，柔不涉腻。

炙上芪（四两） 煨天麻（一两） 巴戟肉（三两） 白茯苓（三两） 炙甘草（八钱） 奎党参（六两） 炒山药（三两） 广郁金（三两） 川桂枝（八钱） 炒於术（三两） 甘杞子（三两） 厚杜仲（三两） 炒萸肉（二两） 制半夏（二两） 广橘红（一两） 泽泻（一两五钱） 肥玉竹（二两） 补骨脂（盐水炒，二两） 白蒺藜（去刺，炒，二两） 菟丝子（盐水炒，二两） 蜜炙淡干姜（六钱） 炒霞天曲（一两） 胡桃肉（十二枚，打碎）

上药各炒研为末，用鲜河车一具，漂净酒煮打烂，捣药糊丸，每服三钱。

《张聿青医案·卷八·痰火》

王（左） 眩晕足麻，甚至昏仆。肝阳夹痰上逆，恐成痫厥。

制半夏 枳实 天麻 白僵蚕 独活 茯苓 薄橘红 竹茹 钩钩 炒菊花 秦艽

方（左） 头胀眩晕火升，频带燥渴，痰多脉滑。此痰湿化火生风，与阴虚阳亢者有间也。

瓜蒌仁（三钱） 煨天麻 甘菊花 白蒺藜 枳实 石决明 茯苓神 姜汁 竹沥（五钱） 白金丸（四分）

《张聿青医案·卷九·头痛（附头风）》

某（右） 头痛偏右，痰时带红。二者今虽暂安，然眩晕心悸，火从上逆。脉弦带滑。无非肝肾之阴精不足，而脾胃之痰湿有余，胆胃之气，不克下降，则肝脏之阳，上升太过。拟息肝和阳。

白蒺藜 黄芩 青防风 炒枣仁 石决明 朱茯神 羌活 白归身 稽豆衣 制半夏

张（左） 头痛眩晕，苔白厚腻，脉濡缓微滑。肝阳夹痰上腾。拟息肝化痰。

制半夏（一钱五分） 白蒺藜（三钱） 炒竹茹（一钱五分） 煨天麻（一钱五分） 甘菊花（二钱） 薄橘红（一钱） 净钩钩（三钱） 石决明（四钱） 茯苓（三钱） 白金丸（七分，分二次服）

二诊，化痰泄热，眩晕稍减未止，脉象细弦。经云：头痛颠疾，下虚上实。原因肾水内亏，阳气上冒。再拟育阴潜阳法。

龟板（六钱，先煎） 牡蛎（八钱） 白菊花（一钱五分） 白蒺藜（三钱） 杞子（三钱） 生地（四钱） 黑豆衣（三钱） 粉丹皮（二钱） 煨天麻（一钱五分）

《张聿青医案·卷九·身痛》

孙（右）体丰多湿，湿郁经络，体时酸痛。湿土化风，头作眩晕。拟祛湿和络。

白蒺藜　木猪苓　广皮　独活　制半夏　生薏仁　左秦艽　通草　白术　桑白皮　建泽泻　川萆薢

《张聿青医案·卷十·呕吐（附吞酸吐蛔）》

姚（右）头痛眩晕，甚则呕吐涎水，腰胁酸楚，脉濡左滑。此肝阳夹痰上冲胃土也。

制半夏　天麻　甘菊　白蒺藜　丹皮　钩钩　广皮　炒枣仁　茯苓神　石决明　水炒竹茹

《张聿青医案·卷十四·癫痫（附悲哭喜笑）》

某　眩晕跌仆，涌涎肢搐，发则不及备，过则如常人。此风痰入络，痫厥情形，势难杜截。

制半夏　茯苓　僵蚕　白蒺藜　钩钩　远志　橘红　陈胆星　天麻　九节菖蒲

《张聿青医案·卷十五·耳鸣》

沈（左）下则遗精，上则眩晕，甚致呕吐欲仆，耳鸣失聪，脉弦尺虚。此肾本空虚，木失涵养，致阳气化风，尽从上越。拟滋水潜阳法。

炙龟板（六钱）　大生地（四钱）　杭白芍（一钱五分，酒炒）　滁菊花（二钱）　生牡蛎（六钱）　黑豆衣（三钱）　粉丹皮（二钱）　潼沙苑（三钱，盐水炒）　磁朱丸（二钱，先服）

二诊，遗精眩晕，耳鸣渐聋，右目翳障。脉弦尺涩且数。阴虚火盛，拟滋水清肝。

生龟板（四钱，先煎）　羚羊片（一钱五分）　石决明（六钱）　甘菊花（二钱）　大生地（三钱）　野黑豆（三钱）　黑山栀（三钱）　粉丹皮（二钱）　蛇蜕（七分）　白金丸（五分，药后服）

三诊，左耳稍聪，右耳仍闭，头胀眩晕，目翳障不化。水亏木旺，前法出入。

炙熟地（四钱）　粉丹皮（二钱）　建泽泻（一钱五分）　青葙子（三钱，酒蒸）　野黑豆（三钱）　密蒙花（二钱）　炒萸肉（一钱五分）　山药（三钱）　蛇蜕（七分）　石决明（五钱）

四诊，耳鸣窍闭，头胀眩晕，滋肾养肝。脉弦且带滑数。稠痰灰黑，目翳障不化。肾水不足，木火上腾，炼液成痰，痰随火生，清空之地，遂为痰火所占。急则治标，缓则治本，经训如此。

黑山栀（三钱）　桑叶（一钱五分）　川雅连（三分）　广橘红（一钱）　粉丹皮（二钱）　淡黄芩（一钱五分）　制半夏（二钱）　陈胆星（一钱二分）　晚蚕沙（四钱）　煨明天麻（一钱五分）　白蒺藜（去刺，炒，三钱）　竹沥（一两，滴入姜汁少许）

五诊，清火豁痰，脉弦滑转为细弱，浊火已退三舍，而眩晕呕吐，咽燥口干。经谓头痛颠疾，下虚上实。再填实其下，以治其本。

炙龟板（一两）　生牡蛎（八钱）　黑豆衣（三钱）　杭白芍（一钱五分，酒炒）　大熟地（五钱）　粉丹皮（二钱）　甘杞子（三钱）　白茯苓（三钱）　磁朱丸（包，入煎，三钱）

六诊，目障翳稍退，光明较开，耳鸣略定，然眩晕仍然不止。阴腻之药，并不碍胃，其下虚可以概见。效方扩充之。

眩晕

炙龟板（一两二钱） 甘杞子（三钱） 杭白芍（三钱） 女贞子（三钱，酒蒸） 大熟地（五钱） 肥玉竹（三钱） 生牡蛎（八钱） 玄参（三钱） 黑豆衣（三钱） 磁朱丸（三钱） 炒萸肉（二钱） 陈关蜇（一两，煎汤代水）

七诊，滋水填阴，眩晕大退，耳鸣亦减。药既应手，再为扩充。

炙龟板（一两） 炙熟地（五钱） 生牡蛎（五钱） 炙鳖甲（六钱） 甘杞子（三钱） 炒萸肉（一钱五分） 潼沙苑（三钱，盐水炒） 杭白芍（一钱五分，酒炒） 青葙子（三钱，酒炒） 密蒙花（二钱） 玄参（三钱）

《张聿青医案·卷十五·耳鸣》

右 眩晕递减，而步履有时欹斜。上实下虚。再凉肝息风。

黑山栀（三钱） 滁菊花（二钱） 炒牛膝（三钱） 石决明（八钱） 野黑豆（三钱） 朱茯神（三钱） 煅龙齿（三钱） 粉丹皮（二钱） 净双钩（四钱） 甘杞子（三钱） 女贞子（三钱，酒炒）

《张聿青医案·卷十八·丸方》

李（左） 脾虚则生湿，气弱则生痰。然中气空虚，何至胆阳上逆而为眩晕。脉滑，重取濡软。良以脾虚胃实，脾虚则液滞为痰，胃实则胆逆为晕。拟《外台》茯苓法出入。

人参须（一两，另研，和入） 广陈皮（一两五钱） 苦杏仁霜（三两） 白僵蚕（一两） 海蛤粉（二两，水飞） 炒野於术（二两） 煨天麻（一两五钱） 云茯苓（五两） 焦枳实（一两二钱） 白蒺藜（炒，去刺，二两） 猪苓（一两） 制半夏（三两） 建泽泻（一两五钱） 姜汁炒鲜竹二青（一两）

上药研为细末，用生姜五两，煎汤泛丸如小桐子大，每晨服三钱，下午服一钱，橘红汤送下。

陈（左） 右脉微滑，左关脉独弦，弦为风木偏亢之征。据述别无他恙，唯有时冒眩。夫阴虚木旺，木燥生风，亦令眩晕。若系阴虚，安得于眩晕之外，别无兼症。吾人脏阴而腑阳，脏升而腑降。体之阴者其用阳，是谓阴中有阳；体之阳者其用阴，是谓阳中有阴，故离虚其中，坎满其中也。肝为乙木，胆为甲木，肝为脏而胆为腑，一脏一腑，表里相应，与脾脏胃腑相附而升，相附而降。故肝合脾升，而心血以生；胆合胃降，而命火以长。今右脉微滑，胃有湿痰而胃欠通降。胃降不及，则胆经之气，安能独向下行。于是肝脾之升也有余，而胆胃之降也不及，有余不及，即是偏胜之肇端。阳偏于升，而为眩为晕，亦固其宜。若壮水以涵养肝木而潜其阳气，唯阴虚阳亢者，有阴以制阳之效。若胆胃少降者，得阴柔之品，则胃腑愈窒，胆愈难降，斯肝愈上升。欲平其肝，当降其胆；欲降其胆，当降其胃。管窥之见，未识有当否。

制半夏（三两） 广陈皮（一两五钱） 粉丹皮（一两） 枳实（一两五钱） 茯苓（四两） 滁菊花（一两五钱） 海蛤粉（四两，飞） 黑山栀（一两五钱） 稆豆衣（三两） 桑叶（一两五钱）

上药晒干勿见火，研为细末，用水竹茹四两煎汤泛丸。每晨服一钱五分，下午半饥时服二钱。

《张聿青医案·卷十九·膏方》

毕（右）咽中灼热者久，渐至头旋眩晕，甚则人事不省，片时乃复。脉细左弦。此由肝肾并亏，厥阳尽从上逆。宜育阴而息肝镇肝。

生地炭（四两）　煅龙骨（三两）　穞豆衣（三两）　煅牡蛎（三两）　炒菊花（一两）　制首乌（三两）　女贞子（二两）　煅决明（四两）　远志肉（五钱）　煅磁石（二两）　白归身（一两五钱，炒）　粉丹皮（一两五钱）　炒枣仁（一两五钱）　朱茯神（二两）　炒麦冬（一两五钱）　川贝母（一两五钱）　沙苑子（盐水炒，二两）　炒杞子（三两）　炒白芍（一两五钱）　西党参（元米炒，四两）　龟甲心（刮去白，炙，八钱）　钩钩（另煎，冲入，三两）

上药共煎浓汁，用真阿胶溶化冲入收膏。每日服一调匙，开水冲挑。

薛　平素痰多，渐起眩晕。始清痰热，未能速效。继进育阴以潜阳气，眩晕才得退轻。盖脾为生痰之源，胃为贮痰之器。升降之机，肝合脾，主左升，胆合胃，主右降。唯胃有蕴聚之痰，斯胆失下行之路。于是甲木生火，火即化风，久之而水源亦耗，所以育阴之剂，获效于后也。宜循经验之法调理。

炙生地（五两）　奎党参（三两）　粉丹皮（二两）　滁菊花（一两）　黑玄参（二两）　生於术（一两）　杭白芍（酒炒，一两五钱）　广橘红（一两）　竹沥半夏（一两五钱）　生甘草（五钱）　萸肉炭（一两）　川石斛（三两）　生牡蛎（四两）　茯苓块（二两）　南花粉（一两五钱）　川贝母（去心，一两五钱）　海蛤粉（三两，包煎）　大天冬（二两）　石决明（四两，打）　煨天麻（一两五钱）　肥玉竹（二两）　白蒺藜（去刺，炒，三两）　泽泻（一两五钱）

上药宽水煎三次，去渣，再煎极浓，用清阿胶、龟板胶溶化冲入收膏。每晨服一调羹，开水冲挑。

《贯唯集·十二胎前》

吴，右。脉象细数微滑，头晕眩冒，恶心欲呕，经过五旬，有怀麟之喜。拟进健脾化湿，兼泄木邪。

归身　白芍　川芎　枳壳　半夏　砂仁　炙草　首乌　青皮　白术　菊花　橘红

夏，右。诊脉象细数而滑，不时头眩作仆，懒食思酸，据述经水三月未行。凭症合脉，是怀麟之象。拟从脾胃调治，略佐泄木清热，以固胎元。

半夏（麻油炒，一钱半）　白术（一钱）　茯苓（一钱半）　炙草（五分）　枳壳（八分）　归身（一钱）　钩藤（三钱）　甘菊（一钱半）　条芩（一钱半）　橘络（七分）　牡蛎（三钱）　山栀（一钱半）　荆芥（一钱半）　砂仁（四分）

《雪雅堂医案·卷上》

蒋叔明夫人，眩晕，心痛胀，冲逆呕吐涎沫，周身麻木，脉弦。此厥阴犯阳明症，肝脉夹胃贯膈耳，治在肝胃。川连　干姜　川楝子　乌梅　牡蛎　杭白芍。

眩
晕

《雪雅堂医案·卷下》

俞观察，阳明空虚，肝风眩晕，宜进辛甘化风，佐以镇摄补虚。

桂枝尖（三钱）　大炙芪（八钱）　青龙骨（四钱）　焦白芍（三钱）　高丽参（三钱）　黑甘草（钱半）　紫石英（八钱）　枸杞子（八钱）　全当归（三钱）　灵磁石（四钱）　黑枣肉（二钱）

姜锦初夫人，脉虚大，卫虚，肝风上逆，眩晕战振，应辛甘化风，佐以镇摄为主。

大炙芪（八钱）　生牡蛎（六钱）　炙甘草（一钱）　大防党（四钱）　枸杞子（八钱）　黑枣肉（二钱）　清桂枝（二钱）　焦白芍（二钱）　灵磁石（五钱）　青龙骨（三钱）　全当归（四钱）　云茯神（三钱）

王叔平，左关沉涩，头眩呕恶，木郁克土，胃逆不降，和胃泄肝宜郁主之。

明天麻　广橘皮　鲜竹茹　制半夏　云茯苓　白蒺藜　石菖蒲　钩藤钩　冬桑叶　木槿花

左关尺细软，肝肾阴亏，所以上为眩晕，下为腰脊酸疼，壮水养木，以期乙癸相生。

旧熟地　炒白芍　杭甘菊　大麦冬　云茯神　山萸肉　枸杞子　潼沙苑　全当归

《旌孝堂医案·眩晕》

肝阳化风，痰饮入络，扰乱上升，于是目眩头晕，哕吐并见。书云：无风不眩，无痰不晕，此之谓也。脉弦滑。拟方缓图之。

白蒺藜　八楞麻　蒌霜　川贝母　明天麻　灵磁石　珍珠母　瓦楞子　广橘红络　制半夏　粉甘草　省头草　荷筋　云茯苓

末药方：高丽参　杭菊花　野於术　牡蛎　防风　桂枝　桔梗　黄芩　当归　云茯苓　细辛　干姜　天麻　明矾

上为细末，用磁瓶收贮，每服七分，用百花酒和服。前二十天温酒下，后四十天冷酒下。

肝阳化风，上腾清窍，于是头目眩晕，间或梦遗，脉象弦滑。拟方善图，方可渐入佳境。

制半夏　明天麻　川郁金　木茯神　霜桑叶　粉丹皮　首乌藤　广橘皮络　蒌霜　白蒺藜　八楞麻　苦竹根　荷筋

又加合欢皮（八分）、灵磁石（三钱）、川贝母（三钱）。

丸方：合欢皮（八钱）　半夏粉（一两五钱）　八楞麻（一两五钱）　广橘皮络（各八钱）　川贝母（一两五钱）　瓜蒌霜（一两五钱）　瓦楞子（一两五钱）　夜交藤（一两五钱）　黑料豆（一两五钱）　芡实（二两五钱）　金樱子（二两）　明天麻（一两五钱）　白蒺藜（一两五钱）　抱木茯神（二两）　粉甘草（四钱）

上为末，用苦竹根七钱，荷筋六两，共煎汤叠丸。

《陈莲舫先生医案·卷上·类中》

胡，左。上重下轻，头蒙发眩，两足酸软，脉细而弦，最防类中。

西洋参　抱木神　新会皮　炒丹参　元精石　煅龙齿　潼蒺藜　炒淮膝　东白芍　宋半夏　杭菊花　焙甘杞　洋青铅　炒竹茹

《陈莲舫先生医案·卷上·湿温》

龚，左。湿邪分布三焦，头眩肢酸，脘腹胀闷，气道不通，所谓清不升而浊不降，大便艰涩，舌黄脉细弦。拟芳香调中，分化上下。

焦茅术（黑芝麻炒，八分） 法半夏 白蔻仁（四分） 香青蒿 制川朴 炒萎皮 光杏仁 炒黄芩 焦六曲 干佩兰 焦米仁 白茯苓 炒竹茹

《医学衷中参西录·药物·茯苓、茯神解》

一九三〇年，李姓妇，头目眩晕、心中怔忡、呕吐涎沫，有时觉气上冲，昏愦不省人事。他医治以安神之药无效，继又延医十余人皆服药无效，危险已至极点。生诊其脉，浮而无力，视其形状无可下药。恍悟《衷中参西录》茯苓解中，所论重用茯苓之法，当可挽回此证。遂俾单用茯苓一两煎汤服之，服后甫五分钟，病即轻减，旋即煎渣再服，益神清气爽，连服数剂，病即全愈。后每遇类此证者，投此方皆可奏效。

《也是山人医案·眩晕》

时（六一） 痰火上实，头晕。

桑叶（一钱） 炒焦半曲（一钱五分） 钩藤（三钱） 羚羊角（一钱五分） 广皮白（一钱） 白甘菊（一钱） 明天麻（二钱，煨）

冯（六三） 肝风内动，眩晕。

制首乌（四钱） 黄甘菊（一钱） 白蒺藜（一钱五分） 穞豆皮（三钱） 杞子（二钱） 云茯神（二钱） 霜桑叶（一钱）

倪（四六） 烦劳则阳气张大，脉来寸急尺缓，为呕逆眩晕。是厥阳变化，内风鼓动，而后上凭诸窍，病不在乎中上。经云：上实下虚，为厥颠疾，信斯言也。

熟地（四钱） 杞子（二钱） 白蒺藜（一钱五分） 清阿胶（二钱） 菊花炭（一钱） 云茯神（二钱） 穞豆皮（三钱）

《剑慧草堂医案·卷中·肝阳》

无痰不作眩，肝家气火夹痰浊上升，劳倦后眩旋屡作，时有遗泄，脉左弦右部小数。当治厥阴少阴。

桑叶 半夏 橘红 云苓神 川郁金 丹皮 佩兰（川连拌） 天麻 枳壳 泽泻 石决明 川朴花 钩钩 竹茹（水炙）

《剑慧草堂医案·卷下·女科眩旋》

中阳不足，肝胃失调，耳鸣眩旋，脉濡弦。当治厥阴阳明。

辛夷 丁茶 青陈皮 姜夏 吴萸（川连拌） 枳壳 竹茹（玫瑰花制） 苍耳 白芍 川郁金 云苓 川斛 佩兰 桃夹（二钱）

《竹亭医案·竹亭医案卷之三》

文学汪书蕉头眩欲呕治验。文学汪书蕉。头眩且重，舌苔腻黄，欲呕，肝胃为病。

天麻（一钱半，煨） 白池菊（一钱半） 元参（二钱） 白蔻仁（四分） 通草（八分） 生

苡仁（三钱）　赤苓（二钱）　广藿梗（一钱半）　半夏曲（一钱半，炒）

加广木香二分磨冲。服一帖，舌中黄苔十去其八，头眩恶心减半，再帖而痊。间一月后，忽又胸背疼痛，咽嗌不爽。气闭痰凝，脉络不利。当用瓜蒌仁、丝瓜络、半夏曲、陈皮、枳壳、杏仁、桔梗、牛蒡子等，三剂而愈。

详辨项鸣球眩运欲仆，内火生风，风自火出，用引经上达之法始建奇绩，继以丸剂收功。项鸣球。眩运症起于去冬十月，更医数手，投剂无功。即服予滋肾养肝、益气化痰等法，亦似平而未平。更有用龙胆泻肝，以及芩、连、柴胡、生熟地辈者，亦俱罔效。缠延日久，而眩运欲仆之势依然如前。辛未秋，复乞治于予，因深论之。

夫眩，谓眼黑眩也。运，如运转之运。《五脏生成篇》云："徇蒙招尤。"蒙，昏冒也；招，摇掉也；即眩运之症也。徇蒙者，如以物蒙其首也。又，徇，疾也。蒙，目不明也。招，掉摇不定也。尤，甚也。《内经》曰："诸风掉眩，皆属于肝。"而肝有虚实、上下、风火、内外之不同。仲景治眩以痰饮为先，丹溪亦以治痰、降火、补虚为法，总不外乎阴阳水火之道。其顺净清谧者水之化（班固《汉武帝内传》"内外寂谧"，音蜜。静语也，无声也，慎也，安也），动扰挠乱者火之用也（《左传》"成二年，畏君之震，师徒挠败。十三年，挠乱我同盟"）。

脑者，地气之所主，故藏于阴；目之瞳子，亦肾水至阴所主；故二者皆喜静谧而恶动扰。静谧则清明内持，动扰则掉摇散乱。是故脑转目眩者，皆由火也。然既因火而成眩，何《内经》谓"诸风掉眩皆属于肝"者，是专言风邪矣。河间曰："风火皆属阳，多为兼化。阳主乎动，两动相搏，则头目为之眩运而旋转。"火本动也，焰得风则自然旋转，于是乎掉眩。掉，摇也。此非风之因火所成者欤？然风有内外，外入者兼火化，内发者尤是，因火所生之风也，经所谓风自火出者是也。风火煽而头旋生，目中生花，有时昏黑而欲仆也，总缘内火动而生风。虽有滋阴降火之剂，而不能上达颠顶而引火下降也，终无济于事。当佐以引经上达之法始建奇绩，于是用知柏地黄汤加味而变动之，深有取意。

方中大生地用鲜荷叶汁浸胖，捣烂绞汁，去生地渣留汁。候众药煎好去滓，投前汁再煎二三滚服之。是方之妙，妙在荷叶，取其色青入肝而属木，在卦为震，震仰盂。地黄非荷叶引之上升，则不能达颠顶而入厥阴肝经也。留汁后投二三滚即服者，更取轻清上升之意耳。生升熟降。加以杞子、甘菊平内风而上达于目窍，合之"知柏八味"之滋阴降火，由上而下，风自平而火自降矣。临服时冲以朱砂入心宁神，则君主安而相火自静，亦药中之点缀也，用意微矣。服初剂，据云夜半目中仍觉有火光。次日再剂则目中之火光毫不觉矣，且眩运、颠顶胀、足软欲跌之势亦俱若失矣。唯烦劳后，二目偶有昏花不清。前方再进八剂，诸证咸安。又于原方内去丹皮、泽泻，加首乌、鳖甲，间佐归、芍辈。又十剂，食饮倍增，康复如常。继以丸剂，调理收功。煎、丸两方并列于下：

煎方：大生地（六钱，用鲜荷叶汁一茶杯浸生地，候生地发胖，捣汁绞去渣，留汁听用）淮山药（三钱，炒）　粉丹皮（一钱半，炒）　茯苓（二钱）　山萸肉（一钱半）　肥知母（一钱半，盐水炒）　川黄柏（一钱半，盐水炒）　泽泻（一钱半）　甘菊花（二钱）　枸杞子（二钱）

上九味煎好去渣，投生地汁再煎二三滚即服。服时以水飞朱砂三分冲服。

丸方：即前方十倍，再加西党参三两、炙甘草一两。不落水猪脑一具，用当归、川芎研细末各三钱，同陈酒一杯煮烂，捣和前药内。即以荷叶汁浸捣之生地汁代蜜为丸，如不足稍和炼白蜜同丸，如桐子大。每服五钱，清晨淡姜汤送下。

《竹亭医案·竹亭医案女科卷三》

万松岩内人骤然头眩眼暗欲仆，上重下轻如在舟车，呕吐酸苦治验。万松岩乃室，年六旬。体丰多劳，酷好浓茶，中虚夹湿多痰、肝脾不足之躯。前月初旬得臂腕疼痛难忍，波及手指。延次子茂常诊治，用舒筋活络间佐气荣两补之法，调理而安。忽于九月初十午刻，骤然头眩，眼暗欲仆，兼之呕吐酸苦食物，舌白胸闷，起立运跌如在舟车，上重下轻，脉形浮滑弦紧。外受之寒引动内风，风火交煽，气阻痰凝，此头眩、呕酸之所由来耶。深恐变幻，亟宜止呕、定眩为最，不可藐视。时在道光辛卯岁九月初十日诊。

羚羊角（一钱半，镑）　钩藤钩（五钱）　石决明（一两）　天麻（一钱，煨）　川黄连（四分）　白池菊（一钱）　半夏曲（一钱半）　神曲（三钱，炒）　小青皮（一钱）

加炒出汗开口川椒七粒同煎。临服用生姜汁八分冲。

服前方一帖，至戌初头眩渐平，眼黑、呕酸等亦止矣。至次日清晨始进粥一盏，少顷心嘈，又进炒米粉浆半瓯，可以坐立，亦不觉上重下轻。

十一日：用和胃、舒肝、化痰之法，方以二陈汤去甘草，加元参、天麻、石决明、木瓜、池菊、青皮、生谷等，煎服时仍用姜汁八分冲，两帖全愈。

《孤鹤医案·十九杂证案例》

头眩经停。营液内亏，肝脾失养，疟后未复，冲脉不调，肝邪时亢，心跳头眩，癸水不至，脉涩。拟用滋补，参用温养。

姜炒生地（五钱）　生绵芪（三钱）　制於术（一钱半）　新会皮（一钱）　酒炒归身（二钱）炒菟丝（三钱）　鹿角胶（二钱）　炒杜仲（三钱）　制香附（三钱）　炒枣仁（三钱）　川芎（一钱半）　炙艾绒（一钱）　焦白芍　胡桃肉（三钱）

仲景新方因阵毓麟珠可以常服。

《孤鹤医案·三十四眩晕》

头晕脉滑，内风夹痰也。肝胃同治。

羚羊角（一钱半）　天麻（一钱半）　钩钩（四钱）　川贝（二钱）　石决明（四钱）　橘红（一钱）　杏仁（三钱）　麦冬（二钱）

肝风犯胃，头晕呕恶。

法半夏（一钱半）　陈皮（一钱）　白蒺藜（三钱）　黑山栀（一钱半）　石决明（四钱）　白芍（一钱半）　川石斛（三钱）　白茯苓（三钱）

头晕耳鸣，六脉弦滑，乃肝火夹湿兼痰为患。先清后补。

制首乌（三钱）　半夏（一钱半）　白蒺藜（一钱半）　黑山栀（一钱半）　石决明（四钱）

橘红（一钱）　甘菊（一钱）　茯苓（三钱）　冬桑叶（一钱半）

阴亏阳亢，头晕耳鸣。

厚生地（五钱）　丹皮（二钱）　甘菊花（一钱半）　钩钩（一钱半）　桑叶（一钱半）　石决明（四钱）　白芍（一钱半）　黑穞豆（二钱）　茯神（三钱）

肝火夹痰，头晕呕恶，上盛下虚，唯恐跌仆。

羚羊角（一钱半）　陈皮（一钱半）　白蒺藜（一钱半）　山栀（一钱半）　怀膝炭（一钱半）　石决明（四钱）　半夏（一钱半）　明天麻（一钱半）　茯苓（三钱）

头晕自汗，六脉弦软，此阳不恋阴也。法当培补。

怀熟地（六钱）　杞子（二钱）　茯神（三钱）　陈皮（一钱）　牡蛎（四钱）　制於术（一钱半）　天麻（一钱半）　枣仁（三钱）　五味（三分）

烦劳头晕，六脉软细。此属水不涵木，厥阴化风。当从肝肾图治。

怀熟地（六钱）　归身（二钱）　甘菊花（一钱）　龟板（四钱）　橘白（一钱）　桑叶（一钱半）　枸杞子（二钱）　白芍（一钱半）　煅牡蛎（四钱）　牛膝（一钱半）　茯神（三钱）

木托根于土，土不制水则亦不得安矣。眩晕肉瞤，兼夹泻龙雷之火上升，其象为震。参真武法，以宣北方，佐以豁痰息风。

人参（一钱）　附子（六分）　杞子（二钱）　甘菊（一钱）　茯神（三钱）　於术（一钱半）　白芍（一钱半）　橘红（一钱）　炙草（五分）　湘莲（七粒）

肝脾二虚，气弱则顽痰不化，虚风妄动，眩晕发厥，随时发作，脉濡涩，中无实火。培土为主，参用开泄。

党参（二钱）　半夏（一钱半）　蒺藜（三钱）　枳壳（一钱半）　天麻（一钱半）　白芍（一钱半）　新会（一钱）　羌活（一钱半）　山栀（一钱半）　当归（二钱）　生姜汁

土不培木，肝风易动，气滞则厥，时或眩晕，脉来濡细，左部见弦。平时当滋补肝肾之阴。

人参（一钱）　杞子（二钱）　甘菊（一钱）　归身（二钱）　茯神（三钱）　决明（四钱）　牛膝（一钱半）　熟地（六钱）　香附（三钱）　远志（一钱）　橘红（一钱）　枣仁（三钱）　阿胶（二钱）　胡桃（二钱）

《徐渡渔先生医案·杂症》

始衰之年，操劳太过，易传中宫，胃纳不旺，常欲晕眩，脉细无力，阴不内守，阳亦衰也。所以不制虚阳体丰者，往往有之，宜培二气。

绵黄芪　甘杞子　粉甘草　大熟地　酸枣仁　淮小麦　野於术　云茯苓　龙眼肉　左牡蛎　大白芍

厥阴经肝经，女科之先天，老年肝血内枯，肝阳失涵，鼓动莫制，眩晕耳鸣，气怯唇麻种种病机，皆阴不涵阳之症也。摄补肝阴。

生地　阿胶　茯神　料豆衣　女贞子　白芍　沙参　牡蛎　甘草　枣仁

《重订邵兰荪医案·卷二·不寐》

安昌王，晕眩并作，心悸少寐，脉劲，舌色透明，力怯跗肿。宜柔肝肾以安神。四月四号癸卯十七日。

生首乌（三钱）　炒枣仁（三钱）　炒杜仲（三钱）　生牡蛎（四钱）　杞子（三钱）　茯神（四钱，辰砂拌）　炒狗脊（三钱）　泽泻（三钱）　甘菊（二钱）　远志肉（八分，炒）　生米仁（四钱）

清煎，四帖。

又，晕眩已减，夜寐稍安，睡中汗出，脉虚，力怯，仍遵前法加减为妥。二月二十三日。

生首乌（三钱）　炒枣仁（三钱）　煨天麻（八分）　怀山药（三钱）　杞子（三钱）　茯神（四钱）　白蒺藜（三钱）　杜仲（三钱）　甘菊（钱半）　生牡蛎（四钱）　桑椹子（三钱）

清煎，八帖。

介按：肝阴已亏而不藏魂，则晕眩少寐，心神不安则心悸力怯。更兼湿热滞于下焦而致跗肿，故于补养肝肾之中，而佐牡蛎、泽泻以祛湿。用药既已，双方兼顾，投剂自然得效。次诊又形寝汗，仍是阴虚未固而外泄之候，但此时跗肿已除，故只以柔肝补肾而安神为治。

眩晕

《重订邵兰荪医案·卷四·胎前》

头蓬胡肝风犯胃，头疼晕眩，呕恶，脉左虚细，右稍滑，经停厌食。宜防孕育，未知热否，候正。

桑寄生（三钱）　扁金钗（三钱）　新会皮（钱半）　炒杜仲（三钱）　炒驴胶（钱半）　苏梗（钱半）　藿梗（钱半）　阳春砂（六分，冲）　稽豆皮（三钱）　明天麻（八分）　甘菊（钱半）

清煎，四帖。

介按：胃虚而肝风内震，以致眩晕呕恶。治以滋肝和胃而理气，是恶阻而兼肝风之良法。

【评述】

医案是古代名家治疗疾病过程中辨证、立法、处方的记录，也是他们遵循天人合一的整体观，诊察疾病、辨证施治等临床经验的精髓。通过对古代名家医案的研读，我们能从中发现眩晕诊疗的思路，对提高中医临床疗效具有十分重要的指导价值。这些医案多为成功的经验，亦有失治误治的教训。所选取的部分医案不仅记录当事者的诊病记录，也有对类似前贤医案的评议，使之对原有病案加强理解、深化学习。

从所收录医案来看，眩晕病因病机的认识，虚证、实证、虚实夹杂证均有医案可见，还可以看出过食肥甘、鱼鲙、情志失宜都是引起眩晕的重要病因；从治法来看，吐法和下法也是古人治疗眩晕常用方法；针灸外治等治疗手段同样有着较好的治疗效果；服药还有因时制宜的举措，如《旧德堂医案》中记载了"早用六君子汤加山萸、天麻，卧时服肾气丸加人参、天麻、鹿茸"，这也对现代临床如何服药以增强疗效提供了很好的借鉴。

古代诸多名医对于眩晕的发病机理与证治方治均有着较为深入的研究，如张景岳在眩晕病认知演变中起到了承前启后的作用，提出了以"下虚立论眩晕"，认为"虚者居其八九，而兼火兼痰者不过十中一二耳"，主张"当以治虚为主"。眩晕虚者宜补肝健脾益肾，且易见效；实者宜攻宜消宜化，如痰浊瘀血，且难奏效。主张以"治虚为主，上虚治气，下虚补精，及兼火宜清，兼痰宜化"，对于眩晕病的诊疗提供了更全面的思路。

叶天士提出"阳化内风"，与痰、火、虚理论错综融贯，相辅相成。治疗上巧辨病机，洞悉原委，其"上热治胆""痰多理中""下虚补肝"之法为临床治疗眩晕一大特色。叶氏临证施药，亦注重时令节气对人体的影响，根据不同的气候灵活用药，处方调剂，无不奏效。"久病入络"是叶天士著名论点之一，也为临证辨治眩晕另辟蹊径，独树一帜。若遇复杂病症，当秉承"急则治其标，缓则治其本"的思想，切不可本末倒置，致生他患。

近代医家对于眩晕病的理论认识也逐步融合，不再过分执之一二。费伯雄擅于柔肝、平肝并用治疗眩晕，因肝肾同源，还常用滋肾柔肝之法从肝肾出发治疗眩晕，并根据兼证的不同将眩晕分为肝风和肾风，并附上自拟方阐释治法。

马培之在治疗眩晕的过程中尤为重视对营血的培补。马培之喜用当归、白芍，常配以菊花、生地黄柔肝平肝，配以柏子仁、丹参、茯神养心安神，配以橘白、合欢皮调畅气机。另外，马培之还擅用黑料豆治疗眩晕。

张聿青对于眩晕这一疾病的认识，主要以肝阳上亢、痰、虚为主。其医案中记载了痰热化火、血虚木旺、肝阳上升，肝阳夹痰上逆，气滞于下，阳升于上，痰湿化热生风，肝肾并亏、厥阳尽从上逆等原因，随因施治，辨证用药，效果较佳。

丁甘仁治疗眩晕以平肝为主，兼化痰浊，但选药与费伯雄、马培之相比多有不同。丁甘仁喜用稽豆衣、钩藤，配伍生白芍、菊花等养阴平肝，其中菊花常用炒杭菊，偶用滁菊花。对肝阳上亢较重者，丁甘仁喜加生石决明、生牡蛎以平肝潜阳；对肝气郁结者，加川楝子、薄荷以疏肝解郁；对阴血亏耗重者，则加炒枣仁、桑椹、阿胶珠、黑芝麻等养血益阴。肝阳上亢易横逆脾土，影响脾胃运化而生湿生痰，而痰湿阻滞气机，又会加重眩晕的程度。

齐鲁医家张伯龙，衷中参西，创新性地提出了"气血上冲脑气筋"的中风病理机制学说。临证诊断方面，他注重脉诊，确立了"息风潜阳，镇摄肝肾"的治法，主张因地制宜，南北分治，还注重调理体质预防疾病的发生。张氏的中风的学术思想推动了清末民初中风理论与实践的发展，开辟了近现代中风研究的新路径。

医案是中医学的宝贵遗产，学习研讨医案更好地学习前人经验，也是中医成才的必由之路。对于中医药事业的传承与创新而言，医案具有十分重要的现实意义。